Health Experts

認識西藥
吃對藥

陳信安 ◎著　凌羿生 ◎審訂

原書名：西藥應該這樣吃

前言

當今世界，對藥品實行分類管理已成為國際慣例。我國在實行藥品分類管理之前，除對毒、麻、精、放和戒毒等特殊藥品實行限制外，其他藥品基本上處於全面開放和自由銷售的狀態。因此，選錯藥、用錯藥、隨意用藥等所導致的藥物不良反應、藥源性疾病日益增多，引起了醫藥界和病患群體的極大關注與擔憂。

隨著人們防病、治病和保健意識的日益增強，如何保證用藥安全、保證人民的身體健康，已經成為備受關注的話題。要保障人民的身體健康，不僅需要政府在藥品管理上把好關，同樣也需要人們自發的學習、瞭解和掌握藥物服用的基本知識，保證用藥的科學合理、安全有效。

合理用藥有四大要素，即安全性、有效性、經濟性和適當性，這都是我們應當把握的。

安全性。這是合理用藥的首要條件，也是保障病人切身利益的第一要素。所謂安全性，並不光是指將藥物的不良反應控制到最小或者無不良反應，更重要的是，讓用藥者在最小的治療風險中獲得最大的治療效果。

有效性。病人服用藥物，就是要透過藥物的作用達到治癒疾病的目的。不同的藥物其有效性的表現肯定不同，判斷藥物的有效性的指針有多種，臨床常見的有治癒率、顯效率、好轉率、無效率等，預防用藥有疾病發生率、降低死亡率等。

經濟性。經濟性並不是指將藥品的使用量壓到最低或者專門選用廉價藥品，它真正的含意應當是，在單位用藥效果所投入的成本（成本／效果）盡可能低的情況下，獲得最好的治療效果。

適當性。合理用藥最基本的要求是選擇適當的藥品，以適合的劑量，在合適的時間內透過適當的用藥途徑給相應的病人服用以達到預期的治療目的。

本書就是從以上四點出發，系統闡述西藥的常識以及服用過程中所應注意的事項，知識全面、分類系統、資料詳實可靠、文字簡明通俗。既可做為一般人自我治療、預防和保健的西藥服用指南，也可做為醫務工作者和醫藥工商企業人員工作學習的工具書。

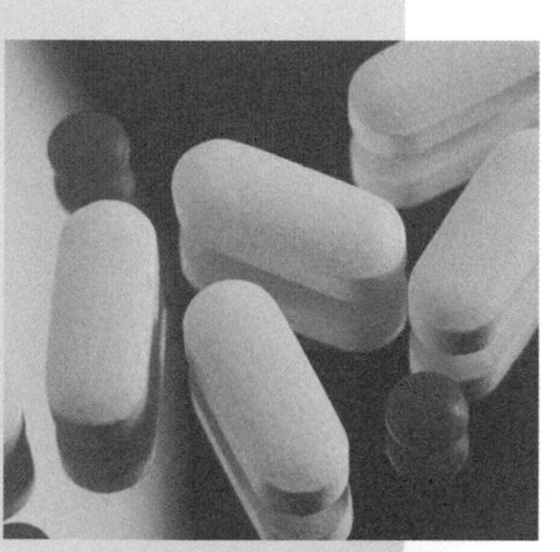

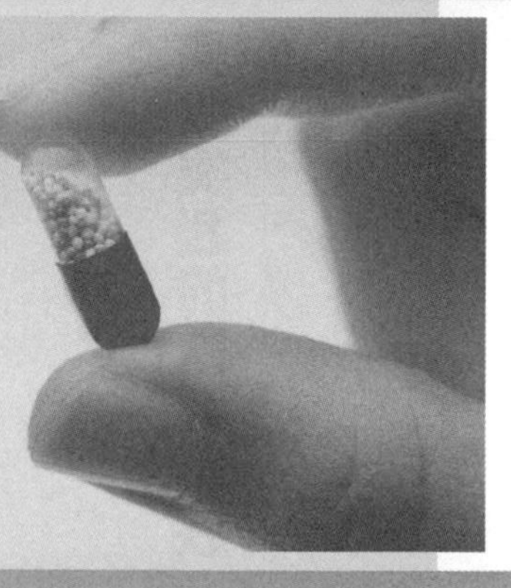

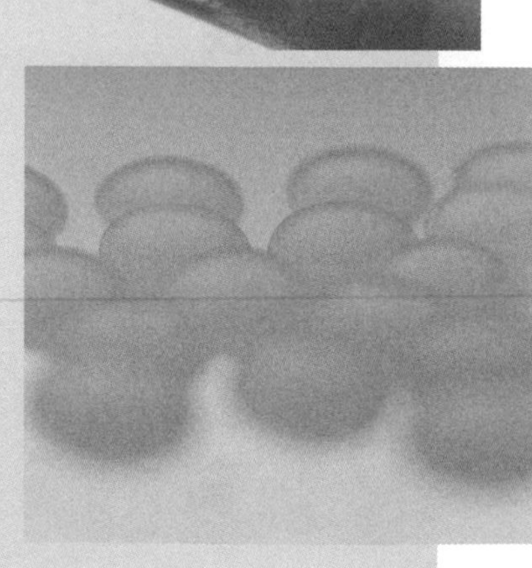

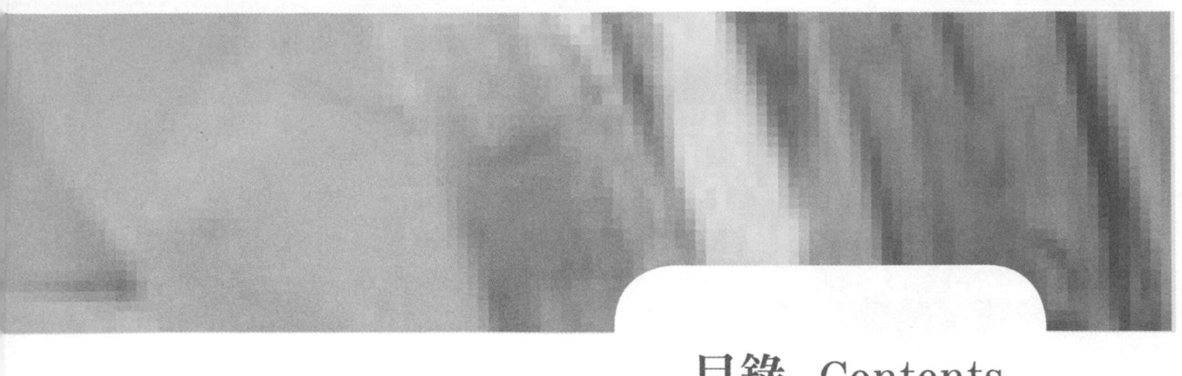

目錄 Contents

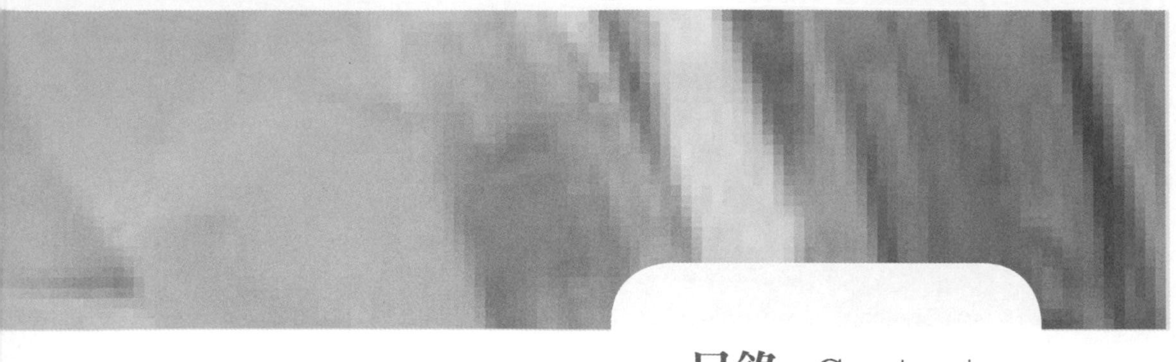

目錄 Contents

第十一章　西藥的自行管理

附錄：問題補充

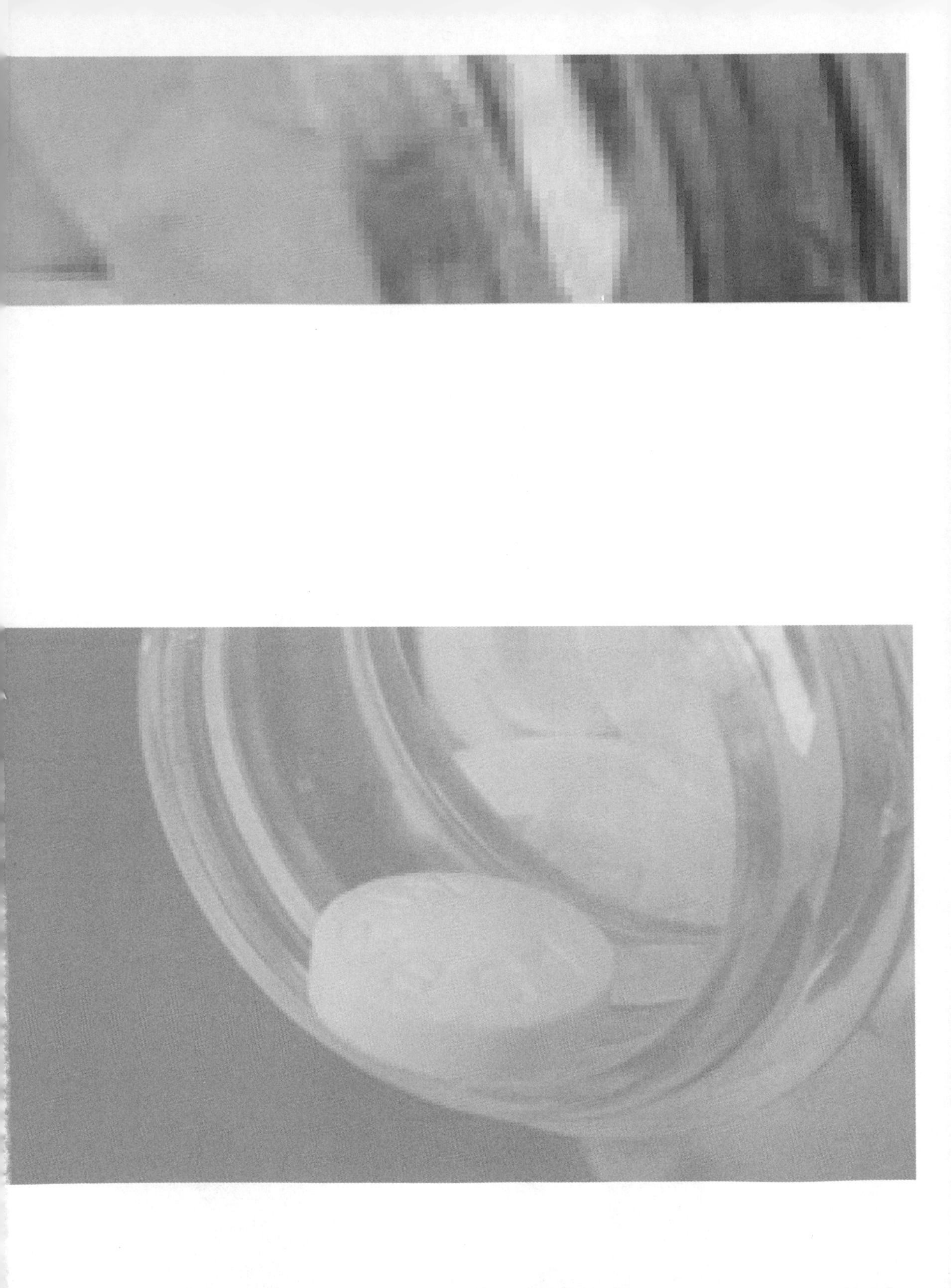

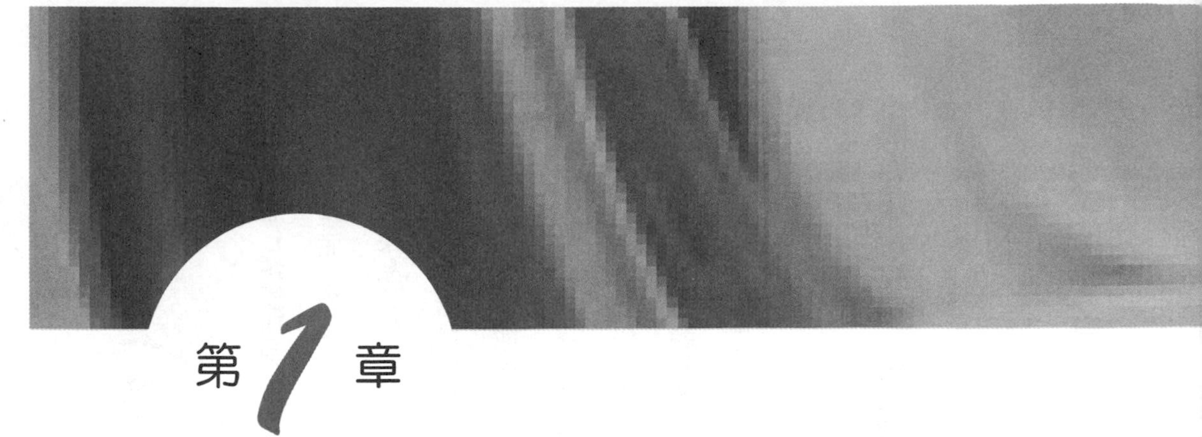

第1章

異軍突起的西藥家族

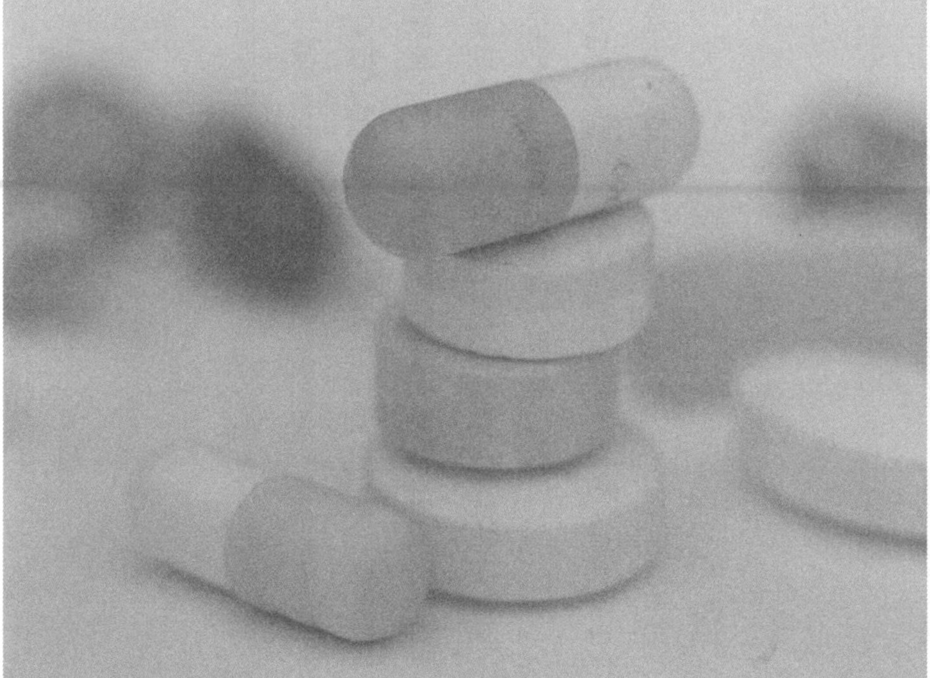

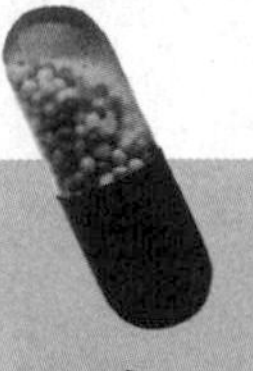

第一節　西藥的分級

藥品分類管理制度是國際通行的管理辦法，它是根據藥品的安全性、有效性原則，依其品種、規格、適應症、劑量及給藥途徑等的不同，將藥品分為處方藥和非處方藥，並做出相應的管理規定。

實行藥品分類管理的目的有兩點，一是為了有效地加強對處方藥的監督和管理，防止消費者做出盲目的自我選擇而導致濫用藥物，最終危及身體健康；二是透過規範對非處方藥的管理，引導消費者科學、合理地進行自我保健。現今劃分為處方藥的主要是麻醉藥品、精神藥品、醫療用毒性藥品、放射性藥品以及戒毒藥品，其餘藥品基本屬於非處方藥，我們可直接在市場購買服用。

但對於大多數人來說，處方藥和非處方藥到底有什麼不同，在服用時應注意哪些問題，都是十分模糊的，這就很容易導致消費者的誤買和誤用，甚至帶來嚴重的不良後果。因此，區分好處方藥和非處方藥是十分重要的。

處方藥（R）需嚴遵醫囑

處方藥簡稱為R，是指需經過醫生處方才能從藥局或藥店買到並要在醫生監控或指導下服用的藥物。處方藥是解除疾病的用藥主體，國家對其採取嚴格的監督管理措施，藥品的選擇權在醫生，只能憑醫師或其他有處方權的醫療專業人員開寫處方領藥，消費者不能自行選擇，同時，處方藥只准在專業性醫藥報刊進行廣告宣傳，不准在大眾傳播媒介進行廣告宣傳。

這類藥一般包括本身毒性較大的藥物，如抗癌藥物等；剛上市的新藥，對其活性、副作用還要進一步觀察；會產生藥物依賴性的某些藥物，如嗎啡類鎮痛藥及某些催眠安定藥物等；某些必須由醫生和實驗室進行確診的疾病，由醫生處方，並在醫生指導下服用的藥物，如心血管疾病藥物等。

非處方藥（OTC）按說明書服用

非處方藥簡稱為OTC，即Over The Counter，它是指消費者可不經過醫生處方，直接從藥局或藥店購買的藥品，而且是不在醫療專業人員指導下就能安全使用的藥品。非處方藥是經長期臨床試驗安全性較高，專門治療患者可自行準確判斷的輕微病症的藥品，具有安全、有效、價廉、方便的特點。它安全性高，正常服用時無嚴重不良反應，無潛在毒性，服用過多不易引起中毒，無不良相互作用，不會產生藥品依賴性。

OTC藥品類在市場上主要產品的範疇很廣，包括了感冒藥、更年期用藥、肝臟病治療劑（中藥）、消化性潰瘍治療劑、止痛藥及抗發炎藥物、咳嗽糖漿、藥膏類、各類維他命、改善末梢血液循環製劑及醫療器材等。此外，可以改善骨質疏鬆，治療肝臟疾病、降血脂、瘦身減重、營養補充等各式各樣的健康食品類，也都屬於OTC藥品。

同時，為進一步增加服用非處方藥的安全性，藥品管理部門又把非處方藥分為甲類和乙類，其中安全性更高的一些藥品為乙類，乙類非處方藥除可在藥店出售外，還可在一般購物商場銷售。非處方藥除有OTC的標誌外，產品說明書上也需要有規定的忠告語，即「請仔細閱讀藥品服用說明書並按說明書服用或在藥師指導下購買和服用」，並需強調指出「如症狀未緩解或消失應向醫師諮詢」。

R或OTC並非一成不變

處方藥和非處方藥並不是固定不變的。一般來說，每隔幾年就會對藥品進行一次再評估，確保藥品的有效性和安全性。而且，隨著醫藥科技的發展和臨床經驗的增加，對每一種藥品的認識也逐漸深入，也會造成某些藥品分類的改變，有的處方藥在改變劑型或減小規格劑量之後也可能變成非處方藥，也有非處方藥經重新界定後劃為處方藥。比如中國在2005年就將複方甘草含片等32種藥品轉成非處方藥，可直接在零售藥店購買，而含關木通的「龍膽瀉肝丸」因為有致腎毒性的危險，則被轉成了處方藥。同時，對有些經測定確認為對人的毒副作用較大，不能用於治療人體的藥品，也會採取措施限制生產或停產。所以，我們一定要根據病情合理選擇服用處方藥或非處方藥，才能最大限度地確保用藥安全，保證身體健康。

在美國，一般民眾總是遇到急病或重症才會到醫院就醫，而較輕微的症狀大都是自行解決，例如服用家中現成的成藥或是去藥店請教藥師再購買藥品。而我國居民現在也越來越多的選擇服用OTC即非處方藥，畢竟，去醫院就醫應是不得已的事，如果自己能多增加生活保健常識，不但能為自己及家庭節省時間，而且還能省下一筆不小的費用，做到「大病去醫院，小病去藥局」。如果要選擇非處方藥，平日就要多加注意與關心醫藥報導，以增加自我的醫藥常識。

雖然OTC具有許多優點（尤其是安全性方面），但最好還是要有選擇地服用。例如在OTC市場中佔主導地位的綜合感冒藥、鼻塞藥和咳嗽藥等，許多都含有一種抗組織胺（Antihistamine）的共同成分，此成分有時是對付感冒的，有時則是治療過敏症狀、改善流鼻涕症狀的，可是大部分的抗組織胺都會引起嗜睡的副作用，使人感到昏昏欲睡，因此，學生及上班族（尤其是司機）在白天服用時，一定要特別注意。所以，OTC雖然安全可靠，但還是隱藏著危險性。因此，消費者雖然可以自由購買此種藥物，但一定要好好閱讀藥品的標示與說明書。

OTC藥品都是必須經過嚴格的認可才能上市的。OTC市場正在逐步正規化，也就是朝由執業藥師來主導的方向發展，但是，目前我們的OTC市場還不是特別的完善，在OTC藥品鋪天蓋地的同時，難免會有魚龍混雜的時候。在此情況下，因為執業藥師具備較強的識別能力，對於國家藥品管理法及藥品品質標準均能熟練掌握，所以，由專業藥事人員來執行OTC業務，才能為國人的健康把好脈、過好關。

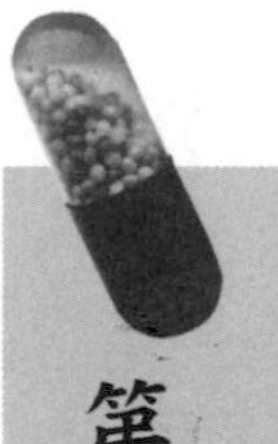

第二節　西藥細分

處方藥與非處方藥是根據藥品的安全性、有效性原則，依其品種、規格、適應症、劑量及給藥途徑等的不同而劃分的。但是，如果按功用、效能及作用於人體部位的不同，則可劃分為以下28種類型：

1．抗菌藥物；2．抗寄生蟲藥物；3．抗腫瘤藥物；4．精神藥物；5．植物神經系統用藥；6．循環系統藥物；7．呼吸系統藥物；8．消化系統用藥；9．泌尿系統用藥；10．解熱鎮痛抗炎及抗痛風藥；11．影響血液及造血功能藥物；12．營養藥；13．中樞興奮藥；14．鎮痛藥；15．生化製劑；16．生殖系統及泌乳功能用藥；17．抗癲癇藥；18．催眠鎮靜安定藥；19．抗過敏藥；20．甲狀腺激素；21．抗甲狀腺藥；22．抗震顫麻痺藥；23．降糖藥；24．調節電解質平衡藥；25．激素及有關藥物；26．一般消毒及皮膚科用藥；27．眼科用藥；28．耳鼻喉與口腔科用藥。

以下大略介紹各種藥物的作用及樣品：

1．抗菌藥物（也稱抗生素）

抗菌藥物是指由細菌、放線菌、真菌等微生物經培養而得到的某些產物，或用化學半合成或全合成法製造的相同或類似的物質。抗菌藥物在一定濃度下對病原體有抑制和殺滅的作用。

抗菌藥物可大致分為以下幾種：青黴素類、頭孢黴素類、β-內醯胺酶抑制劑、其他β-內醯胺酶抗生素、氨基糖甙類、多肽類抗生素、林可黴素類抗生素、磺胺藥、喹諾酮類、其他內服抗菌藥、抗結核藥、抗麻瘋藥等。

抗生素可以治療各種病原菌，服用安全，療效好。但由於個體差異或者長期大劑量服用等，也可引起各種不良反應。

（1）過敏反應：由於個體差異，任何藥物均可引起過敏反應，惟一的區別只是程度上的不同。易引起過敏反應或過敏性休克的藥物主要有青黴素類、頭孢菌素類、潔黴素、四環素類、氨基糖類、氯黴素（chloramphenicol，chloromycetin）、磺胺類等抗生素。

（2）肝損害：通過直接損害或過敏機制導致肝細胞損害或膽汁鬱滯的藥物主要有氯黴素、林可黴素（Lincomycin）、四環素（Streptomyces aureofa-ciens）、無味紅黴素（Estolate）等。

（3）腎損害：大多數抗生素均以原形或代謝物經腎臟排泄，故腎臟是最容易受其損害的。主要藥物有頭孢菌素類（尤其是第一代）、氨基貳類（慶大毒素Gentamicin等）、多粘菌素B、二性黴素、B磺胺類等。

（4）白血球、紅血球、血小板減少，甚至再生障礙性貧血、溶血性貧血：主要見於氯黴素（chloramphenicol，chloromycetin）、抗腫瘤抗生素（阿黴素Adriamycin等）、鏈黴素（streptomycin）、慶大黴素（Gentamicin）、四環素（Streptomyces aureofa-ciens）、青黴素（Benzylpenicillin / Penicillin）、頭孢菌素（Cephalosporins）等。

（5）噁心、嘔吐、腹脹、腹瀉和便秘等消化道反應：較多見於林可黴素（Lincomycin）、四環素（Streptomyces aureofa-ciens）、制黴菌素（Nystatin ,Fungicidine, Mycostatin）、紅黴素（Erythromycin）、氯黴素（chloramphenicol,chloromycetin）、灰黃黴素（Griseofulvin）、頭孢氨苯（Cefalexin）、新黴素（Neomycin）等。

（6）神經系統損害：可表現為頭痛、失眠、抑鬱、耳鳴、耳聾、頭暈以及多發性神經炎，甚至神經肌肉傳導阻滯。多見於氨基威類抗生素，如卡那黴素（Kanamycin）、鏈黴素（streptomycin）等，還有新黴素（Neomycin），多粘菌素B（Polymyxin B Sulfate）等。

（7）二重感染：長期或大劑量服用廣效抗生素，由於體內敏感細菌被抑制，而未被抑制的細菌以及真菌則趁機大量繁殖，從而引起菌群失調而致病，老年人、幼兒、體弱及合併應用免疫抑制劑的患者為多發人群。白色念珠菌、耐藥金黃色葡萄球菌引起的口腔、呼吸道感染以及敗血症最為常見。

（8）產生耐藥性：目前在中國，傷寒桿菌對氯黴素耐藥可達90％以上，金黃色葡萄球菌對青黴素G耐藥率可達80％～90％，革蘭氏陰性桿菌對鏈黴素、慶大黴素耐藥率達75％以上，因此，應嚴格掌握抗生素的適應症，避免不合理濫用抗生素。

抗生素的用途及注意事項

抗生素經常被俗稱為消炎藥，而這其實是一個含糊的名稱，不同種類的藥物，諸如抗生素、非類因醇消炎止痛藥（NSAID）及一些酵素，其實各有各的作用。抗生素的功用就是殺死讓我們生病的細菌，對於病毒、黴菌或寄生蟲類效果是很差的，大家所熟知的金黴素（Aureomycin）、四環素（TetracyclineTablets）、盤尼西林（Benzylpenicillin / Penicillin）或紅黴素（Erythromycin）等，都屬於抗生素。抗生素臨床應用治療專案廣泛，諸如扁桃腺炎、喉頭炎、手術後感染、敗血症、細菌性心內膜炎、肺炎、氣管支炎、淋病、腎盂腎炎、膀胱炎、尿道炎、腦膜炎、細菌性赤痢、細菌性赤痢、蜂巢組織炎、痤瘡、產科感染等，都有不錯療效。

不過，在服用抗生素前，一定要將致病感染源理清，必須先由醫師判斷是細菌還是病毒感染等，再評估是否要動用抗生素，否則不但對病情沒有助益，反而會助長細菌的抗藥性問題的產生。例如感冒的時候，通常在沒有發燒，只是有流清澈、不粘稠的鼻涕或稍微咳嗽的症狀之下，不一定要服用抗生素，因為可能是病毒感染造成的。但是嚴重感染時，一定要先驗清是何種細菌感染的，因為細菌感染若不能即時壓制，有可能引發敗血症，投藥一段時間後，再進行化驗和評估，藥品作用如果不理想，就立即更換抗生素種類，直到檢驗結果是細菌完全消失為止。

那抗生素如何幫助我們消滅入侵身體的病菌呢？我們服用抗生素時，不能期望服用了1、2次後就能完全消滅病菌，而是要服用一個療程，讓抗生素在血液中維持一定的有效濃度，病菌才能徹底被消滅。所以，首先要遵照醫囑，按照藥師告訴你的服藥時間吃藥；其次，由於抗生素是一個療程的分量，要遵照醫師或藥師告訴你的服藥天數，不要覺得病況稍微好轉了，就自己把藥給停止了，因為要防止致病菌因自行變種及產生抗藥性，而出現反撲現象，讓原先有效的抗生素變成無效藥品；最後，若是個人體質的關係，使身體有不舒服的副作用，不要自己停止服藥，應該回到醫院諮詢醫師該如何調整。

合理服用抗生素

抗生素所針對的疾病類型比較廣，所以有很多病人把它當成萬能藥，只要得病了，首先想到的就是抗生素，這種做法是十分危險的。濫用抗生素，也會造成許多的不良後果，所以一定要有針對性的，合理服用抗生素，千萬不可以忽略抗生素的毒副作用。那麼，該如何合理服用抗生素呢？需要注意的有以下幾點：

（1）在有條件的情況下，一般應根據細菌培養和藥敏試驗結果選用抗生素。如果條件受限制或者病情危急，亦可根據感染部位和經驗選用，然而此種方法可靠性較差。在常見情況下，呼吸道感染以革蘭氏陽性球菌為多見；尿道和膽道感染以革蘭氏陰性菌為多見；皮膚傷口感染以金黃色葡萄球菌為多見。

（2）小心抗生素的副作用。如青黴素可發生過敏性休克，還會引起皮疹和藥物熱；鏈黴素（streptomycin）、慶大黴素（Gentamicin）、卡那黴素（Kanamycin）等可損害第八對腦神經而造成耳聾；應用廣效抗生素如四環素（tetracycline）等會使體內耐藥細菌大量生長繁殖，而引起新的更嚴重的感染，因此服用抗生素應有的放矢，不可濫用。

（3）預防性應用抗生素要嚴加控制，盡量避免在皮膚、粘膜等局部使用抗生素，因其易引起耐藥菌株的產生，也易引起皮膚的過敏反應。尤以青黴素類、頭孢菌素類、氨基糖甙類等不宜使用。

（4）已確定為病毒性疾病或疑為病毒性疾病的不使用抗生素。上呼吸道感染以及咽痛、咽峽炎，大部分是病毒感染所致，因此這類疾病需服用病毒靈、病毒脞等抗病毒藥物以及中草藥治療，而不要使用抗生素。

（5）新生兒、老年人和肝腎功能不全的人應避免或慎用，特別是那些經肝臟代謝和腎臟排泄的毒性較大的抗生素。

不正確服用抗生素的壞處

細菌具有快速繁衍後代的特性，容易自行以基因轉變來適應環境，任意的濫用抗生素，只會造成細菌生存的壓力，更加快它產生抗藥性的速度。根據中國健保局的統計，因為呼吸道感染就醫的人數，一年就高達幾十億人次，當中有1/3的患者服用過抗生素，而在藥品給付支出的統計中更發現，中國一年吃掉的抗生素，就高達上萬億元。

同時，動物用抗生素及磺胺劑服用量也相當嚴重。為了避免抗藥性菌的產生及擔心藥物殘留在肉品的問題，農委會也正加強動物用藥的管制。可見不只醫藥界，包括畜牧界、養殖界，其實都有抗生素濫用的情形。

抗生素的濫用情況到底有多嚴重呢？在生病只講求快速痊癒的今天，醫生只好加碼抗生素，不僅造成細菌的抗藥性不斷擴大，在多項研究也發現，未來下一代若感染舊病菌時，也增加了治療的困難度。各醫學中心也普遍發現，以往皮膚若有外傷或者小感染，若感染的病菌是金黃色葡萄球菌、革蘭氏陰性菌、腸球菌等，只要口服或外用第一線抗生素治療即可獲得控制的，但如今效果大減，有的患者併發蜂窩性組織炎，還可能引發敗血症，必須住院治療，去接受較昂貴的第二、第三線高級的抗生素治療。因此，中國衛生部基於維護國人健康的立場，已經於上個世紀90年代初起停止了給付感冒處方中的維生素，實施的這些年來，此政策已發揮管控抗生素服用狀況的效果，目前抗生素用的最多的是小兒科門診。

細菌變化發展的速度，一定比研發新抗生素藥物要快許多，雖然各國都投下大量人力物力研發藥物，但勢必追不上抗藥性產生的速度，所以，若抗藥性問題不解決，則「宇宙無敵超級大細菌」的種類數量保證會只增不減。醫藥界與大眾都不能漠視這樣的警訊，不能只寄望於新藥物的開發，而是應該立即規範、控管抗生素的服用，降低細菌抗藥性，這才是治本之道。

因此，合理服用抗生素，一定做到三不：

（1）不自行購買：抗生素是處方藥物，病人不要自己當藥師，不要自己做主購買。

（2）不主動要求：抗生素是用來對抗細菌的，所以要在確定細菌感染時才有療效，這就需要專業的評估，不必主動向醫師要求開抗生素用藥。

（3）不隨便停藥：抗生素的治療是針對不同的細菌及目的，有一定的療程，一旦服用抗生素治療，患者就必須按時服藥，維持藥物在身體中有足夠的血中濃度，以免抗藥性細菌再起。

抗結核藥的服用原則

專家將抗結核藥的服用原則總結為四個字：早、聯、全、規。

（1）早期：結核病在早期時局部組織破壞比較少，毛細血管網尚存在，這樣有利於藥物滲入，同時早期病灶中的結核菌代謝旺盛，繁殖快，對於抗結核藥敏感性強。因此，早期用藥，病灶通常可完全吸收，效果顯著。

（2）聯合：聯合用藥。當前研究的結果表明，任何一種抗結核藥單獨服用都較易產生耐藥性而降低效力，因為病灶內的結核菌往往是敏感菌和耐藥菌混合存在，如果單一用藥，雖然能殺死敏感菌，但耐藥菌卻可殘留並繼續繁殖，而導致化療失敗。因此，除異煙肼對症狀輕微的、早期浸潤性無空洞的、痰菌陰性的肺結核病可單獨應用外，其他都必須採取聯合用藥的方式。抗結核藥的聯合服用，可降低毒性、延緩細菌耐藥性的產生，顯著提高療效。一般採用的方式是以異煙肼為基礎，進行二聯或三聯，如異煙肼＋鏈黴素或乙胺丁醇或利福平，急重症結核病可用三聯，如異煙肼＋鏈黴素＋利福平或乙胺丁醇。有一點需要注意的是，異煙肼與藥酶誘導劑利福平（以及苯巴比妥）合用，會使異煙肼對肝臟的毒性增加，故聯合用藥過程中應定期複查肝功能。治療一段時間後，還要調整藥物品種，以提高療效，減少副作用的產生。

（3）全程：為了鞏固療效，在結核病灶穩定後的一段時間內，還要繼續服藥。一般來說，輕者至少需服藥一年；重者在痰菌陰轉、空洞閉合後也應繼續用藥一年半以上，以防止復發。

（4）規律：聯合應用抗結核藥要有計畫。給藥量要足，給藥間隔時間要有規律，千萬不能亂用，也切忌「三天打漁，兩天曬網」，用用停停。經過適當的療程後可調換藥物品種，但療程中途不可任意調換。如果採用的是間歇療法，則不能超過間歇期限，必須保證藥物的療效。

使用青黴素類藥物注意事項

青黴素類抗生素又稱為β-內醯胺抗生素，包括天然青黴素如青黴素G（Benzylpenicillin／Penicillin）等，廣效青黴素如氨苄青黴素（Ampicillin）、悛苄青黴素（benzyl penicillin）、羥氨苄青黴素（Amoxycillin,Amoxil,Clamoxil）（阿莫西林）等，耐酶青黴素如苯脞青黴素等。青黴素類的作用是干擾細菌細胞壁的合成，而哺乳類動物的細胞沒有細胞壁，所以青黴素對人體的毒性很低，達到有效殺菌濃度的青黴素對人體細胞基本上沒有影響。儘管如此，還是有幾點需要注意：

（1）還是有少數人對青黴素類藥物過敏，會產生皮疹、藥物熱、哮喘、血管神經性水腫甚至過敏性休克等現象。凡初次注射或停藥3天後再用者，都應做皮膚過敏試驗，如果皮試陰性（可以服用），但出現胸悶、氣喘、皮膚發癢等異常症狀者，都不宜注射。過敏反應中以過敏性休克最為危險，常發生於注射或皮試時，50％會在幾秒鐘至5分鐘內發生，其餘在20分鐘左右發生，所以注射青黴素後，應觀察20分鐘，一旦發生過敏性休克，應立即用腎上腺素、氫化可的松等搶救。

（2）不可任意加大劑量。目前服用青黴素的劑量不斷加大，有採用大劑量（1000萬單位以上）或超大劑量的傾向，但服用大劑量青黴素會干擾凝血機制而造成出血，或因大量青黴素進入中樞神經而引起中毒，產生抽搐、神經根炎、大小便失禁，甚至癱瘓等「青黴素腦病」，所以增加劑量時要小心，切不可任意妄為。

（3）青黴素類藥物溶解後不宜存放，應當場使用。青黴素溶液放置時間越長，分解也越多，產生致敏物質也不斷增多，易導致藥效降低以及過敏反應的發生。

（4）每日一次靜脈點滴給藥的方法不可取。因為當停止滴入後，體內藥物會迅速消除，到了第二天給藥時，又會因間隔時間過長，細菌大量繁殖，不利於疾病的治癒。

（5）應盡量避免局部使用青黴素，避免過分饑餓時注射青黴素，因為此時容易引起過敏反應。

青黴素類藥物與其他藥物的配伍禁忌

青黴素類藥物是臨床最常用的抗生素之一，常與其他藥物配合使用，特別是在嚴重感染或危重病的搶救中最為常用，因此應特別注意配伍禁忌：

（1）不可與鹼性藥物合用。如在含青黴素的溶液中加入氨茶鹼（Aminophylline）、碳酸氫鈉（Sodium Bicarbonate）或磺胺嘧啶鈉（Sulfadiazine Sodium）等，可使混合液的PH＞8，青黴素可因此失去活性。

（2）青黴素在偏酸性的葡萄糖點滴中不穩定，長時間靜脈點滴過程中會發生分解，不僅讓療效下降，而且更容易引起過敏反應。因此一般情況下青黴素應用生理鹽水配製滴注，且滴注時間不可過長。

（3）不可與維生素C混合進行靜脈點滴。因為維生素C具有較強的還原性，可使青黴素分解破壞，而且維生素C注射液中的每一種成分，都會影響氨苯青黴素的穩定性，使其降效或失效。

（4）在搶救感染性休克時，不宜與阿拉明（Aramine）或新福林（Phenylephedrine）混合靜脈點滴。因為阿拉明與青黴素G可起化學反應，生成酒石酸鉀（鈉），影響兩者的效價；新福林與青黴素G鉀（鈉），可生成氯化鉀（鈉），使兩者效價均降低。

（5）不可與含醇的藥物合用，如氯黴素、氫化可的松（Hydrocortisone）等均以乙醇為溶媒，而乙醇能加速β-內醯胺環水解，而使青黴素降低療效。

（6）不可與大環內脂類抗生素如紅黴素、麥迪黴素（Midecamycin）、螺旋黴素（SPM）等合用。因為紅黴素等是快效抑菌劑，當服用紅黴素等藥物後，細菌生長受到抑制，就會導致青黴素無法發揮殺菌作用，降低藥效。

（7）青黴素與酚妥拉明、氯丙嗪（Chlorpromazine）、去甲腎上腺素（Norepinephrine）、阿托品、撲爾敏（Chlorpheniramine）、維生素B、輔酶A、細胞色素C、催產素（Pituitrin）、利血平（reserpine）、苯妥英鈉（Phenytoinum Natricum）等藥混合後，可發生沉澱、混濁或變色，切忌混合進行靜脈點滴。

2．抗寄生蟲藥物

抗微生物藥指對細菌、真菌病毒、蘭克次體、衣原體等有殺滅或抑制性的藥物。細菌和其他微生物、寄生蟲及癌細胞所致疾病的藥物治療統稱為化學治療學（簡稱化療）。化學治療學的目的是研究、應用對病原體有選擇毒性（即強大殺滅作用），而對宿主無害或少害的藥物以防治病原體所引起的疾病。這類藥物中最重要的是抗菌素，抗菌素系對病原菌具有抑制或殺滅作用，是防治細菌感染性疾病的一類藥物。在應用化療藥物治療感染性疾病過程中，應注意機體、病原體與藥物三者的相互關係。

抗寄生蟲藥物大致可分為以下幾種：抗狂藥、抗腸蟲藥、抗吸蟲藥、抗絲蟲藥、抗黑熱病藥、抗阿米巴病藥、抗滴蟲藥等。

下面簡單介紹其中的幾種：

1、抗滴蟲藥

凡能治療由滴蟲所致疾病的藥稱抗滴蟲藥。滴蟲常可導致陰道炎，在治療中常用的抗滴蟲藥物有：

滅滴靈（Metronidazole） 每次0.2克，每日3次內服，7～10日為一療程，休息10日後可再繼續應用；也可用滅滴靈1片，每晚睡前放入陰道後穹隆部，20次為一療程。

滴維淨（Acetarsol, Amarsan, Dynarsan, Monargan, Oralcid ,Spirocid , Terpocid ,Osarsol, Acetarsone）（乙醯胂胺） 每次一片，每晚放入陰道後穹隆部，20次為一療程。

卡巴胂（Carbarsone） 每次一片，於每晚睡前放入陰道後穹隆部，20次為一療程。

1％乳酸加溫開水半盆坐浴，每日1～2次，10天為一療程。

0.5％醋酸加溫開水半盆坐浴，每日1～2次，10天為一療程。

在用以上方法治療期間，應禁止性生活，為保證療效，須男女雙方同時治療。

2、預防瘧疾用藥

預防瘧疾除搞好滅蚊、防蚊工作外，對於瘧疾高發區或爆發性流行區的全體人員和外來人口，還應該在整個流行季節定期服用以下預防藥：

息瘧定（Daraprine）每週一次，每次25毫克口服；或每次50毫克，兩週服一次。孕婦和腎功能不全者忌用。

伯氨喹（Primaquine）每週一次，每次13.2毫克口服。孕婦忌用；對於有肝、腎、血液系統疾患及糖尿病者慎用。

以上兩種預防瘧疾藥，在瘧疾流行季節無特殊情況不宜中斷，離開疫區後，也需要繼續服用一個月後，方可停藥。

3、廣效驅蟲藥

廣效驅蟲藥是指對兩種以上的腸蟲感染都有治療作用，它們可驅蛔蟲、蟯蟲、鉤蟲和條蟲，並可用於治療腸蟲混合感染，因此將這類藥叫作廣效驅腸蟲藥。目前常用的廣效驅腸蟲藥有以下幾種：

噻苯咺唑對蛔、蟯、鉤蟲感染都有治療作用，但對蟯蟲感染的療效更好，對蛔蟲的療效則不恆定，往往需反覆用藥才能提高療效，所以一般用於驅蟯蟲。用法是每公斤體重25毫克，分2次口服，連用2日。它的不良反應為常常出現胃腸反應，但停藥後一般自行消失。

噻吩嘧啶（Antiminth）對人體腸道寄生的蛔蟲、鉤蟲和蟯蟲感染都有效，對蛔蟲和鉤蟲病的療效尤其好。治療蛔蟲病的轉陰率可達90％以上，治療鉤蟲病的轉陰率為80％～90％。用法是驅蛔蟲和鉤蟲感染時按每公斤體重5～10毫克給藥，蛔蟲病一次頓服，鉤蟲病每日內服一次，連服3日；驅蟯蟲時，每公斤體重5毫克，每日一次，連服一週。

腸蟲清（Zentel）（阿苯達唑）　一種廣效抗腸蟲藥，它對多種蠕蟲感染均有良好療效，尤其是對蛔蟲、鉤蟲、蟯蟲感染的療效顯著。對鞭蟲、糞圓線蟲、豬條蟲、牛條蟲、短小膜殼條蟲、棘環幼病也有療效，而且副作用低，用藥後無明顯不良反應，服用方便，病人易於接受，是到目前為止最受歡迎的驅腸蟲藥，同時也是理想的畜用抗腸道線蟲藥。用法是：驅蛔蟲、蟯蟲，成人每次400毫克，頓用；兒童每次200毫克，頓服。應注意用藥後有可能會出現口乾、噁心、輕度腹瀉、胃部不適、食慾減退，以及頭暈、乏力、畏寒等症狀，輕者在數小時內可消失，少數病人可持續2～3日。在治療棘球幼病患者時，有的會出現發熱、頭痛和噁心等症狀，以及棘球幼囊部位疼痛等；動物試驗還證實它有致畸作用和胚胎毒，所以孕婦和哺乳期婦女禁用；另外，有癲癇病及其它藥物過敏史者應忌用。

3．抗腫瘤藥物

抗腫瘤藥物一般指用於治療惡性腫瘤的藥物，其研發與應用已成為生物醫藥科學的一個迅速發展的重要領域。

抗腫瘤藥物大致可分為以下幾種：烷化劑、抗代謝藥、抗腫瘤抗生素、植物類抗腫瘤藥、雜類、免疫抑制劑。

下面介紹幾種：

1、烷化劑類——環磷醯胺2

【別　名】環磷氮芥、癌得散、癌得星、安道生、CPM。

【英文名】Cyclophosphamide，Cytoxan，Endoxan，CTX。

【作　用】本品為最常用的烷化劑類抗腫瘤藥，進入體內後，在肝微粒體酶催化下分解釋出烷化作用很強的氯乙基磷醯胺（或稱磷醯胺氮芥），而對腫瘤細胞產生細胞毒作用，此外本品還具有顯著免疫作用。

臨床多用於惡性淋巴瘤、多發性骨髓瘤、白血病、乳腺癌、卵巢癌、宮頸癌、前列腺癌、結腸癌、支氣管癌、肺癌等，也可用於關節炎、類風濕關節炎、兒童腎病綜合症以及自身免疫疾病的治療。

【副作用】（1）骨髓抑制，主要為白血球減少。

（2）泌尿道症狀主要來自化學性膀胱炎，如尿頻、尿急、膀胱尿感強烈、血尿或者排尿困難。應多飲水，增加尿量以減輕症狀。

（3）消化系統症狀有噁心、嘔吐及厭食等，靜脈注射或口服均可發生，靜脈注射大量後3～4小時即可出現。

（4）常見的皮膚症狀有脫髮，但停藥後可再生細小新髮。

（5）長期應用，男性可致睪丸萎縮及精子缺乏，婦女可致閉經、卵巢纖維化或致畸胎。孕婦慎用。

（6）偶爾會影響肝功能，出現黃疸及凝血酶原減少。肝功能不良者慎用。

【劑　量】口服，抗癌用，0.1g～0.2g/日，療程量10g～15g。抑制免疫用，50mg～150mg/日，分2次服，連用4～6週。靜脈注射，4mg/kg，1次/日，可用到總劑量8g～10g。目前多提倡中等劑量間歇給藥，0.6g～1g/次，每5～7日1次，療程和用量同上，亦可1次大劑量給予20mg～40mg/kg，間隔3～4週再用。

2、烷化劑類——洛莫司汀

【別　名】羅氮芥、羅莫司丁、環己亞硝脲、氯乙環己亞硝脲。

【英文名】Lomustine（CCNU）。

【作　用】本品屬氯乙胺亞硝基脲類抗癌藥，作用於G1期，G1～S邊界及M期，對G2期也有作用，為細胞週期非特異性藥物。本品特點是脂溶性高，口服吸收快，能透過血腦屏障。臨床用於原發性及繼發性腫瘤，如腦膠質細胞瘤、惡性淋巴瘤、肺癌、乳腺癌、消化道癌等。

【副作用】（1）骨髓抑制引起白血球及血小板減少。

（2）消化系統較常見的有噁心、嘔吐，偶見胃腸道出血。空腹服藥及預先服氯丙嗪或甲氧氯普胺（滅吐靈）等可減輕反應。

（3）偶見遲發性肝損害。肝功能不良者慎用。

（4）本品有致畸胎可能，孕婦忌用。

【劑　量】口服，每次130（100～150）mg/日，或每次3.5mg/kg，頓服。間隔6～8週後依血象情況再用第2次，一般用4次。

3、植物類抗腫瘤藥——三尖杉鹼

【別　名】粗榧鹼，三尖杉鹼，哈林通鹼，後哈莫林通鹼，高哈林通鹼，三尖杉酯鹼。

【英文名】Harringtonine，HRT。

【作　用】對於急性單核細胞性白血病及惡性淋巴瘤有一定療效。也可用於真性紅血球增多症、慢性粒細胞性白血病及早幼粒細胞性白血病等。

【副作用】（1）可有白血球下降，多數病人可以恢復。

（2）有時出現噁心、嘔吐、厭食、口乾等不良反應。

（3）部分病人可有心肌損害。若引起心房撲動，應即刻停藥。

【劑　量】靜脈點滴：1日1～4mg，加於10％葡萄糖液250～500ml中，緩慢滴注，7～10次為1療程，2週後可再用。

4、植物類抗腫瘤藥——硫酸長春新鹼

【別　名】硫酸醛基長春鹼、硫酸長春醛鹼、新長春鹼、VCR。

【英文名】Vincristine Sulfate

【作　用】用於治療急性白血病及霍其金病、惡性淋巴瘤，也可作用於乳腺癌、支氣管肺癌、軟組織肉瘤及神經母細胞瘤等。

本藥屬細胞週期特異性藥物，能影響細胞中紡錘體的形成，使有絲分裂停止於中期，對細胞增殖週期的M期有延緩或阻滯作用。此外，還可抑制嘌呤、RNA和DNA的合成。

【副作用】（1）主要引起神經系統毒性，如四肢麻木、腱反射消失、麻痺性腸梗阻、腹絞痛、腦神經麻痺等。

（2）骨髓抑制作用輕微，靜脈注射後白血球下降迅速，但可在2週～3週內恢復正常。

（3）偶有噁心、嘔吐等胃腸道反應及血栓性靜脈炎，注射時漏至血管外可造成局部組織壞死。

（4）長期應用可抑制睾丸或卵巢功能，引起閉經或精子缺乏。

（5）及閘冬醯胺酶、異煙肼、脊髓放射治療合用可加重神經系統毒性。

【劑　量】靜脈注射，臨用前加生理鹽水適量使溶解，成人每次按體重0.02mg～0.04mg/kg，最大量2mg/次，1次/週，總量20mg/療程。小兒每次按體重0.05mg～0.75mg/kg，1次/週。

【注意事項】妊娠D類，孕婦與哺乳婦女禁用；2歲以下兒童的周圍神經的髓鞘形成尚不健全，應慎用；骨髓抑制、有痛風病史、肝功能損害、感染、腫瘤已侵犯骨髓、有尿酸鹽性腎結石病史、經過放射治療或抗癌藥治療的病人慎用；靜脈注射時藥液漏至血管外，應立即停止注射，並局封，發生皮膚破潰後按潰瘍處理；不能做肌內、皮下或鞘內注射。

4．精神藥物

精神藥物是指直接作用於中樞神經系統，使之興奮或抑制，連續服用能產生依賴的藥物。可分為兩類，一類使正常精神活動變為異常稱擬精神藥物，也稱致幻藥；另一類使異常精神活動轉為正常稱抗精神異常藥，包括抗精神病藥物、抗抑鬱藥、抗躁狂藥和抗焦慮藥等。1950年法國合成了氯丙嗪（Chlorpromazine），1952年此藥首次用於精神科臨床並取得療效，從此開創了精神疾病治療的新紀元。

精神系不良反應的臨床表現各異，其輕重程度也不一。較輕的急性不良反應可表現為激惹性增加、注意力不集中或睡眠障礙等；較輕的慢性反應為情感和人格變化；較重的急性不良反應主要為譫妄，其意識障礙從模糊至混濁不等；較重的慢性反應可對周圍環境和他人的意向做出猜疑性誤解，以致顯示出妄想綜合症。

（一）行為毒性（behavioral toxicity）：包括一系列症狀和行為改變。有嗜睡、失眠、生動的夢境和噩夢、輕微抑鬱或激動、焦慮、易激惹，對聲音過敏、無精打采或坐立不安等表徵，若進一步發展可導致譫妄。引起嗜睡的藥物主要有抗組織胺藥、抗高血壓藥等；引起生動夢境或噩夢的藥物主要有抗高血壓藥、巴氯芬等。

（二）譫妄（delivium）：是一種嚴重的意識障礙，且常伴有動作增多等特徵，臨床表現為意識渾濁或模糊，注意力的指向、集中和轉移能力下降，認知功能全面障礙，錯覺和幻覺更為多見，也易產生思維連貫性障礙。

以下對幾種藥物做簡單介紹：

1、抗精神病藥物——氯丙嗪

【別　名】冬眠靈、氯普馬嗪、可樂靜。

【英文名】Chlorpromazine

【作　用】為中樞多巴胺受體的阻斷劑。精神病人服用後，在不過分抑制情況下，迅速控制精神分裂病症人的躁狂症狀，減少或消除幻覺、妄想，使思維活動及行為趨於正常。

大劑量時又可直接抑制嘔吐中樞產生強大的鎮吐作用，抑制體濕調節中樞，使體濕降低，基礎代謝降低，器官功能活動減少，耗氧量減低而呈「人工冬眠」狀態，能增強催眠、麻醉、鎮靜作用。

可阻斷外周α-腎上腺素受體、直接擴張血管，引起血壓下降。

可降低心臟的前負荷，而改善心臟功能（尤其是左心功能衰竭）對內分泌系統有一定影響。臨床用於治療精神病、鎮吐、低濕麻醉及人工冬眠，與鎮痛藥合用，治療癌症晚期病人的劇痛，治療心力衰竭。

【副作用】（1）口乾、上肢部不適、乏力、便泌、心悸，偶見泌乳、乳房腫大、肥胖、閉經等。

（2）注射或口服大劑量時可引起體位性低血壓。

（3）對肝功有一定影響，停藥後可恢復。

（4）長期大量服用引起錐體外系反應，可發生過敏反應、皮疹、剝脫性皮炎、粒細胞減少，一旦發生必須馬上停藥。

（5）引起眼部併發症，角膜和晶體混濁眼壓升高。

（6）有過敏史者、肝功能不良、尿毒癥及高血壓慎用，可引起抑鬱症。

【劑　量】口服每次125～100mg，極量每次150mg每日600mg；肌注或靜脈點滴，每次25～50mg，極量每次100mg每日400mg。

精神病患者：開始每次25～50mg，分2～3次服，逐漸增至每日300mg～450mg，症狀減輕後再減到100～150mg。

治療心力衰竭：肌注小劑量，每天5～10mg一日1～2次。

2、抗躁狂藥——碳酸鋰

【英文名】Lithium Carbonate

【作　用】本品有明顯抑制躁狂症作用，還可改善精神分裂症的情感障礙。一般於用藥後6～7日症狀開始好轉。不過因鋰鹽無鎮靜作用，一般主張對嚴重急性躁狂患者先與氯丙嗪或氟呱啶醇合用，急性症狀控制後再單用碳酸鋰維持。

碳酸鋰對造血系統有一定影響，對再生障礙性貧血、放療和化療引起的粒細胞減少症及其它各種病理性及醫源性白血球減少，均有一定療效。

本藥小劑量用於子宮肌瘤合併月經過多、功能性子宮出血及其它月經過多症具有一定療效。

【副作用】（1）有頭昏、噁心、嘔吐、腹痛、腹瀉等副作用。

（2）積蓄中毒時，可出現腦病綜合症（如意識模糊、震顫、反射亢進、癲癇發作等）乃至昏迷、休克、腎功能損害，故用藥時須隨時嚴密觀察，即時減量。腦病綜合症一旦出現，應立即停藥，適當補充生理鹽水，靜脈注射氨茶鹼，以促進鋰的排泄。

（3）鈉鹽能促進鋰鹽經腎排除，故用藥期間應保持正常食鹽攝入量。每週應停藥1日，以保安全。

（4）用藥期間應定期測定血鋰濃度，因為它與療效及不良反應關係密切，治療躁狂症時，鋰濃度應為0.9～1.2mmol／L，此時不良反應較輕，超過1.5mmol則不良反應增多。

（5）老年人鋰鹽排泄輕，易產生蓄積中毒，注意調整劑量。

（6）本藥不宜與吡羅苷康合用，否則可導致血鋰濃度過高而中毒。

（7）嚴重心血管病、腎病、腦損傷、脫水、鈉耗竭及服用利尿藥者禁用。

【劑　量】（1）躁狂症口服，1日20.25mg／kg，分2～4次服用。一般劑量為每次0.125～0.5g，1日3次。開始可用較小劑量，以後可逐漸加到每日1.5～2g，甚至3g，症狀控制後維持量為每日0.75～1．58g。

（2）粒細胞減少、再生障礙性貧血口服，每次300mg，1日3次。

（3）月經過多症月經第1日服0.6g，以後每日服0.3g，均分為3次服，共服3天，總量1.2g為一療程。每一月經週期服一療程。

（4）急性菌痢每次0.18g，1日3次，首劑加倍。少數症狀較重者，頭1～3日每次劑量均可加倍，至症狀及糞便明顯好轉後，以原劑量維持2～3日，再遞減劑量，約3～4日停藥。除體溫過高需用解熱藥外，均不加用任何其他藥物。總療程約為7～10日。

5．植物自主神經系統用藥

植物神經系統用藥包括以下幾種：擬膽鹼藥、抗膽鹼藥、擬腎上腺素藥、抗腎上腺素。

以下對其中數種作簡單介紹：

1、擬膽鹼藥——匹魯卡品

【英文名】Pilocarpine Nitrate

【作　用】本品為節後擬膽鹼藥，直接作用於M膽鹼受體，對腺體作用明顯，促進汗、唾液、淚、消化液、呼吸道粘液的分泌，使胃腸道、膽道、呼吸道、膀胱、子宮等平滑肌張力和活動增加，抑制心血管系統，使血壓下降，並有縮瞳、降低眼壓和調節痙攣作用。臨床用於治療青光眼。

【副作用】 滴眼後如吸收較多，可引起吸收中毒，如流涎、流淚、發汗、噁心、嘔吐、腹瀉、呼吸困難及血壓下降等，可用阿托品（Atropine）解毒，並對症治療。

【劑　量】 治療青光眼用0.5%～1%溶液滴眼。對閉角型青光眼的急性發作：第一小時每隔10～15分鐘滴眼1次，後為每小時1次或3～4次/日，1～2滴/次，直到眼壓控制為止。對開角型青光眼則根據病情需要，2～6次/日，1～2滴/次。滴藥時應壓迫內眥，以防止藥液流入鼻腔吸收後引起中毒。塗眼：1%～2%眼膏，3次/日，或每晚1次。長效藥膜放於眼結膜囊內，作用可持續1週。

2、擬腎上腺素藥——腎上腺素

【別　名】 副腎素。

【英文名】 Adrenaline，Epinephrine，Suprarenine

【作　用】 本品直接作用於腎上腺素α、β受體，能產生強烈快速而短暫的興奮α和β型效應，對心臟β1-受體的興奮，可使心肌收縮力增強，心率加快，心肌耗氧量增加；作用於骨骼肌β2-受體，可使血管擴張，降低周圍血管阻力而減低舒張壓；興奮β2-受體可鬆弛支氣管平滑肌，擴張支氣管，解除支氣管痙攣；對α-受體興奮，可使皮膚、粘膜血管及內臟小血管收縮。臨床主要用於心臟驟停、支氣管哮喘、過敏性休克，也可治療蕁麻疹、枯草熱及鼻粘膜或齒齦出血。

【副作用】（1）有頭痛、煩躁、失眠、面色蒼白、無力、血壓升高、震顫等不良反應。

（2）大劑量可致腹痛、心律失常。

（3）高血壓、心臟病、糖尿病、甲亢、洋地黃中毒、心臟性哮喘、外傷性或出血性休克忌用。

【劑　量】常用量為皮下或肌內注射1次0.25mg～1mg。

6．循環系統藥物

循環系統藥物包括強心藥、抗心絞痛藥、抗心律失常藥、受體阻斷劑、降血壓藥、腦血管及周圍血管擴張藥。

1、強心藥——地高辛（狄戈辛）

【英文名】Digoxin，Davoxin

【作　用】本品為中效強心甙，能有效地加強心肌收縮力，減慢心率，抑制心臟傳導。排泄快，蓄積性較小。用於充血性心力衰竭，室上性心動過速，心房顫動和撲動。

【副作用】過量時有噁心、嘔吐、食慾不振、心動過緩等，一般於停藥後1～2天消失。近期用過洋地黃類強心藥者慎用。

【劑　量】成人口服：飽和量1～1.5mg。速給法，未用過強心甙的患者，首服0.25～0.5mg，以後每6～8日服0.25mg，於2～3天內獲全效；近期內已用過強心甙者，則宜在4～7天內，分次小量服完飽和量。

【注意事項】新黴素、對氨基水楊酸（Aminosalicylic acid）會減少地高辛的吸收。紅黴素、奎尼丁、維拉帕米則能使地高辛血中濃度提高。用藥期間禁服鈣劑。禁與酸鹼藥物配伍。

2、抗心律失常藥——苯妥英鈉

【別　名】大侖丁。

【英文名】Phenytoin Sodium，Dilantin

【作　用】本品抗心律失常作用主要是抑制心室和心房的異位元節律點，加速房室結的傳導，不影響竇房結和心室內傳導。主要用於室性心律失常，如室性早搏或室上性早搏，心臟手術後引起的心律失常，特別是洋地黃中毒引起的室性心動過速。但本品對心房顫動和心房撲動無效；對房性心律失常療效較差。

【劑　量】成人口服：每次0.1～0.2g，一日3次。

7．呼吸系統藥物

呼吸系統藥物包括鎮咳藥、祛痰藥、粘痰溶解藥、平喘藥。

1、鎮咳藥——可待因

【英文名】Codeine

【作　用】本品對延腦的咳嗽中樞有直接抑制作用，其鎮咳作用強而迅速，類似嗎啡。除鎮咳作用外，也有鎮痛和鎮靜作用。臨床主要用於鎮咳，無痰乾咳及劇烈、頻繁的咳嗽。有少量痰液的患者，宜與祛痰藥合用。

【副作用】（1）偶有噁心、嘔吐、便秘及眩暈等。

（2）大劑量能明顯抑制呼吸中樞，也可引起煩躁不安等中樞神經興奮症狀。

（3）小兒用藥過量可引起驚厥。長期應用可引起依賴性，停藥時可引起戒斷綜合症。

【劑　量】成人用量：口服15～30mg/次，一天3次，極量一次100mg，一日250mg。

2、平喘藥——沙丁胺醇

【別　名】舒喘靈，喘樂寧

【英文名】Salbutamol，Albuterol，Ventolin

【作　用】本品選擇性激動支氣管平滑肌上的β2-受體，使支氣管平滑肌鬆弛，從而解除支氣管平滑肌痙攣。對支氣管擴張作用較強，而對心臟的β1-受體作用較弱，是目前較安全、最常用的平喘藥。適用於防治支氣管哮喘，喘息性支氣管炎與肺氣腫病人的支氣管痙攣。

【副作用】（1）常見有肌肉震顫，好發部位為面頸部、四肢骨骼肌、心率增快或心搏強烈等。

（2）少見有頭暈、目眩、口乾、頭疼、心煩、高血壓、失眠、嘔吐、面部潮紅等。

【劑　量】成人用量：口服2～4mg/次，一日3次；氣霧吸入0.1～0.2mg/次（只噴1～2下），必要時4小時重複一次。

8．消化系統用藥

消化系統用藥包括抑酸劑、抗潰瘍藥、胃腸解痙藥、健胃消化藥、保肝及抗脂肪肝藥。

1、抑酸劑——碳酸氫鈉

【別　名】小蘇打

【英文名】：Sodium Bicarbonate

【作　用】本藥主要作用是中和胃酸，作用快、時間短、抗酸能力較弱，用於防治酸中毒，鹼化尿液，軟化耵聹。

【副作用】口服後易產生二氧化碳，引起腹脹、噯氣。過量可致鹼中毒。

【劑　量】成人口服：0.5～1.5g/次，一日3次。靜脈點滴：用以糾正酸血症（成人5%，100～200ml，兒童5ml/kg）。滴耳液一天1～2次。

【注意事項】嚴禁胃潰瘍者使用；忌與酸性藥物配伍。與四環素配伍可影響其吸收使療效下降。

2、健胃消化藥——乳酶生

【別　名】表飛明

【英文名】Lactasin，Biofermin

【作　用】本品為活乳酸桿菌的乾製劑，能使腸內糖類酵解，產生乳酸，使腸內酸度提高，抑制腐敗菌的繁殖和防止蛋白質發酵，從而抑制腸內產氣。適用於消化不良、腹脹、小兒飲食不當等引起的腹瀉。

【劑　量】成人口服：0.3～0.9g/次，一日3次，飯前服用，小兒酌減。

9．泌尿系統用藥

泌尿系統用藥包括強效利尿藥、中效利尿藥、弱效利尿藥、滲透性利尿藥、治療尿崩症用藥。

1、強效利尿藥——呋喃苯胺酸

【別　名】速尿、呋塞米

【英文名】Furosemide

【作　用】本品主要用於嚴重水腫，急性肺水腫或腦水腫，並可以用於預防腎功能衰竭。可抑制髓袢升支粗段對Nacl的重吸收，管腔內Nacl濃度增加，使腎髓質間液中Nacl減少。滲透壓梯度降低，使管腔液透過集合管時，游離水重吸收減少，影響尿的濃縮過程。其利尿作用迅速、強大。本品在小劑量時，利尿效果與噻嗪類相似，隨劑量增加，利尿作用增加。

【副作用】易引起電解質紊亂，如低血容量、低血鈉、低血鉀、低血氯性鹼中毒、高氮質血症及高尿酸血症。

【劑　量】肌注或靜脈注射：隔日一次，每次20mg，口服，每日20～40mg，可酌情增加。

2、治療尿崩症用藥——尿崩停

【別　名】垂體後葉粉鼻吸入劑

【英文名】Insufflation Posterior Pituitary

【作　用】其主要成分為抗利尿素（加壓素）。用於治療尿崩症。

【副作用】呼吸道和副鼻竇疾患、哮喘患者禁用。並注意吸收不宜過猛、過深。

【劑　量】每次30～40mg，倒在紙上，卷成紙卷，壓住左鼻孔，將紙卷插在右鼻孔內，輕輕將藥粉吸入鼻腔內。作用時間為6～8小時，作用消失後再繼續吸入。

10．解熱鎮痛抗炎及抗痛風藥

解熱鎮痛藥具有解熱、消炎止痛、抗風濕作用。長期大劑量應用可引起許多不良反應，以下方面應引起注意：

（1）診斷不明確的患者應避免服用。因為這類藥物多屬對症治療，隨便服用易掩蓋症狀而影響診斷。

（2）適用於高熱（39℃以上），尤其是小兒高熱驚厥或昏迷患者，持續發熱不退者；伴有頭痛、意識障礙、譫妄的中度發熱（39℃以下）；病因明確的長期發熱性疾病，如癌性發熱等。

（3）避免長期服用。除用於風濕熱及風濕性或類風濕性關節炎外，一般療程以不超過一週為宜。

（4）老年體弱、幼兒及體溫在40℃以上的發熱病人，劑量宜小。宜選用退熱作用緩和的藥物，如阿司匹林、撲熱息痛等，以免高熱驟降，大量出汗等而引起虛脫。

（5）這類藥物對消化道有明顯的刺激作用，易誘發或加重潰瘍和出血，故消化道潰瘍患者應避免服用或慎用。

（6）解熱鎮痛藥僅對頭痛、牙痛、肌肉痛、關節痛、神經痛及月經痛等慢性鈍痛有效，而對創傷劇痛、平滑肌痙攣引起的疼痛幾乎不起止痛作用。

（7）本類藥物之間有交叉過敏反應，對肝腎有不同程度的毒性，故肝腎功能不全者應慎用或禁用。尤其是撲熱息痛（Paracetamol）可引起急性肝壞死。

（8）阿司匹林（Aspirin）、水楊酸鹽、消炎痛（Indomethacin）等易透過胎盤誘發畸胎，故孕婦應禁用。

為何不能頻用解熱鎮痛藥

幾乎每個人都會遇到發熱與疼痛，如果一有丁點的症狀，就濫用解熱鎮痛藥，會帶來種種不良後果：

（1）發熱疼痛往往只是疾病的表面現象。濫用解熱鎮痛藥，抑制住了發熱疼痛，反而會掩蓋疾病的真相，延誤即時的診斷和治療。

（2）過敏反應。安乃近（Metamizole Sodium Tablets）、撲熱息痛可引起過敏反應，出現皮疹、藥物熱或加重哮喘。

（3）肝損害。阿司匹林、保泰松（Phenylbutazone）、消炎痛可引起肝損害而出現肝腫大、肝區不適、轉氨酶升高等症狀。

（4）腎損害。解熱鎮痛藥會抑制前列腺素的合成，引起慢性間質性腎炎、腎乳頭壞死、腎功能不全等。

（5）誘發胃潰瘍。水楊酸類、阿司匹林、消炎痛、布洛芬（IBUPROFEN）等藥物可刺激胃粘膜，誘發胃潰瘍，甚至胃出血和胃穿孔。

（6）血細胞減少。安乃近、保泰松、消炎痛可抑制骨髓而引起血細胞減少，甚至導致粒細胞缺乏。

（7）出血傾向。水楊酸、阿司匹林等能抑制凝血酶原在肝內的形成，使凝血酶原在血液中的含量下降，還會影響血小板的生理功能，使凝血時間延長，凝血功能受影響，導致出血傾向。

（8）服用消炎痛可出現中樞神經系統症狀，如頭痛、眩暈等。

（9）長期服用解熱鎮痛藥，有時還會成癮。

11．影響血液及造血功能藥物

血液及造血功能藥物包括促凝血藥、抗凝血藥、血漿及血漿代用品、抗貧血藥、促進白血球增多藥、抗血小板藥物。

1、抗凝血藥——枸橼酸鈉

【別　名】檸檬酸鈉。

【英文名】Sodium Citrate

【作　用】枸橼酸根與血中鈣離子形成難解離的絡合物，鈣離子是凝血過程中所需的物質之一，血液中鈣離子減少，而使血液凝固受阻。本品僅用於體外抗凝血。

【劑　量】輸血時預防血凝，每100ml加入輸血用枸橼酸鈉注射液10ml。

2、抗貧血藥——硫酸亞鐵

【別　名】硫酸低鐵。

【英文名】Ferrous Sulfate

【作　用】鐵是形成血紅蛋白所必須的物質。吸收到骨髓的鐵，經過生化反應與原卟啉結合形成血紅素，再與珠蛋白結合成為血紅蛋白，進而促進紅血球發育成熟。

臨床上用於糾正和預防缺鐵性貧血。對慢性失血，如月經過多、消化道潰瘍、痔瘡出血等，以及營養不良、妊娠、兒童生長期引起的缺鐵性貧血效果較好。

【副作用】本品對胃腸道有刺激性，故飯後服較好。本品服用期間，可能有黑便現象，停藥後可消失。口服過量會引起胃腸道出血等、嚴重時可至休克。

【劑　量】口服，成人，每次0.3g，1日3次。飯後服用。小兒0.1～0.3g/次，1日3次。

12．營養藥

營養藥是指人體攝取營養素，透過消化吸收，維持生理需要，使其健康生長發育的過程的一種藥物。營養藥包括維生素類、微量元素類。下面將選擇幾種比較常用的維生素類做簡單說明。

什麼情況下需要補充維生素

人體必須的六大營養要素是碳水化合物、蛋白質、脂肪、鹽類（包括微量元素）、維生素和水。做為其中之一的維生素，除少數幾種可在體內合成或由腸內細菌產生外，絕大多數都必須透過食物獲得。一般來說，人體需要的維生素量比較少，由普通食物供給已經綽綽有餘，根本不需要額外補充，所以，把維生素當成營養品濫用，無異於畫蛇添足，是一件有害無益的事情。只有在某些特殊情況下，才可能發生維生素不足，這時才需要做適當的補充。而維生素不足主要有以下幾種情況：

（1）吸收障礙或慢性消耗性疾病。如肝臟疾患、胃大部切除術後、胃酸分泌不足或胃酸缺乏、胃腸功能紊亂、腸疹、慢性腹瀉等。比如嚴重肝臟疾患時就易出現維生素K的合成障礙。

（2）長期服用廣效抗生素可使腸道細菌受抑制而不能為人體提供維生素。比如，慢性便秘患者如果長期服用液體石蠟時，可引起脂溶性維生素缺乏。

（3）某些疾病的輔助治療需要補充維生素。如缺鐵性貧血、過敏性疾病、心血管疾病都需要用維生素C做為輔助治療。

（4）機體處於特殊狀態時。如生長發育期的兒童、孕產婦、哺乳期婦女以及某些特殊工種的工人都需要額外的補充維生素。

（5）食物來源不足或食物中的維生素含量過少。如食譜不合理、偏食、厭食或老年人吞嚥困難，長期食慾不振等。

（6）食物烹調方法不當導致的維生素流失。如淘米過度，煮粥加鹽，長期過量食用油炸煎炒食品等。

最後要注意的是，由於維生素缺乏引起的疾病，應根據缺什麼補什麼的原則即時給予相應的補充。如壞血病要補維生素C；腳氣病需要維生素B_1；夜盲症則需維生素A；佝僂病需要維生素D。剛開始時，劑量可以稍大，以便迅速收到成效，之後就可根據需要量維持治療。

維生素B的合理服用

維生素B在臨床上主要是用於治療雷米封及肼苯噠臻等引起的周圍神經炎；也可用於妊娠嘔吐、放射病和抗惡性腫瘤藥物所致的噁心嘔吐，還可用於治療貧血和降低血中膽固醇；局部塗擦治療痤瘡、酒渣鼻、脂溢性皮炎等。維生素B還可廣泛地做為其他藥物治療的輔助用藥，減少不良反應，提高治療效果。

維生素B在食物中廣泛存在，生理需要量又極少，所以一般人並不必額外補充，但它與其他藥物聯用時一定要注意，如果聯用不當，會引起相反的結果，故聯用時應注意如下幾點：

（1）維生素B與雷米封（Isoniazid）的化學結構相似，因之能減弱雷米封的抗菌作用，所以兩種藥物不宜常規合併服用。但是當雷米封服用過量，用藥時間過長而產生周圍神經炎等副作用時，可以與維生素B合併服用，但劑量也不宜超過每日30毫克。

（2）與左旋多巳（LEVODOPA）聯用會降低療效。因為維生素B是多巴脫羧酶的輔酶，會加速左旋多巳的代謝而影響其療效。

（3）大劑量維生素B可降低苯巴比妥（Phenobarbital）、苯妥英鈉（Phenytoinum Natricum）的血藥濃度。

（4）維生素B可用於治療妊娠期嘔吐。但近年來研究發現，孕婦服用大劑量維生素B可引起胎兒短肢畸形。故孕婦最好不用或盡量小劑量服用。

（5）長期服用乙胺碘呋酮（Amiodaron）患者，光敏感性增高。如果與維生素B（每日40～100毫克）聯用，則可抑制此不良反應，而且不影響其治療作用。

維生素C的合理服用

維生素C具有多方面的作用：可促進機體丙種球蛋白形成，增強抗感染能力；可改善心肌代謝、增強收縮力；在體內參與生物氧化還原過程，有利於紅血球生成以及腎上腺皮質激素和神經遞質等的合成；可參與解毒過程，促進重金屬離子排出體外，有阻止致癌物質亞硝胺生成的作用；可促進膠原纖維與組織粘合質的形成，促使傷口的癒合。

由於維生素C的治療作用非常廣泛，因此濫用維生素C的情況也比較嚴重，甚至有些人認為維生素C服用的越多越好，可以防病治病。其實，雖然維生素C的毒性很小，但長期過量服用，或與某些藥物聯用，都有可能產生不良反應：

（1）大劑量服用維生素C，會在體內轉變為草酸，顯著增加尿中草酸鹽或尿酸鹽的排泄而形成腎結石。

（2）長期大量服用維生素C可使血栓發生率明顯增加，也可影響血小板的結構和功能。

（3）長期大量服用維生素C後，一旦突然停藥，有可能出現壞血病症狀。

（4）維生素C會增加小腸蠕動，易引起腹痛、腹瀉，但此類症狀很快會消失。

（5）處於生長時期的小兒長期服用過量維生素C容易患骨骼疾病。

（6）靜脈注射可使注射部位疼痛或壞死。

（7）大劑量維生素C可導致部分婦女不孕。孕婦服用過量維生素C會影響胎兒發育，導致流產和死胎。

（8）維生素C不能與維生素B同服。因為維生素C是一種還原劑，會使核黃素轉變為還原型維生素B，而不能發揮其參與構成核黃素酶的輔酶，從而無法維持與修復人體細胞的正常功能，喪失治療口角炎、舌炎、陰囊炎以及核黃素缺乏症的作用。

（9）維生素C還會破壞食物中的維生素B_{12}，導致維生素B_{12}缺乏。

（10）白癲風患者不宜服用維生素C，而且還要少吃富含維生素C的食物，如柚子、柑桔、奇異果等。因為白癲風是一種侷限性色素代謝障礙性皮膚病，維生素C可使黑色素的生成中斷，還能使血清酮氧化酶含量降低，影響到酪氨酸酶的活性，使之不能合成黑色素，從而加重白癲風。

維生素E的合理服用

維生素E有強大的抗氧化作用，在抗衰老、抗腫瘤和預防心血管疾病等許多方面都有一定的作用。同時它也是一種極好的婦科良藥。

維生素E的用途

（1）維生素E為自由基清除劑之一，在體內可做為抗氧化劑，穩定不飽和脂肪酸，拮抗其氧化，因此具有抗衰老作用。臨床上常用其複方製劑，但以維生素E為主。

（2）維生素E可以保護血管，改善血液循環，防止膽固醇沉積。近年來廣泛地應用於預防和治療動脈硬化症，以及治療進行性肌營養不良、肌萎縮、脊髓側索硬化症。

（3）維生素E與微量元素硒的代謝有密切關係，二者互相依存，可以改善細胞的正常功能，增強人的體質和活力。維生素E還可減輕各種毒物對人體器官的損害，可每次口服10～50毫克，每日1～3次。

（4）維生素E可用於治療外陰瘙癢症和外陰萎縮症。治療陰道炎時，可採用維生素E栓劑，每日用200～600毫克陰道塞入，療效較為滿意。

（5）維生素E可提高子宮內膜對雌激素的感受性作用，從而對月經異常和性腺機能減退症狀有顯著的治療作用。

（6）維生素E能維持生殖器官的正常機能，使卵巢重量增加，促進卵泡的成熟，促使黃體增大。它還可抑制孕酮在體內的氧化，從而增強孕酮的作用，對於治療習慣性流產和早期流產效果非常顯著。維生素E又有別名叫生育酚，可用於治療婦女不孕症。

（7）用於治療產後缺乳。每次服用200毫克，每日2～3次，連續服藥5天，大部分產婦可增加乳汁分泌。

（8）婦女放環後月經過多，可在月經乾淨後每天口服100毫克，14天為一療程。

（9）取少許維生素E膠丸中的藥液塗於凍瘡表面，輕輕摩擦，每日只需一次，數日後凍瘡便可痊癒。

維生素E的不良反應

正常人每天的維生素E需要量為5～30毫克，而維生素E做為一種脂溶性維生素，廣泛地存在於綠葉蔬菜和植物油如玉米油、大豆油中，一般情況下並不需要刻意的補充。維生素E雖然毒性很低、副作用少，但如果當成營養藥大量服用，仍會產生許多不良反應。

維生素E常用口服劑量為每次10～100毫克，每天1～3次。大劑量則是指每日服用400毫克以上，長期是指連續服用6個月以上。

（1）如果成年人大劑量長期服用，可明顯增加尿中雄性激素的排泄，這對痤瘡以及一些與性激素有關的腫瘤會產生影響。而小孩子若每日攝入量超過每千克體重15毫克，可造成血清肌酸激酶活性與尿肌酸排泄量增多，並且會感覺肌肉無力，容易疲乏。

（2）缺鐵性貧血患者在應用鐵劑治療的同時服用大量維生素E，會妨礙鐵的吸收。大量維生素E可使激素代謝紊亂，造成閉經或月經過多、乳房增大、腫痛等症狀，還可使血中膽固醇和甘油三酯水準升高，免疫功能減退。

（3）大劑量維生素E可引起血小板聚集和血栓形成，使高血壓、動脈硬化性心臟病、甲狀腺機能減退及肥胖患者發生血栓性靜脈炎或肺栓塞。

（4）大劑量維生素E可引起動物肝臟脂肪浸潤，並影響維生素K凝血因數的血濃度，導致出血。因此凡有嚴重肝膽疾病，且長期服用水楊酸類藥物或服用抗凝血藥雙香豆素，而造成凝血酶原過低以及一切具有出血傾向疾病的患者，服用該藥時都應特別小心。

服用維生素的注意事項

（1）指症要明確。只有明確診斷為維生素缺乏症後，方可對症下藥，服用維生素，切不可盲目濫用。如果維生素每天服用超過2000國際單位，時間長達2周以上，就有可能發生中毒，又如在服用複方新諾明（Paediatric Compound Sulfamethoxazole Tablets）抗菌素期間同時服用維生素，有可能引起結晶尿，導致腎臟損害。

（2）找準病因，準確治療。大多數維生素缺乏是疾病引起的，所以真正治療的方法是找出病因，從根本上入手治療，而絕不能單純依賴維生素的補充。

（3）掌握用藥時間。如水溶性維生素B_1、B_2、C等宜飯後服用，因此類維生素會較快地透過胃腸道，如果空腹服用，則很可能在人體組織未充分吸收利用之前就被排出。而脂溶性維生素A、D、E等也應在飯後服用，因飯後胃腸道有較充足的油脂，有利於它們的溶解，促使這類維生素更好的吸收。所以要把握好服用時間，才能保證達到預期的效果。

（4）嚴格掌握劑量和療程。很多人將維生素類藥物當作無害的補品，認為它們安全，又可增強人體抵抗力，所以就任意服用，這是不可取的。如果成年人在短期內服用維生素A200萬～600萬國際單位，兒童一次用量超過30萬國際單位，均可引起急性中毒。每日服用25萬～50萬國際單位的維生素A長達數周甚至數年者，也可引起慢性中毒。孕婦服用過量的維生素A，還可導致胎兒畸形。

（5）應注意維生素與其他藥物的相互作用。維生素C能破壞維生素B_{12}；液體石蠟可減少脂溶性維生素A、D、K、E的吸收並促進它們的排泄；廣效抗生素會抑制腸道細菌而使維生素K的合成減少；有酶促作用的藥物如苯巴比妥、苯妥英鈉以及阿司匹林等，可促進葉酸的排泄；

鐵劑伴服維生素C可以增加鐵離子的吸收量；維生素B口服10～25毫克，可迅速消除左旋多巴的治療作用；維生素C和B_1不宜與氨茶鹼合用，也不宜與口服避孕藥同服，以免降低藥效。

13．中樞興奮藥

中樞興奮藥是指具有興奮神經、提神醒腦、增進思維作用的藥物，它能夠促進腎上腺素的分泌，從而達到抗疲勞的作用。它也是解決亞健康（精神疲倦、四肢倦怠、氣短心悸、少氣懶言）的一種藥物。

1、中樞興奮藥——咖啡因

【別　名】咖啡鹼。

【英文名】Caffeine

【作　用】小劑量使用能增強大腦皮質的興奮過程，振奮精神，減少疲勞；加大劑量則有興奮延腦生命中樞的作用，可使呼吸加深、加快，血壓回升及血循環改善。臨床主要用於：①搶救各種原因引起的呼吸抑制、循環衰竭及對抗中樞抑製藥中毒等。②與溴化物合用可調節大腦皮質興奮過程與抑制過程，治療神經官能症。③與解熱鎮痛藥合用可增強鎮痛效果，與麥角胺合用可治療偏頭痛。

【副作用】（1）過量中毒時可興奮脊髓，引起強直性驚厥。（2）孕婦慎服。

【劑　量】對抗中樞抑制肌注或皮注安鈉咖，0.25g～0.5g/次，根據病情2～4小時可重複注射。

2、中樞興奮藥——洛貝林

【別　名】祛痰鹼、山梗菜鹼、祛痰菜鹼、北美山梗菜鹼。

【英文名】Lobeline

【作　用】能選擇性地興奮頸動脈體化學感受器，反射地興奮呼吸中樞，大劑量也能直接興奮呼吸中樞。臨床主要用於新生兒窒息、一氧化碳中毒引起的窒息、吸入麻醉藥及其它中樞抑制劑（如阿片、巴比妥類）的中毒，以及肺炎、白喉等傳染病引起的呼吸衰竭。

【副作用】大劑量能引起心動過速、傳導阻滯及呼吸抑制，甚至可引起驚厥。

【劑　量】皮下或肌注，成人3mg～10mg/次，極量20mg/次，50mg/日；兒童1mg～3mg/次。靜脈注射，成人3mg/次，極量20mg/日；兒童0.3mg～3mg/次，必要時，每半小時可重複1次。

14．鎮痛藥

1、鎮痛藥——嗎啡

【英文名】Morphini

【作　用】具有鎮痛、鎮靜、鎮咳、抑制呼吸及腸蠕動作用，用於劇烈疼痛及麻醉前給藥。

【劑　量】常用量皮下注射，一次5～15mg，一日15～40mg。

【注意事項】可致依賴性。嬰兒、哺乳期婦女、嚴重肝功能不全、肺原性心臟病、支氣管哮喘及顱腦損傷等禁用。

2、鎮痛藥——杜冷丁

【別　名】度冷丁、哌啶、地美露。

【英文名】Pethidne

【作　用】作用及機理與嗎啡相似，鎮痛作用相當於嗎啡1/10～1/8，應用於各種劇痛，如創傷、燒傷、燙傷、術後疼痛、心源性哮喘、麻醉前給藥、內臟劇烈絞痛，還可與氯丙嗪異丙嗪等合用進行人工冬眠。

【副作用】頭痛、頭昏、出汗、口乾、噁心、嘔吐等，過量可致瞳孔散大、驚厥、心功過速、血壓下降、呼吸抑制、昏迷等。

【劑　量】口服每次50～100mg，極量每次200mg，每日600mg；皮下注射或肌肉注射每次25～100mg，極量每次150mg，每日600mg，兩次用藥間隔不宜少於4小時。

【注意事項】成癮性比嗎啡輕，但連續應用亦成癮，不宜皮下注射，因對局部有刺激性，兒童慎用，不宜與異丙嗪多次合用否則可致呼吸抑制引起休克等。

15．生化製劑

生化製劑包括生化製劑、酶類、生物製品。

1、生化製劑——三磷酸腺甙

【別　名】三磷腺甙，三磷酸腺苷二鈉，腺三磷。

【英文名】Adenosine Triphosphate，簡稱ATP

【作　用】本品為重要輔酶，有改善機體代謝的作用，參與體內脂肪、蛋白質、糖、核酸以及核苷酸的代謝。同時又是體內能量的主要來源，當機體需要能量時，本品分解為二磷酸腺甙及磷酸基，可釋放出大量能量。

【副作用】靜脈注射過快可發生心動過緩，引起低血壓及眩暈等。腦出血初期忌用。偶可引起過敏反應，發生過敏性休克。

【劑　量】肌注或靜脈注射，20mg/次，1～2次/日。

2、酶類——胰蛋白酶

【英文名】Trypsin，Parenzyme

【作　用】為蛋白質水解酶，能選擇地水解蛋白質中由賴氨酸或精氨酸的羧基所構成的肽鏈，消化溶解變性蛋白質，但對未變性的蛋白質無作用，因此，能使膿、痰液、血凝塊等分解、變稀，易於引流排除，加速創面淨化，促進肉芽組織新生；此外還有抗炎症作用。

臨床上多用於膿胸、血胸、外科炎症、潰瘍、創傷性損傷、瘺管等所產生的局部水腫、血腫及膿腫等；噴霧吸入可用於呼吸道疾病；也可用於治療毒蛇咬傷。

【副作用】（1）寒戰、發熱、頭痛、頭暈、胸痛、腹痛及腹瀉等。

（2）不可用於急性炎症及出血空腔中。

（3）肝、腎損傷、血凝異常和有出血傾向者忌用。

【劑　量】肌內注射，1000～2000U或5000U用生理鹽水或注射用水溶解，1次/日。毒蛇咬傷：取本品2000U，1～3支，加0.25%～0.5%鹽酸普魯卡因液（或注射用水）4ml～20ml溶解，以牙痕為中心，在傷口周圍做浸潤注射。或在腫脹部位上方做環形封閉1～2次，如病情需要可重複服用。

16．生殖系統及泌乳功能用藥

催產素

【別　名】Pitocin、Syntocinon

【英文名】oxytoCEnum

【作　用】同腦垂體後葉，可使子宮產生收縮，用於催產及分娩時子宮收縮無力、產後出血、子宮復舊不全等。此藥物副作用較少，能增加冠狀動脈血流量，心血管疾病患者仍可服用。

【劑　量】引產或催產：靜脈點滴每次2.5～5單位，用5％葡萄糖注射液500ml稀釋後滴入，開始每分鐘8～10滴，以後視子宮收縮情況而增減，最快每分鐘不超過40～60滴。預防產後出血及產後止血：靜脈注射，每次5～10單位，極量：1次20單位，以5％葡萄糖注射液20mg稀釋後緩慢注入。

【注意事項】（1）凡有剖腹產史者、胎位不正、橫位、骨盆過狹及產道阻礙者忌用。

（2）滴注不宜過快，否則子宮收縮強直，易導致胎兒死亡、胎盤早期剝離或子宮破裂等。

17．抗癲癇藥

什麼是癲癇

癲癇包括多組疾病和綜合症，是由多種原因引起的一種慢性腦功能障礙性疾病，不論病因如何，均以病程中有反覆發生的大腦神經元過度放電所致的暫時性中樞神經系統功能失常為特徵，根據異常放電神經細胞所涉及的部位及其放電擴散範圍的不同，臨床上可有短暫的運動、感覺、意識、行為、自主神經等不同障礙。具有發作性、復發性及通常自然緩解的特點。

抗癲癇藥——卡馬西平

【別　名】 醯胺咪嗪、痛驚寧、痛痙寧、叉顛甯、卡巴咪嗪

【英文名】 Carbamazepine

【作　用】 對精神運動性發作最有效，對大發作、侷限性發作和混合型癲癇也有效，減輕精神異常對伴有精神症狀的癲癇尤為適宜。有抗利尿作用，預防或治療躁狂抑鬱症、抗心律失常。

【副作用】 （1）有頭暈嗜睡、乏力、噁心、嘔吐症狀。偶見過敏反應，應抗過敏治療。

（2）偶見粒細胞減少，可逆性血小板減少，甚至引起再生障礙性貧血和中毒性肝炎等，應定期檢查血象。

（3）可致甲狀腺功能減退，大劑量時可引起房室傳導阻滯應控制劑量，心肝腎功能不全者及初孕婦、授乳婦女忌用，青光眼心血管嚴重疾患及老年慎用，定期查血、肝功能及尿常規。

【劑　量】 癲癇、三叉神經痛口服一次100mg，開始一日2次以後每日3次；尿崩症口服每日600～1200mg；抗躁狂症每日劑量為300～600mg，分2～3次服最大劑量每日1200mg；

心律失常口服每日300～600mg，分2～3次服。

18．催眠鎮靜安定藥

【別　名】 苯甲二氮卓、Valium

【英文名】 Diazepamum

【作　用】 主要用來與其他抗癲癇藥物合用治療癲癇大、小發作。安定的鎮靜、肌肉鬆弛和抗驚厥作用居苯二氮卓類藥物的首位，可用於治療各種焦慮症，以及伴有焦慮、緊張的神經官能症，亦可用於治療癲癇持續狀態。安定的催眠作用並不直接作用於大腦皮質，故此患者易從睡眠狀態中被喚醒，而且睡醒後並沒有巴比妥類藥物所有的疲倦、思睡、眩暈、頭痛、精神不振等現象，停藥後亦無「反跳」現象，減少了停藥困難以及成痛等問題。安定還可用於治療急性心肌梗死、室性心律失常，如室性早搏和室性心動過速等。安定副作用小，服用安全，範圍廣。

【副作用】偶見運動失調、皮疹及白血球減少等。過量服用可引起頭痛、言語不清、心動過緩、血壓下降、視物模糊及複視等現象。

【劑　量】口服：鎮靜用每次口服2.5毫克，每日3次；催眠每次5毫克，睡前一次口服；抗驚厥每次10～20毫克。靜脈注射或肌肉注射，用於心律失常電轉複時，可靜脈點滴20～30毫克，使患者很快入睡，以便進行電擊。

【注意事項】孕婦和嬰兒不宜服用，有青光眼病史及重症肌無力患者禁用。不宜與魯米那合用，以免增強中樞神經系統抑制作用，使老年人發生精神錯亂。

安定類藥物有何副作用

安定類藥物是一種抗焦慮類藥物，包括安定及其衍生物硝基安定（Nitrazepam）、舒樂安定（Estazolamum）、佳靜安定（Valeans）等。它具有穩定情緒，減少焦慮緊張狀態，改善睡眠等作用。因其服用安全，副作用極少，所以得到了廣泛的使用，但是它仍然具有一定的副作用，比如有些病人長期服用下會形成依賴性，停藥之後會出現戒斷綜合症，而這一點往往極易被人所忽視。

戒斷綜合症主要表現為少服一次即感難受，精神萎靡或興奮。明顯的精神症狀多出現於停藥1～3天後，表現出焦慮、失眠或是歡欣、興奮、震顫，以及肌肉抽搐、頭痛、胃腸功能失調、厭食、人格解體、感知覺過敏、幻覺妄想、癲癇發作、譫妄狀態等症狀，一般來說，2～4週後症狀會消失。

安定類藥還有可能造成慢性或急性中毒。長期服用安定可造成慢性中毒，表現為軀體消瘦、倦怠無力、面色蒼白、皮膚無光澤、性功能低下，以及失眠、焦躁不安、情緒低落等；一次大量服入安定類藥則可致急性中毒而昏迷甚至死亡。

安定類藥雖然有很好的治療作用，但也有毒副作用，因此臨床上盡量不要使用此類藥物，如果要用，也要注意，能用小劑量的絕不用大劑量，能短期服用的絕不長期服用。一般來說，安定類藥連續服用不宜超過3～4個月，而且，一旦形成對安定類藥物的依賴，應逐漸減少用藥直至完全停藥，以減輕生理依賴所造成的戒斷反應。此外還應給予心理治療，以消除患者的心理依賴。

19．抗過敏藥（也稱抗變態藥）

過敏反應也稱為變態反應，是機體受到抗原刺激後引起組織損傷或功能紊亂的病理性免疫反應。臨床上可分為四型。①I型過敏反應（速髮型），常見的有過敏性鼻炎、支氣管哮喘、尋麻疹和過敏性休克等。②II型過敏反應（細胞溶解型或細胞毒型），如輸血反應、藥物過敏性粒細胞減少症，藥物或自體免疫性溶血性貧血、血小板減少性紫癜等。③III型過敏反應（免疫複合物反應），如腎小球腎炎、類風濕性關節炎。變應性脈管炎。血清病和全身性紅斑狼瘡等。④IV型過敏反應（遲緩型），如接觸性皮炎、結核性乾酪樣病變、乙型肝炎、潰瘍性結腸炎及異體移植排斥反應等。

常用的抗過敏藥物主要包括四類：

（1）抗組織胺藥。常用的有苯海拉明（Diphenhydramine Hydrochloride）、撲爾敏（ChlorphenamineMaleateInjection）、賽庚啶（Cyproheptadine）、息斯敏（Astemizole）、特非拉丁等。這種抗過敏藥最適用於I型過敏反應，是最常用的抗過敏藥物。這類藥物均為H1受體阻滯劑，因其與組織胺有相似的化學結構，故能與之競爭抵抗組織胺受體，對皮膚粘膜過敏反應的治療效果較好，對血清病的尋麻疹也有效，但對有關節痛和高熱者無效；對昆蟲咬傷的皮膚搔癢和水腫有良效；對支氣管哮喘療效較差。用藥劑量則應視具體情況而定，駕駛人員或機械操作人員工作時應避免服用中樞抑制作用較強的品種。

（2）鈣劑。主要有葡萄糖酸鈣（Calcium Gluconate）、氯化鈣（Calcium）等。這種藥物能增加毛細血管的緻密度，降低通透性，從而減少滲出，減輕或緩解過敏症狀，常用於治療尊麻疹、濕疹、接觸性皮炎、血清病、血管神經性水腫等過敏性疾病的輔助治療。通常採用靜脈注射，奏效迅速。鈣劑注射時有熱感，宜緩慢推注，注射過快或劑量過大時，可引起心律紊亂，嚴重的可致心室纖顫或心臟停搏。

（3）免疫抑制劑。這類藥物主要有腎上腺皮質激素，如強的松（Prednisone）、地塞米松（dexamethasone），以及環磷醯胺（Cyclophosphamide）、硫唑嘌呤（C9H7N7O2S）等。因對機體免疫功能具有非特異性的抑制作用，對各型過敏反應均有效，但主要用於治療頑固性外源性性過敏反應性疾病、自身免疫病和器官移植等。

（4）過敏反應介質阻滯劑，也稱為肥大細胞穩定劑。這類藥物主要有色甘酸鈉（Sodium Cromoglicate）（咽泰）、色羥丙鈉（sodiumhydroxypropylcromate）、酮替芬（Ketotifen）（甲哌噻庚酮）等。主要用於治療過敏性鼻炎、支氣管哮喘、潰瘍性結腸炎以及過敏性皮炎等。

20．甲狀腺激素

甲狀腺激素為碘化酪氨酸的衍化物，包括甲狀腺素（thyroxin，T4）和三碘甲狀腺原氨酸（triiodothyronine，T3）。正常人每日釋放T4與T3量分別為75及25μg。

甲狀腺激素——甲狀腺粉

【別　名】乾甲狀腺。

【英文名】Thyroid，Gland

【作　用】維持正常的身體發育，促進新陳代謝等。主要用於甲狀腺素功能不足而引起的呆小病

（克汀病）、粘液性水腫病及其它甲狀腺功能減退症。

【副作用】（1）長期過量服用可引起甲狀腺機能亢進，其表現出心悸、多汗、手震顫、消瘦、神經興奮性升高和失眠。

（2）與苯妥英鈉（Phenytoinum Natricum）、、阿司匹林、口服降糖藥合用，可增加其作用，不良反應也隨之加重，須避免同時服用。

（3）老人及心臟病患者服用可能導致心絞痛和心肌梗死。

【劑　量】口服常用量每次10～40mg，每日20～120mg，最高量每日不超過160mg。

21．抗甲狀腺藥

甲狀腺炎多為葡萄球菌、鏈球菌及病毒感染所致。分為急性、亞急性、自身免疫性甲狀腺炎及侵襲性纖維性甲狀腺炎等。有以下幾種情況：

（1）急性甲狀腺炎：多由化膿性細菌感染所致，表現為高熱、患部劇痛、腫大、波動，皮膚發紅、伸頸及吞嚥時疼痛加劇。

（2）亞急性甲狀腺炎：與上呼吸道感染、腮腺炎病毒感染有關，突感甲狀腺疼痛、中度腫大、質地較硬、伴有發熱等，早期T3、T4升高，中期T3、T4下降。

（3）慢性淋巴性甲狀腺炎：自體免疫性疾病，比較多見，多發於30－50歲婦女。表現為甲狀腺增大、對稱、質硬而平滑，並伴有輕度甲低症狀。

抗甲狀腺藥—丙硫氧嘧啶

【別　名】PTU。

【英文名】ProPylthiouraCil

【作　用】能抑制過氧化酶系統，使被攝入到甲狀腺細胞內的碘化物不能氧化成活性碘，從而酪氨酸不能碘化；同時，一碘酪氨酸和二碘酪氨酸的縮合過程受阻，以致不能生成甲狀腺激素。但因為不能直接對抗甲狀腺激素，須待已生成的甲狀激素耗竭成才能產生療效，故作用較慢。

適用於甲亢中輕症和不適宜手術或放射性碘治療者，如兒童、青少年，及手術後復發而不適於放射性碘治療時的輔助治療。甲狀腺危象中可做為輔助治療以阻斷甲狀腺素的合成。為了減少麻醉和手術後合併症，防止術後發生甲狀腺危象，術前可服用本品使甲狀腺功能恢復到正常或接近正常，術前兩周左右加服碘劑。

【副作用】（1）有蕁麻疹、瘙癢、食慾不振、思睡、頭痛等，個別可出現嚴重不良反應如白血球減少症和粒細胞缺乏之症，故應定期檢查血象及肝功能。

（2）結節性甲狀腺腫合併甲狀腺功能亢進症者、甲狀腺癌患者忌用。

（3）磺胺類、對氨水楊酸、保泰松、巴比妥類（barbiturates）、酚妥拉明（Phentolamine Mesylate Capsules）、妥拉唑林（Tolazoline）、維生素B_{12}、磺醯脲類等都有抑制甲狀腺功能和引起甲狀腺腫大的作用，合用本品時須注意。同時使用前應避免服用碘劑。

（4）孕婦慎用，哺乳期婦女禁用。

【劑　量】口服常用量，1次0.05～0.1g，1日0.15～0.3g；極量，1次0.2g，1日0.6g。甲亢的內治療開始時1日0.2～0.6g，分3次服，待症狀緩解後，改用維持量1日25～100mg。甲狀腺危象，1日0.4～0.8g，分3～4次服用，療程不超過1週。

22．抗震顫麻痺藥

震顫麻痺又稱為帕金森氏病，是發生於中年以上的中樞神經系統中椎體外系病變性疾病，以肌強直、震顫和運動減少為臨床主要特徵。原發性震顫麻痺發生的原因至今尚不十分清楚，唯一能夠確定的是在椎體外系通路中有一個叫紋狀體的神經核團，其中分泌多巴胺的神經原功能受到損傷，而神經遞質多巴胺的減少使得與其相平衡的分泌膽鹼能遞質的神經元功能佔據了優勢，從而導致椎體外系對運動神經的控制機能失去了平衡。

震顫麻痺發病年齡多在40歲以上，男性多於女性，偶見青年發病。一般來說病程較長，多呈持續進展狀態，且晚期可完全喪失活動能力，因併發症而死亡。常見的併發症有癡呆和甲亢。

1、抗震顫麻痺藥——苯海索

【別　名】安坦。

【英文名】Benzhexol

【作　用】臨床用於震顫麻痺，腦炎後或動脈硬化引起的震顫麻痺，改善震顫明顯。對中樞紋狀體膽鹼受體有阻斷作用，外周抗膽鹼作用較弱，所以不良反應輕，但總的療效不及左旋多巴、金剛烷胺，用於輕症及不能耐受左旋多巴的患者，對利血平和吩噻嗪類引起的錐體外系反應有效。

【副作用】口乾、便秘、尿瀦溜、瞳孔散大、視力模糊等抗膽鹼反應。前列腺肥大、青光眼、對本品過敏者禁用。

【劑　量】成人開始第一日1～2mg，以後每3～5日增加2mg，總量每日10～15mg，分3～4次服。對藥物引起的錐體外系反應口服開始每日1mg，並漸增劑量直至每日5～15mg。

2、抗震顫麻痺藥—金剛烷胺

【別　名】金剛胺，三環癸胺，SYMME—TREL

【英文名】Amantadine

【作　用】進入腦組織後可促進釋放多巴胺，或延緩多巴胺的代謝而發揮抗震顫麻痺作用。對震顫麻痺有明顯療效，緩解震顫、僵直效果好、起效快。還可抗亞洲A－II型流感病毒和退熱。

【副作用】（1）少數病人服後有嗜睡、眩暈、抑鬱、食慾減退等症狀，亦可出現四肢皮膚青斑，腳部水腫等。

（2）震顫麻痺患者超過200mg／d時，毒性漸大。老年患者耐受性低，會出現幻覺譫妄。

（3）精神病、腦動脈硬化、癲癇、哺乳婦女慎用。可致畸胎，孕婦禁用。腎功能不良者酌減劑量。

【劑　量】口服：成人每次0.1g，早晚各1次，最大劑量每日400mg。小兒用量酌減，可連用3日，最多10日。1～9歲小兒每日3mg／kg，最大用量不超過150mg／日。

23．降糖藥

所謂降糖藥，就是指經口服用後有降糖作用的藥物，主要指西藥。降糖藥分為磺脲類降糖藥、雙胍類降糖藥、糖苷水解酶製劑。

1、磺脲類降糖藥——甲磺丁脲

【別　名】甲糖寧，D860

【英文名】Tolbutamide

【作　用】直接刺激胰島β細胞釋放胰島素，使內生胰島素增加，同時還能夠增強外源性胰島素的降血糖作用。主要用於節制飲食仍不能控制的輕、中度成年型糖尿病患者。對正常人和糖尿病人都具有降血糖作用，常用劑量對胰島素功能完全喪失的患者無效，只對具有部分胰島功能的患者有效。此外，甲磺丁脲還可以用作胰島細胞腫瘤的診斷。

【副作用】常用有食慾不振，噁心、胃燒灼感、腹脹、腹瀉等胃腸道反應，偶見皮膚過敏反應、皮疹、蕁麻疹、皮炎等，常期服用可引起甲狀腺功能減退，還可引起低血糖等反應，肝腎功能不全，年老體弱者易有此反應。

【劑　量】口服，每片0.5g，每日2～3次，第一天每次2片，第二天起每次1片，飯前服。待血糖正常或尿糖少於每日5g時，改為維持量，每日1片分2次服。

2、雙胍類降糖藥——苯乙雙胍

【別　名】降糖靈。

【英文名】Phenethylbiguanide，Phenformin，Adrabetin

【作　用】主要透過抑制葡萄糖在腸內的吸收，促進組織對葡萄糖的攝取，增加葡萄糖的利用，對糖尿病人有降血糖的作用，但並不刺激胰島素分泌。常用於成人型非胰島素依賴型糖尿病和部分胰島素依賴型糖尿病。也可同胰島素合用治療嚴重的糖尿病。

【副作用】（1）厭食、嘔吐、口中金屬味等胃腸道反應。

（2）大劑量服時可發生腹瀉，還可引起乳酸性酸血症。

（3）禁用於糖尿病昏迷、急性糖尿病併發感染及肝病患者。

【劑　量】每片25mg，口服，開始劑量為飯前服每日2～3次，一次一片，可逐漸增至一天2～4片，分2～3次服。

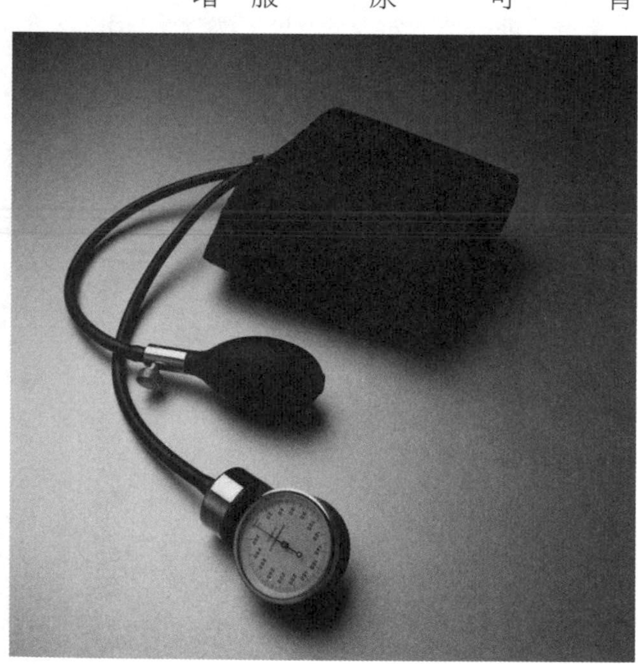

24．調節電解質平衡藥

氯化鈉

【別　名】食鹽。

【英文名】Sodium Chloride

【作　用】本品含鈉和氯兩種離子，它們是細胞外液的主要電解質，是影響內環境穩定的重要因素。鈉是保持細胞外液滲透壓和容量的重要成分，並以碳酸氫鈉的形式構成緩衝系統，對調節體液的酸鹼平衡有重要作用。臨床上用於治療嚴重脫水，低血容量性休克，低鈉綜合症；高溫作業者，大量出汗，丟失大量氯化鈉，可用0.1％～1％的氯化鈉溶液做飲料；生理鹽水可用於洗傷口、洗眼及洗鼻等。

【副作用】輸入過量時可引起組織水腫。

【劑　量】靜脈點滴或皮下滴注，劑量視病情而定。

25．激素及有關藥物

激素是由內分泌腺細胞（如腦垂體、甲狀腺、甲狀旁腺、胰島和性腺等）以及具有內分泌機能的一些組織（如胃幽門部、十二指腸粘膜和丘腦下部某些神經細胞）所形成的一種量微而生理效應很強的有機化合物，它們由內分泌腺體入血液轉運至其所作用的部位，發揮其生理生化作用，並有協調抗體內各部分間相互關係的作用。

激素包括腎上腺皮質激素、雄性激素及同化激素、雌激素及孕激素。

1、腎上腺皮質激素——強的松龍

【英文名】 Prednisolone，Meticortelone

【作　用】 可用於腎病綜合症、各種風濕性疾病、支氣管哮喘、血小板減少性紫癜、急性淋巴性白血病、嚴重細菌感染及嚴重過敏性疾病。其抗炎作用較強，但水鹽代謝作用弱，由於其鹽皮質激素活性很弱，因此不適用於原發性腎上腺皮質功能不全症。

【劑　量】 口服：每片5mg，成人開始1日2～3次，一次1～3片。注射劑1日10～30mg，溶於5%～10%葡萄糖溶液500ml中應用。強的松龍（Prednisolone）的混懸液可用於關節腔或軟組織內注射，一次5～50mg，用量根據關節的大小而定。

2、糖皮質固醇——培他米松

【英文名】 Betemethasone

【作　用】用於治療活動性類風濕病，類風濕性關節炎及紅斑狼瘡，嚴重的支氣管哮喘、皮炎病等。為地塞米松的同分異構體，作用與地塞米松相同，但抗炎作用較地塞米松、去炎松等都強。

【副作用】（1）食慾增加，有的人會出現興奮症狀、打嗝等。

（2）有一定的致畸作用，孕婦禁用。

（3）藥物需要在肝臟內代謝，肝功能不全者不宜使用。

（4）會導致傷口癒合緩慢，有外傷的人不宜使用。

【劑　量】口服每片0.5mg，成人開始服用一次半片～2片，一日2次。

3、孕激素——己烯雌酚

【別　名】乙底酚，人造求偶素。

【英文名】Diethylstilbestrol，Stilbesstrol

【作　用】多用於絕經期綜合症、閉經或月經過少、功能性子宮出血、回奶及老年性陰道炎、骨質疏鬆症及前列腺癌等。它可促進女性器官的發育，維持第二性徵；促進子宮內膜發生增殖性變化，產生週期性月經；抑制促性腺激素及催乳素的分泌，對抗雄性激素的作用；增強子宮收縮，提高子宮對催產素的敏感性；抑制排卵，增加骨骼的鈣鹽沉積，促進骨閉合等。

【副作用】 有噁心、嘔吐、厭食、頭痛等症狀。長期大量服用可使子宮內膜因增生過度而引起子宮出血與子宮肥大。肝腎功能嚴重不全者忌用。

【劑　量】 口服：每片0.5mg～1mg；更年期綜合症，每日服0.25mg，症狀控制後，改為每日0.1mg。

26．一般消毒及皮膚科用藥

皮膚是人體最大的器官，其總重量佔體重的5％～15％，總面積為1.5～2平方米，厚度為0.5～4毫米，因個人或部位而異。皮膚覆蓋全身，保護體內各種組織和器官免受物理性、機械性、化學性和病原微生物性的侵襲。

皮膚病一般發生於皮膚表面，引起皮膚病的因素包括內、外兩種因素。外因包括物理性損傷、機械性損傷、化學性損傷、生物性侵襲等；內因則包括飲食、代謝障礙、內分泌紊亂、精神和遺傳因素等。

皮膚科用藥包括外用和內服兩個途徑，外用藥物在皮膚病的治療和預防上更為重要，因為它可以直接接觸到皮膚的損害部位，局部藥物濃度高，效果明顯，也可避免口服藥的體內代謝過程會造成的不良反應，因而使用廣泛。下面簡單介紹幾種：

1、乙醇

【別　名】醇、酒精、EthylAlcoh Ol 1．SpiritusVini。

【英文名】Alcohol

【作　用】主要用於皮膚及器械消毒、高燒病人降溫、做多種藥物的溶媒及賦形劑等。是最常用的消毒防腐劑，能使蛋白變性，因而有殺菌作用。70％（W／W）的乙醇液殺菌效力最強，濃度過高可使菌體表層蛋白質很快凝固而妨礙乙醇向內滲透，影響殺菌作用。本品塗搽皮膚，能擴張局部血管，增強血液循環，並因具有揮發性，可使熱量散失。

【劑　量】70％（W／W）或75％（V／V）乙醇，用於皮膚與器械消毒；40％～50％乙醇塗搽皮膚可防止褥瘡；20％～30％乙醇用於高熱病人塗搽皮膚降低體溫。

2、過氧乙酸

【英文名】Peracetic Acies

【作　用】為強氧化劑，遇有機物放出新生態氧而起氧化作用，常用為消毒殺菌藥。

【劑　量】按規定比例用水稀釋。最常用的稀釋倍數為500倍（1:500），即用本品20％2ml加水

998ml製成，含過氧乙酸實際濃度為0.04%。

（1）空氣消毒：1:200比例，對空噴霧，每立方米空間用藥30ml。

（2）預防性消毒：餐具、毛巾、水果、蔬菜等用1:500液洗刷浸泡，禽蛋用1:1000液浸泡，時間為5分鐘。

（3）人體消毒：診查後洗手，用1:500液洗刷2分鐘；接觸肺結核時應用1:200濃度，消毒液每天調換1～2次（接觸痲瘋和接觸肺結核同樣處理）。

（4）器物消毒：體溫表要用 1:200液浸泡30分鐘，消毒液每天調換1～2次；餐具、藥瓶、注射器、玻片、吸管等玻璃或瓷器器皿上的油污和血跡應先洗去，再用1:200液浸泡；肺結核患者的器皿用1:100液浸泡；地面、牆壁、家具、浴盆、運輸車等用1:500液噴霧或擦洗；衣服、被單、玩具用1:1000液浸泡2小時；垃圾廢物用1:500液噴霧或浸泡。

【注意事項】

（1）對金屬有腐蝕性，不可用於金屬器械的消毒。

（2）稀釋液易分解，應當隨配隨用，不要擱置。

（3）本品的效用與溫度有關，當氣溫低於10℃時應延長消毒時間。

（4）保存於陰涼處，藥品易分解，需注意有效期。

27．眼科用藥

眼科用藥是指用於治療眼科疾病的化學藥品、中藥和生物製品。其給藥途徑可分為眼部滴用、眼局部注射及全身應用等。但主要是指眼部滴用和眼局部注射。

托品醯胺

【別　名】托品卡胺、托吡卡胺。

【英文名】Tropicamid

【作　用】本品為抗膽鹼藥，有散瞳和睫狀肌麻醉作用，其作用快，時間短，為眼科散瞳首選藥，用於散瞳檢查眼底，驗光配鏡，虹膜狀體炎。

【副作用】有口乾、便秘、排尿困難、心率加快等不良反應，還能引起高眼壓。

28．耳鼻喉與口腔科用藥

鹽酸萘甲唑啉

【別　名】鹽酸萘唑啉、鼻眼淨、滴鼻淨、鹽酸納發唑啉。

【英文名】Naphazoline Hydrochloride

【作　用】本品為α-受體激動劑，具有收縮鼻粘膜血管作用，減少血管的滲出物，減輕鼻粘膜腫脹充血。臨床用於治傷風過敏性鼻炎、炎症性鼻充血、急慢性鼻炎。

【副作用】長期服用，易引起萎縮性鼻炎。

【劑　量】滴鼻：用0.05～1%溶液，一次1～2滴，一日數次。

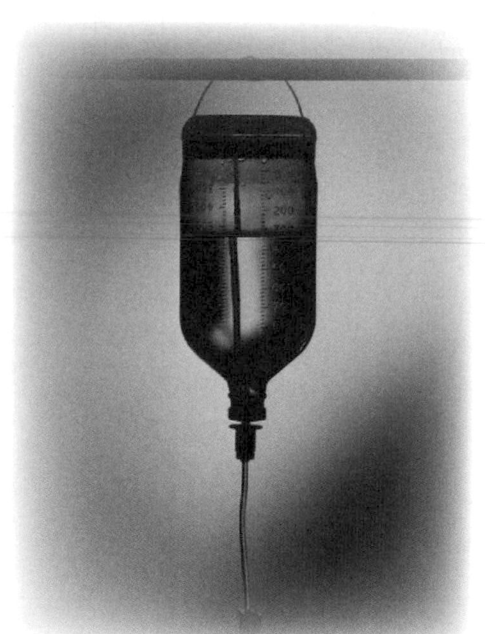

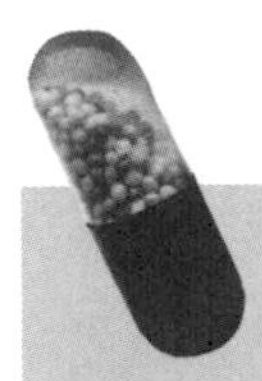

第三節　服用西藥的錯誤觀念

為了正確對待、合理服用非處方藥物，對用藥中出現的常見誤區有必要加以討論，現列舉如下，以供患者借鑒。

常見的用藥錯誤

1．「老毛病」現象

某些患者在罹患某種疾病的時候，自我感覺和過去的情況一樣，就主觀臆斷是「老毛病」，再加上為了省事和節約醫療費用，便自作主張，直接選用過去曾用的某藥，但他們不清楚，這樣反覆選用某藥，其危險性是很大的。首先，所謂的「老毛病」也許並不「老」，看似相同的毛病也許有著不同的誘發因素，所以選用過去的藥物是無法治癒的，反而還有可能因此延誤了最佳治療時機，導致病情加重；其次，反覆服用相同的藥物，可能會產生藥源性疾病，或者導致患者產生耐藥性，使藥用量加大，毒副作用增強，導致病情惡化。

2．隨意增減藥物用量

有些病人用藥不能定時定量，經常會有忘服、漏服、亂服現象，有時病情稍有好轉，就立刻放棄用藥，有時又會為了儘快痊癒而自行加大用藥量，這種種不規範用藥的行為，都容易導致耐藥菌種增多、二重感染等，最後使病情複雜化，反而給治療帶來困難。所以，病患在服用藥物的時候，一定要遵照醫生的要求，嚴格控制用量和療程，這樣才能保證用藥安全。

3．模仿他人用藥

有的病人覺得自己的病症和他人相似，因為人家用某種藥物效果很好，他也就選擇那種藥物，這也是一種極其錯誤的行為。人與人之間千差萬別，在治療時絕不能一視同仁，否則容易出現問題。比如常見的細菌性肺炎，雖然共同的臨床表現都是發熱、咳嗽、咯痰、胸痛、白血球數增高等，但按病因不同卻可分為鏈球菌性肺炎、金黃色葡萄球菌性肺炎、綠膿桿核菌性肺炎等，如果選擇同樣的藥物，那麼不僅很難產生好的效果，還有可能導致負面影響。因此，用藥要因人而異，對症下藥，才能達到預期的效果。

4．多藥並用現象

對於某些暫時難以確診的疾病，某些醫患雙方都喜歡採用多藥並用的方式，認為這樣面面俱到，可以達到防治兼顧的目的。實際上，不針對疾病、盲目的多藥並用，必定會攪亂人體的正常防禦功能，容易導致藥物之間、藥物與人體之間的相互作用，這樣易使病情加重，或者掩蓋病情症狀導致誤診，或者增加了不良反應發生率。所以，在可以選擇單一藥物的時候，就最好不要採用多藥並用的方法。

5・家庭藥品擱置時間過長

很多人喜歡在家裏備上很多的藥物，以備不時之需。但是，很多人缺乏對藥物的瞭解，又不注意對藥物做定期的檢視，有些藥物會因為潮濕而黴變，有些則是過期了也不記得丟棄，這樣很容易出現問題。所以，家庭用藥不能存放太多，時間也不能過長，要注意定期的查看、更換藥品，保存時也要選擇避光、防濕、低溫的位置，防止藥品變質。

服用西藥的七大心理錯誤

求快 有些患者不懂得，疾病的治癒是需要一定的過程的，而只是一味的求快，一種藥吃了一次沒有效果，就立刻換一種藥，其實這種做法不僅對病情的治癒沒有幫助，甚至是有害的。

求多 有些病人要求多開藥，認為藥多療效佳、治癒快。其實，藥物之間存在著配伍禁忌，用藥不當，會產生耐藥性、過敏反應，又會加重某些臟器負擔，反而不利病體康復。

求貴 有些病人總是認為藥越貴就越好，所以一味的選擇貴價藥。其實，藥價高低與工藝等因素有關，與療效卻並非一定成正比。用藥的關鍵在對症，而不是藥價的高低。

求新　現今社會醫藥發展迅速，新藥層出不窮，有些患者總是覺得新藥是新研製的，就一定效果最好，所以喜歡選新藥。其實新藥並不見得都比老藥好，有些老藥經過了多年的臨床實踐，證明了其功效，而新藥所經時間不久，很可能還有未發現的毒副作用。

求洋　還有些病人，覺得國外先進，所以進口藥一定比國產藥好。其實並非如此，國產藥並不一定就比進口藥差，特別是有些中成藥，具有其獨特的療效，在國外也很受歡迎。

求補　有些病人認為「有病必虛、體虛必補」，所以一病就要補。其實治病，講求辨證施治，實證忌補，虛證也未必一定要用補藥。隨便的亂吃補藥，有害無益。

濫用抗生素　抗生素因其用途廣泛、效果明顯，所以深受青睞。可是，有些病人一旦發燒，想也不想就選用先鋒黴素，其實，對於病毒感染，抗生素是無能為力的。同時，濫用抗生素還會造成腸道菌群失調，乃至體內真菌感染。所以，使用抗生素一定要按照醫生的藥方，不可自己亂用。

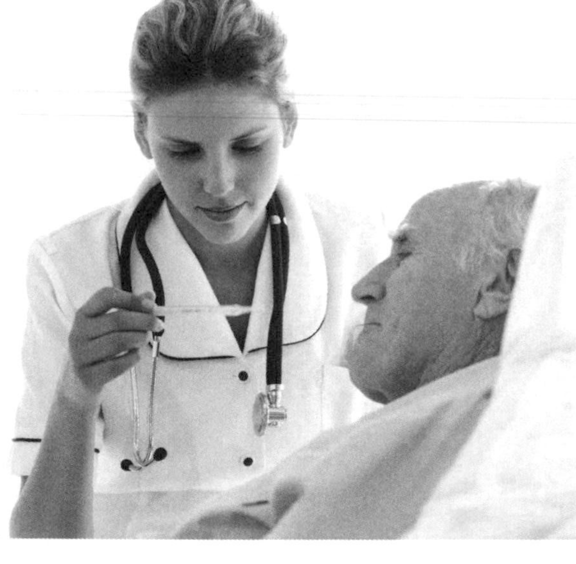

小常識：

有藥品壓縮字樣的藥物

複方阿司匹林—APC，鹽酸左旋咪脞—LM，鹽酸土黴素—OTC，鹽酸四環素—TC，硫酸新黴素—NM，肌醇煙酸酯—IN，對氨基水楊酸鈉—PASNa，甲氧苄氨嘧啶—TMP，碳酸氫鈉—SB，磺胺嘧啶—SD；磺胺咪—sG，磺胺二甲嘧啶—SM2，磺胺鄰二甲氧嘧啶—SDM，磺胺對甲氧嘧啶—sMD，磺胺間甲氧嘧啶脞—SMM，磺胺甲基異惡脞—SMZ，複方磺胺甲基異惡脞—SMZCO，維生素 B_1—VB1，維生素 B_2—v B_2，複方維生素B—VBCO，維生素 B_6—vB6，維生素C—vc，維生素E—VE，撲痛—對乙酞氨基酚，雙克—氫氯噻臻。

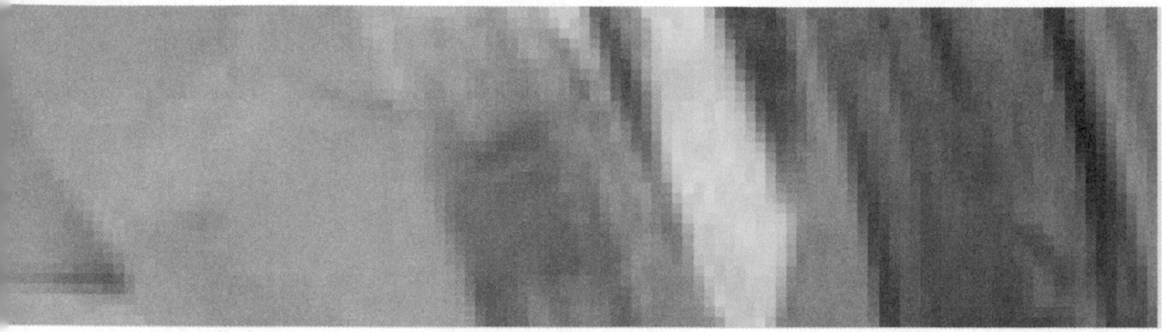

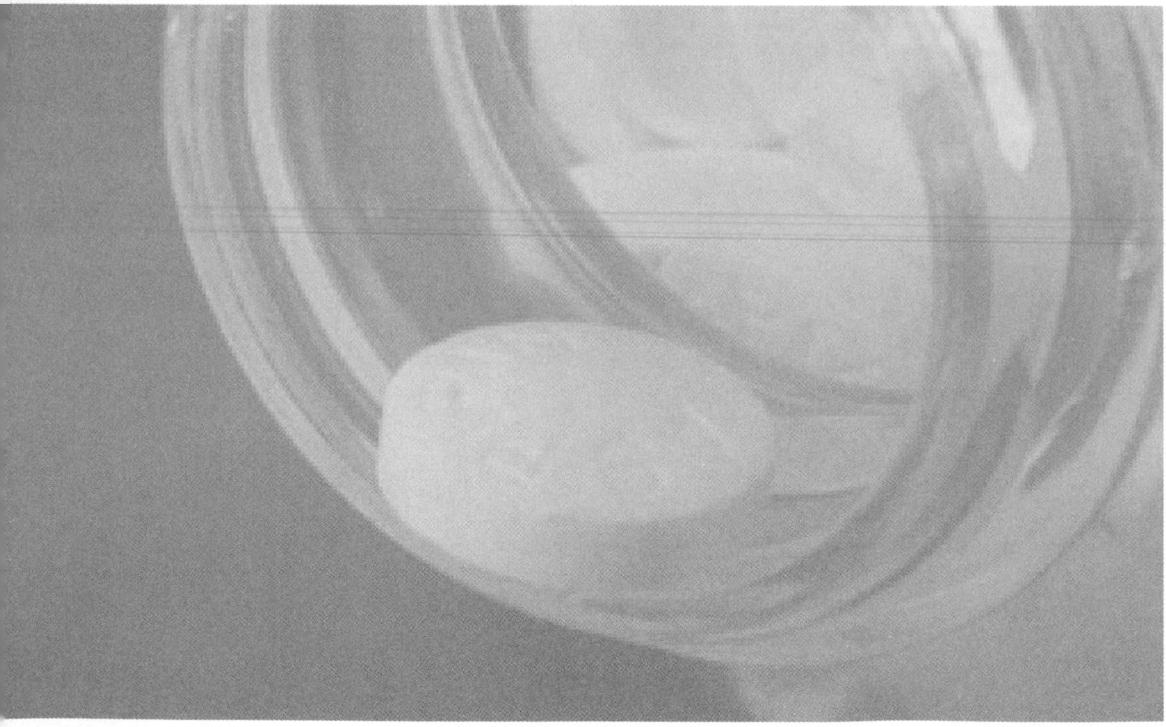

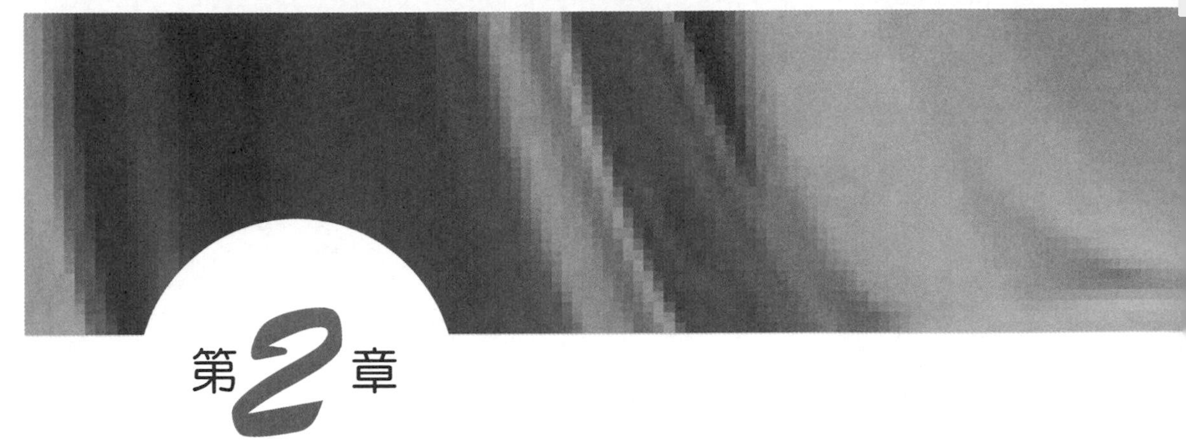

第2章

正確用藥　保障安全

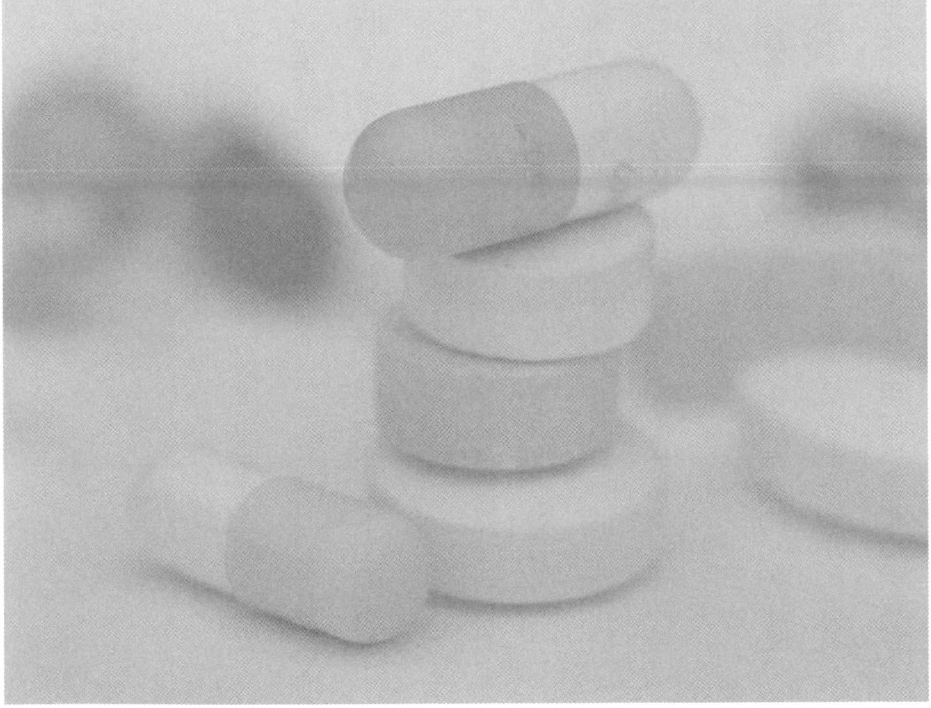

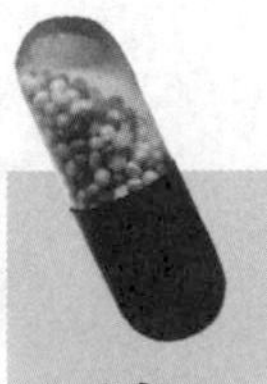

第一節　用藥方式的選擇

做為病人，總是希望病快點好；做為醫生，也希望自己治療的病人，能以最快的速度痊癒。而要最快的治癒，除了要選擇最有效的藥物之外，還可以選擇最安全有效的用藥方式。

用藥方式有很多種，包括口服、注射、吸入、灌腸、外用等。選擇什麼樣的用藥方式，要綜合病人的具體情況和藥物的類型等多方面來考慮。

很多人總覺得「打針比服藥見效快」，其實這完全是誤解。人們所謂的「快」，通常是針對口服法與注射法而言，其實如果比較這兩種用藥方式，不見得注射法一定比口服法見效快。比如說，一個腹瀉脫水的病人，靜脈滴注葡萄糖鹽水，如每分鐘滴注40滴，一瓶500毫升的液體需3個小時才能滴完；如果在空腹的條件下口服，則500毫升液體大約十來分鐘就能被吸收而進入血液循環，達到治療的目的。當然，在某些情況下，藥物進入血液用注射法比口服法要快，比如飽食的時候。

另外，進入血液的「快」跟「療效快」並不是一碼事。當感冒發高熱時，打一針退熱針，當時便可出一身大汗，體溫迅速下降，感覺好像藥效特別快，但是當藥性一過，體溫又會很快上升，這是為什麼呢？原來，打退熱針對感冒病毒其實並沒有作用，所以它實際上不會比用口服藥物治療感冒更快。又比如，當心絞痛發作的時候，最好的辦法是在舌下含一片硝酸甘油（Nitroglycerol），1～2分鐘後症狀就能緩解，這也是注射法所望塵莫及的。

醫學上有一個原則，凡是可以不採用注射法的，盡量不用，以避免伴隨注射帶來的痛苦、出血和感染等不良後果。實際上，口服法方便、安全、可靠，它才是是所有用藥方式中採納得最多的一種。

打針還是吃藥？

有些人很怕打針，就算得了重病，也寧願選擇吃藥，還有些人總覺得打針比吃藥好的快，所以一到醫院就要求醫生給他打針。那麼，到底是吃藥好還是打針好呢？

就藥理而言，口服藥物要經過消化道的消化，然後才能由身體分解、吸收和代謝。因此相比較之下，用針劑直接將藥物注射進入身體，產生療效的時間當然會較快。但是就醫時，醫生會根據具體的情況，來判斷患者所應該採取的適當治療方式。比如在急性病症或情況危急時，或者有時候患者神志不清、昏迷不醒，無法自行口服藥物的時候，就需要馬上注射給藥，以保證迅速的緩解病情。還有的時候，有些藥物在胃腸道中很不穩定，容易被胃液或腸液破壞，而採用注射的方法的話，則能夠確保療效。但除此之外，是沒有必要進行打針治療的。

而有的時候，只有透過口服的方式，某些藥物才能發揮作用，達到治療的目的。例如用痢特靈治療細菌性腸炎或痢疾，只有口服後透過消化道，才能抑制和殺滅腸道裏的病菌。而只要病情不重，藥物在胃液或腸液中性質穩定，採用吃藥的方式是十分簡便易行的。

除此之外，還有些藥物因其給藥途徑的不同會產生完全不同的用途。例如口服硫酸鎂（magnesium sulfate）有瀉藥的作用，但注射時，它卻是用來治療子癇、驚厥、破傷風、尿毒癥或高血壓性腦病等的。兩者完全不一樣。注射或口服給藥，雖然各有不同，但歸根結底都是為了治病。因此在選擇使用哪種方式時，應針對不同疾病做選擇，病人應該相信醫生安排，不可自作主張。

打針是對肌肉、皮下或靜脈注射，不用經腸道吸收，藥物直接進入血液循環系統，而達到治療效果，因此效果出現的比較快，但這並非等於打針病情就有加速痊癒。打針和口服藥在根本上作用還是一樣的，不存在打針效果更好的說法。而且在打針時，病人有可能對所打藥物產生過敏反應，而這樣的反應症狀又出現的相當快速，很可能會危及患者生命，反而口服劑型不會出現這種功能緊張狀況。

生病的時候，是吃藥好？還是打針好？其實，口服藥品若能完全依醫師、藥師的指示，按時服用，充分休息，也能發揮與針劑（打針的劑型）相同的療效，達到治癒疾病的目的。

從安全的角度上來說，吃藥和打針既然具有一樣的效果，危險性又低得多，且易於服用，所以，我們建議，還是吃藥比較好。每種劑型的設計都有其存在的價值，因此，在求醫時不用刻意要求打針，只要遵照醫師的指導，選擇最安全、療效最好的方法就可以了。前萬不要迷信打針。

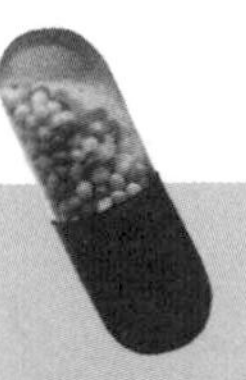

第二節　就診時應注意的事項

若有下列任何一項情況，就診時應該當面告知醫師或藥師。

1．女性病患是否已懷孕或打算懷孕，或者沒有懷孕而可能懷孕？或正在哺乳？（因為某些藥物會透過胎盤或乳汁，造成胎兒、嬰兒的不良反應。醫師將會開立對孕婦及胎兒都安全的藥物。）

2．就診前曾患過哪些疾病？其診斷治療情況如何？（最好提供包括開刀、住院、醫學檢驗資料結果或訊息）。

3．是否對某種藥品、食物或特殊物質有過敏或異常的反應？

4．有沒有在開車？操作機械？最近是否要參加考試？或有其他重要事務？（某些藥物的副作用會造成嗜睡反應，可能降低服藥者的注意力及應變反應能力。醫生可以調整處方而開立沒有嗜睡感又安全的藥物。）

5．是否還有其他疾病或是家屬（族）有哪些遺傳病史或特殊的體質？

6．目前是否曾經接受低糖、低脂的飲食控制或攝取高蛋白，亦或目前正在接受哪種特殊的民俗療法？

7．是否不認字？或有健忘症？或是無法吞服藥物？

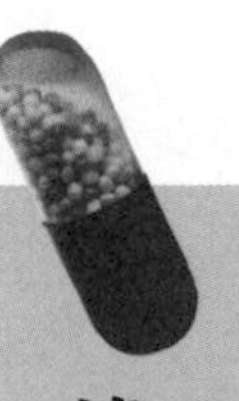

第三節　領藥時應注意的事項

藥品來源一般有兩種，一是民眾在醫院、診所問診後取得的藥品，二是民眾自行於合法藥店購買的藥品。

在醫院藥店取得的藥品，藥袋上會清楚標示病人的姓名、發藥日期、病歷號碼等資訊，因此病人拿到藥之後一定要核對藥袋上的姓名與藥品總筆數及數量是否正確，以免有拿錯藥吃錯藥的情形，除此以外，還要注意醫院藥袋上標示的藥名、作用、用法、注意事項、保存條件等，注意藥品的適應症或作用是否與自身的疾病有關，若是有任何不明白之處，就應該當場詢問，以免有誤解或吃錯的情形，除此之外，也應注意藥袋上是否標有醫院、診所或藥店的位址、電話，以利日後諮詢藥物相關問題。

領藥時須注意的事項：

（1）應確認藥袋上是否為自己的姓名；

（2）應清點藥物品項與數量是否正確；

（3）發現藥品有數量上的錯誤或是懷疑藥物有變質的現象，應儘快告知藥師或醫師；

（4）對於用藥方法有疑問時，應立刻詢問藥師或醫師；

（5）藥物可能有多種的治療作用，向藥師詳述自己的病況，可幫助藥師做正確的判斷。

領藥時需要瞭解的細節：

牢記重要資訊　藥袋上都有藥品的中文商品名，可以清楚地知道所服用藥物的名稱，當服用後發生過敏或其他異常現象時，便可正確地告知醫師是何種藥物所致，這樣就能避免再開同類藥品，也方便醫生診治。

明確藥物用法　醫師會依病情變化而改變藥物的服用劑量與用法，所以患者一定要認真弄清以下兩個方面：一是藥物的劑量，依照病情的不同，醫師會對藥物劑量做相應的調整，不能隨意；二是外用還是內用，有些藥品屬於外用藥，千萬不可誤食。因此服用前務必再次確認藥品正確的服用方法，才能保證用藥安全。

遵守用藥療程　用藥療程亦是相當重要的一環，所以藥品該服用多久也應問清楚。有些患者覺得是藥三分毒，一發現病情有好轉，就立刻停藥，這樣容易造成抗藥性、病情復發或引發更嚴重的感染，千萬不可自作主張。尤其像抗生素類的藥品，殺菌效果與療程息息相關，患者必須遵照醫師指示接受完整的療程。

留心注意事項　患者應清楚所服用藥物的注意事項。例如有些藥品會造成嗜睡，開車時應小心；有些藥品不能與酒同服；很多藥物服用期間忌飲茶；降血脂藥不可與柚子汁一起服用等。

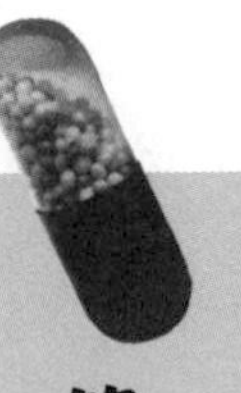

第四節 留意服藥禁忌

服用西藥 也須忌口

「忌口」是治療期間非常重要的一點，即在服用各種藥物期間，必須注意飲食禁忌，以免影響藥物的治療效果或增強藥物的毒副作用。

中醫在長期的臨床實踐中，積累了許多關於忌口的經驗和理論，對於服用不同的藥物都有著很明確的忌口的要求，而這一點也為大多數人所熟知，所以很多人在服用中藥時，都會諮詢醫師是否需要忌口。但是，很多人不瞭解，其實服用某些西藥的時候也同樣需要忌口，否則也會降低藥物的治療效果，或增加藥物的毒副作用。下面就對於需要忌口的西藥做列舉，以方便患者在服用時可以對照。

1．服用四環素類藥物、紅黴素、滅滴靈（Metronidazole）、甲氰咪胍（Cimetidine）時應忌食牛奶、乳製品、豆製品、黃花菜、黑木耳、海帶、紫菜等。因為這些食物中的鈣離子可以與以上藥物發生反應，生成難以溶解的化合物，從而降低藥效。

2．服用激素類及抗凝血藥物期間應忌食動物肝臟，否則會使激素失效。

3．服用優降寧（Pargyline）等藥物時，不宜同時吃動物肝臟、魚、乳酪、巧克力、香蕉、醃魚、豆腐、扁豆、牛肉、香腸、葡萄酒等。因為優降寧等藥物能抑制單胺氧化酶，倘若同時吃以上食物可引起血壓升高，甚至發生高血壓危象和腦出血。

4．服用氨基比林（Aminophenazone）及索密痛（Somedon）、優散痛（Suloctidil）、安痛定（Antodin Injection）、散利痛（Compound Paracetamol Tablets）等含氨基比林成分的藥物時應忌食醃肉，以防藥物中的氨基與醃肉中的亞硝酸鈉生成有致癌作用的亞硝胺。

5．服用黃連素（berberine）、四環素類、紅黴素、複合維生素B、鐵劑、利福平、潘生丁（dipyridamole）、胰酶、澱粉酶、胃蛋白酶、乳酶生等藥物時應忌飲茶，因為茶中的鞣酸會與上述藥物起反應而降低藥物效果。

6．服用磺胺類和碳酸氫鈉時，不宜吃酸性水果、醋、茶、肉類、禽蛋類等，否則容易因磺胺類藥物在泌尿系統形成結晶而損害腎臟，或降低碳酸氫鈉的藥效。

7．服用異煙肼時不宜同時吃魚類，因為魚類含有大量組氨酸，它在肝臟裏能變成組織胺，而異煙肼能抑制組織胺的分解，使其在體內聚積而發生中毒，出現頭痛、頭暈、結膜出血、皮膚潮紅、心悸、面部麻脹等症狀。

8．服用安體舒通（SpironolactoneTablets）、氨苯喋啶（Triamterene）和補鉀時，不宜同時吃香蕉、香椿芽、紅糖、菠菜、紫菜、海帶、土豆、葡萄乾、橘子等。因為這類食物含鉀量很高，容易引起高鉀血症，出現腹脹、腹瀉及心律失常等。

9．服用維生素K時不宜同時食用富含維生素C的山楂、辣椒、鮮棗、茄子、芹菜、番茄、蘋果等，因為維生素C可分解、破壞維生素K，從而減弱其藥效。

10．服用氨茶鹼、茶鹼類藥物時，不宜同時吃牛肉、雞蛋、乳製品等高蛋白質食物，否則會降低藥物的治療效果。

11．服用維生素C時不宜吃豬肝。因為豬肝中含有豐富的銅，而銅的存在會使維生素C氧化為去氫抗壞血酸，使維生素C失效。

12．服用保泰松時忌食高鹽類食物，因為保泰松能抑制鈉離子和氯離子從腎臟排出，因此，高鹽飲食易導致血鈉升高，從而引起浮腫和血壓升高。

13．服用甲狀腺素時宜少吃或不吃黃豆、豆油、蘿蔔、白菜等，因為這些食物能抑制甲狀腺素的產生。

14．服用鎮靜藥、安神催眠藥、洋地黃類藥物、苯妥英鈉、降糖靈（PHENFORMINI HYDROCHLORIDUM）、優降寧（Pargyline）、胍乙啶（GuanethidineSulfateTablets）、阿司匹林、硝酸甘油、消心痛（Isosorbide Dinitrate）、痢特靈（Furazolidone）等藥物時均應忌酒。倘若在服用以上藥物期間大量飲酒，會增加藥物的副作用或使藥物失去療效。

15．服用甲氰咪胍（Cimetidine）、速尿、安定、氯硝安定、利眠寧、氨茶鹼（Aminophylline）、咖啡因等藥物時務必要忌煙，因為煙油中的多環芳香烴類化合物可加速這些藥物的代謝和滅活，從而會減弱或抵消藥物的療效。

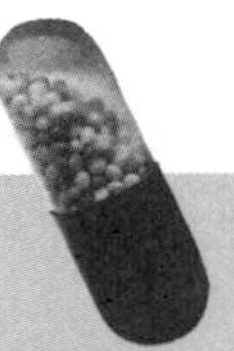

第五節　藥能治病亦能致病

服用藥物的目的是治病，但如果使用不當，反而有可能致病。要知道，藥物作用於機體會有兩種效應，一是治療的作用；二是達不到目的，甚至給病人帶來壞的反應，也就是不良反應。不良反應包括：副作用，即在治療量下產生的與治療無關的藥理作用；毒性反應，指劑量超大或長期應用出現的機體損害性反應；反遺效應，如服用催眠藥物後次晨出現宿醉現象；特殊反應等。因此，瞭解各種不良反應，也可以幫助患者即時的做出應對措施。

藥物的不良反應是怎麼產生的

藥物進入體內以後，並不是直接就全部去了病灶部位，實際上，它會分散於全身的各個組織，只是各處的濃度不一而已，當然，它對病灶部位會特別的「偏愛」，而即使是同一器官，藥物所產生的作用也是多方面的。所以，我們服用藥物是針對某一器官來進行治療，但它還是會對其他不需要治療的正常器官產生作用，而這種作用也就是副作用了。可見，副作用是藥物的固有作用，從某種意義上說，它也是用藥過程中無法

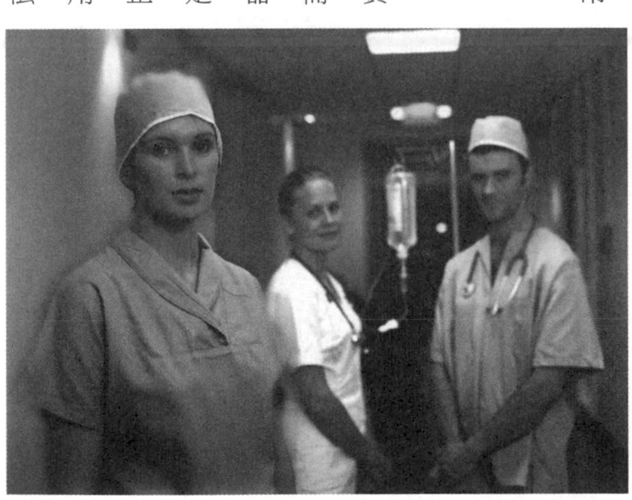

避免的現象。

同時，藥物使用量過大或過長也會產生損害機體的毒性，例如鏈黴素用來治療結核病十分有效，但長期使用則會產生耳毒性和腎毒性。

所以說，服藥是利弊兼在的，它可以治病，卻也可能致病。如何讓它只治病而不致病，那就需要患者好好把握服藥的「度」了。如果是生病，當然是需要服藥的，但是有很多人，儘管沒病，可是也要一天到晚的吃很多滋補藥，實際上是一點好處都沒有的，「藥物就是毒物」，這句話不是沒有道理的，濫用藥物，絕對是不可取的行為。

藥物的服用，一定要遵照醫生的囑咐，千萬不可自己盲目選擇。不要迷信名、新、貴藥，更不能心急亂吃藥，也不要自行臨時停藥或者加長療程。只要規範用藥，藥物的不良反應是可以規避的。

臨床上常用的複方，就是以加強主藥的治療作用，或者聯合解決幾個症狀，以及減少藥物不良反應為配伍目的的。例如，治療消化性潰瘍的抗酸劑複方氫氧化鋁，就含有氫氧化鋁、三矽酸鎂和顛茄流浸膏，氫氧化鋁與三矽酸鎂均具有抗酸作用，合用時可加強療效，而鋁鹽可致便秘，鎂鹽可致腹瀉，二者合用，可互相消除對方的副作用，而顛茄流浸膏具有對胃腸道平滑肌解痙作用，可緩解胃腸絞痛，所以複方氫氧化鋁同時具有抗酸及解痙作用，可以使消化性潰瘍患者的腹部疼痛得到迅速的緩解。

小常識：

怎樣理解劑量、常用量、極量和致死量

家庭用藥時，怎樣理解「劑量」、「常用量」、「極量」和「致死量」？

藥物的不同用量會起到不同的效果，所謂用量就是「劑量」，即用藥的分量。

劑量太小，達不到體內的有效濃度，起不到治療作用，這種小劑量就稱為「無效量」。

當劑量增加到出現最佳治療作用時，這個劑量就叫做治療量。即「常用量」，也就是通常治病時所需的分量。

在常用量的基礎上再增加劑量，加到即將出現中毒反應為止，這個量就稱為「最大治療量」，也就是「極量」。

用藥超過極量時，就會引起中毒，這就是「中毒量」。

在中毒量的基礎上再加大劑量，就會引起死亡，此劑量即稱之「致死量」。

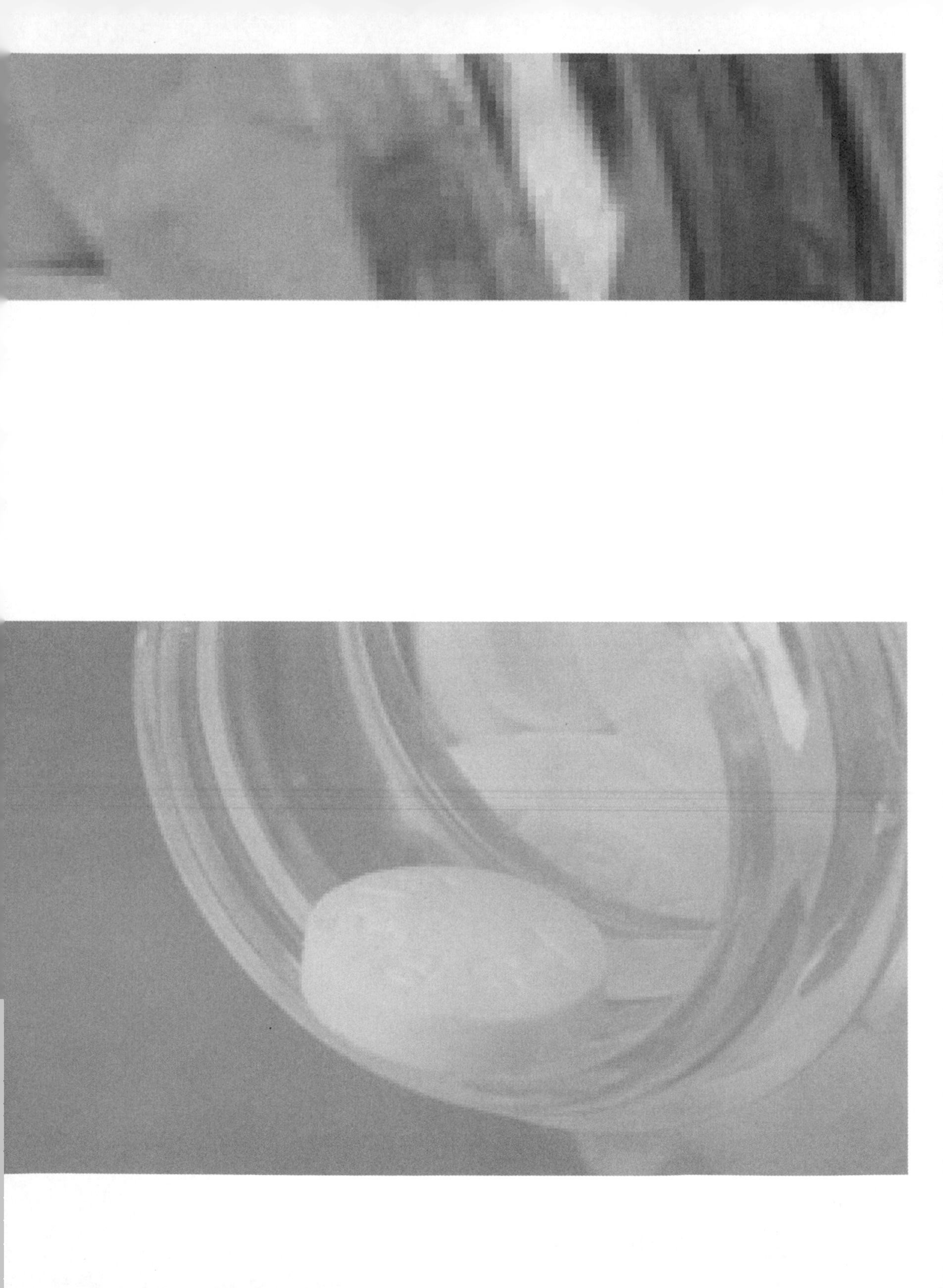

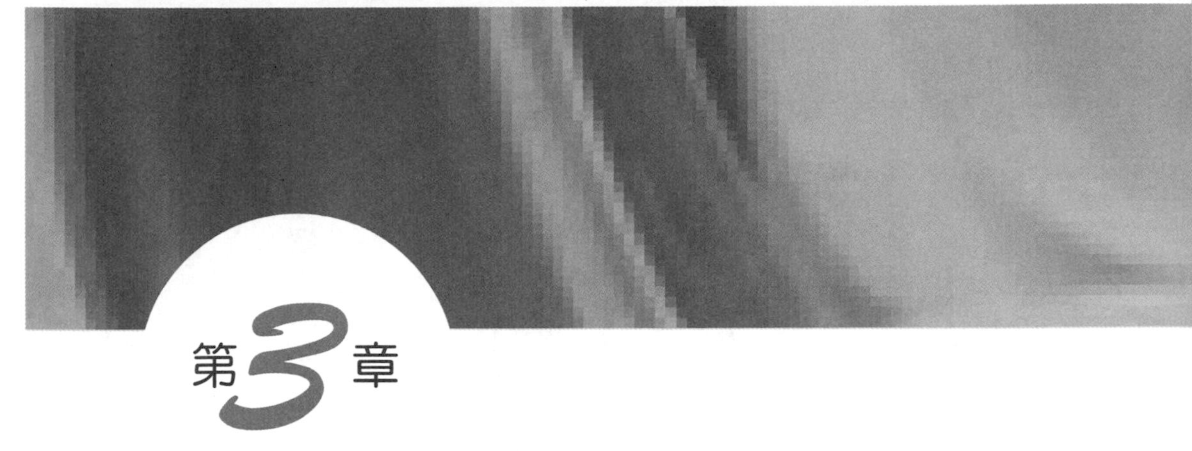

第3章

用好藥先要買對藥

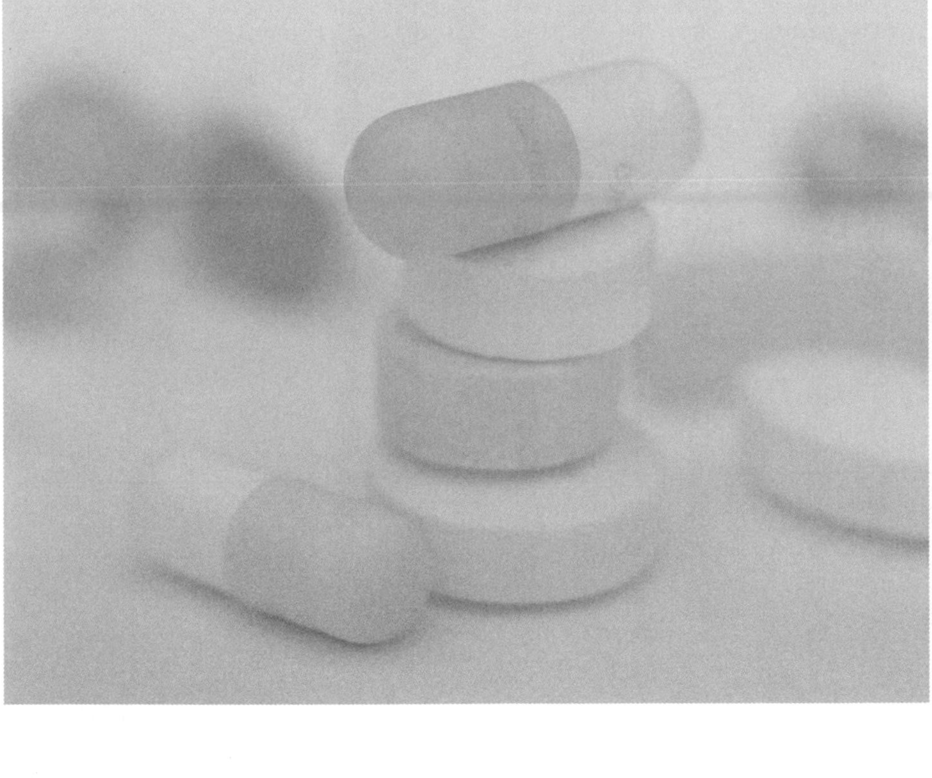

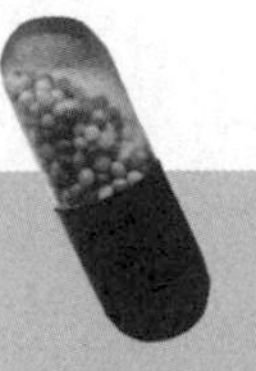

第一節　請遵醫囑

為何要嚴格遵照醫囑服藥

在藥品服用說明書上，往往都會有「請遵醫囑」的提醒語，所謂醫囑，就是醫師對患者的吩咐，包括處方和口頭告誡等，一般記錄在門診或住院病歷上。其內容主要包括體檢化驗結果，診斷，藥品的種類和劑量及其服用注意事項等。那麼，做為患者，在執行醫囑時應當注意哪些問題呢？

1、不要隨意改變藥物劑量。劑量，也叫治療量或者常用量，它是指即可獲得良好療效，又比較安全的藥物用量。不同劑量的藥物產生的作用是不同的，一般情況下，在一定範圍內劑量越大，藥物在體內的濃度越高，作用也就越強，那產生不良反應的可能也就越高。此外，還有極量的規定，所謂極量，就是達到了最大治療效果而尚未引起毒性反應的劑量，一旦超過這個劑量，就有可能引起中毒。

同一藥物在治療不同疾病時，劑量會有很大差異。例如大家最熟悉的解熱鎮痛藥阿司匹林，用於解熱鎮痛，一般每次0.3～0.6克，一日3次；用於預防心肌梗死時每日1次，每次50～100毫克；用於預防腦梗塞時，每次150～300毫克，每日1次，用於治療風濕性關節炎，可以用到每次0.6～1克，一日3～4次；從最小劑量50毫克至最大劑量的4000毫克（4克）相差80倍，這就是「辨證施治」，對症下藥。患者一定要把握好。

同一藥物劑型不同時，其所用劑量也不相同。隨著製藥業的發展和臨床治療的需要，一種藥物可以製成多種劑型。以口服片劑為例，就可以分為普通片、緩釋片、咀嚼片等。例如治療高血壓的硝苯地平Nifedipine Nifedipine Capsules（心痛定）普通片，每次10毫克，每日3次，而如果用控釋片（拜新同Nifedipine Controlled Release Tablets，每片含硝苯地平30毫克），每次1片。所以患者在服藥時，一定要分清楚藥品的劑型和規格。

2、不能隨意改變療程長短。療程就是用藥的期限或用藥時間的長短。療程一般取決於病情，因不同疾病或疾病嚴重程度的不同療程有長短之分。如高血壓患者就需要終身服藥，而細菌、病毒感染的治療，在患者感染症狀消失後再繼續用3天，基本上就能保證徹底治癒了。

3、用藥劑量、療程可根據不同疾病、不同人群以及病情的發展做適當調整。比如，對小兒、老人、孕婦以及哺乳期婦女和肝、腎功能不好的患者，應酌情減量，或者當用藥過程中出現了一些輕微不良反應的時候，也應該適當減少劑量。此時應當依照醫師指導，針對不同情況做不同的調整。

4、注意合併用藥的問題。一個患者同時服用幾種藥品（包括中、西藥）已是很普遍的事情，但一定要注意合併用藥所造成的影響。有些藥物一起用可以起到增強療效的效果，但也有不少藥物在合併用藥的時候會增加了不良反應，甚至給患者身體帶來嚴重的損害。所以，在同時服用幾種藥物之前，一定要記得諮詢醫師，確保用藥的安全性。

要知道，藥品並不同於一般商品，它直接影響到人們的身體健康和生命安全，如果出現差錯，後果不堪設想。所以說，如果不遵醫囑，唯一的的受害者實際上是患者本人。有些患者時常抱怨治療效果不好，其實應該反省一下自己，是否有不遵醫囑、隨意用藥的毛病呢。醫生經過了長期的專業訓練，有著豐富的專業知識和臨床經驗，這些都是缺乏醫學知識的患者所無法比的，因此我們在這裏告誡大家，用藥時「請遵醫囑」。

複查很重要

李大爺出現了暈眩頭痛的毛病，看醫生後被診斷為高血壓，醫生開了降壓藥，並囑咐李大爺定期來複查血壓。但李大爺服藥沒幾天，症狀就消失了。他覺得既然這種藥效果很好，那麼就無需去醫院複查了，於是依舊按照原來的劑量服用藥物，但一段時間之後，症狀不見好轉，反而越來越嚴重。最後到醫院檢查李大爺才知道，原來他在血壓降至正常時未即時減量，最終導致了低血壓的發生。

像這樣不遵醫囑，不按時複查的情況，你是否也做過呢？一般人總會覺得，服用醫生開的藥，只要症狀減輕，那麼按照原定的服用方法和劑量繼續服用，那麼疾病就會治癒了，根

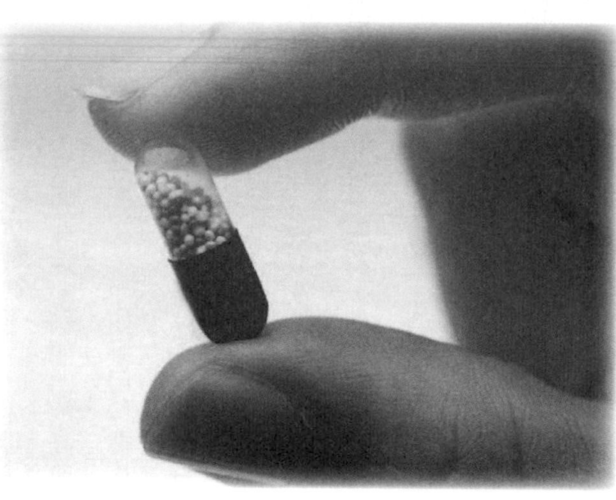

本不需要按醫囑複查，甚至還有些人認為，自己的身體狀況自己更清楚，又有過服用同類藥物的經驗，於是憑想當然用藥，根本不把醫囑當回事。結果，不能隨病情的變化而增減藥物劑量或改變用藥方式，從而造成了用藥過量或病程延長。要知道，不規範用藥，尤其是抗生素類藥物，容易導致耐藥菌種增多、二重感染等，從而使病情複雜化，給治療帶來困難。

疾病與人體猶如就像皮與毛的關係，是密不可分的，因此，在治療時不能一味追殺疾病而不顧人體的承受力。病人的病情是隨著治療的深入不斷變化的，用什麼藥、如何用藥都要由變化了的病情決定，切不可不把醫囑當回事，自以為是，該複查的不複查，該改變藥物劑量的時候不改變。這樣用藥，不但不能使疾病早愈，往往還會「舊病未愈，又添新疾」。

我們希望，人人都要樹立科學用藥的意識，無論是處方藥還是非處方藥，按醫囑服用十分必要。每個人都應該做到有病找醫生，謹遵醫囑，用藥前要按照藥物說明書上的規定，嚴格掌握用量和療程，這樣才能保證用藥安全有效。

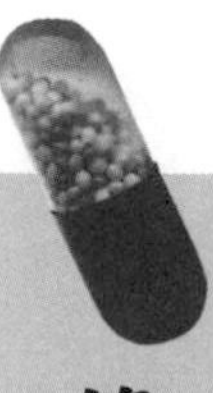

第二節 只選對的，不選貴的

真的是便宜沒好貨，好貨不便宜嗎？

去藥店買藥是再平常不過的事情，顧客也多拿售貨員當作半個醫生。然而，有不少患者感到蹊蹺的是，到藥店買藥時，售貨員推薦的為什麼都是較貴的藥品？而且此類事件的發生，幾乎每位患者都曾經歷過。當你走進藥店，售貨員便會主動詢問買什麼藥。你回答有些咳嗽，想買一點感冒藥時，售貨員便會向你推薦某品牌的感冒膠囊，售價一般在100元左右。而當你聲明對此藥不感興趣時，她便會向你推薦另外一些價格不相上下的感冒藥物，直到她終於領會到，你不買此藥是因為藥價過高時，她才會無奈的向你介紹適才未做介紹的幾種藥。而此時你會發現，同樣是感冒藥，差價會是那麼大。而售貨員的回答是，價格越貴當然療效越好。難道事實真的如此嗎？

有許多記者對此類事件做過一些調查與採訪，最後找到了一些答案：有些藥店售貨員並不需要專業的藥理知識，只要有在藥局工作的經驗就可以，並且工資與銷售額掛鉤。也就是說，售貨員賣的錢越多，能夠拿的獎金就越多。對此，他們的推薦是否靠得住就值得打個問號了。所以在此提醒您，去藥店買藥的時候要多個心眼，不要被售貨員的「推薦」迷住雙眼。

藥究竟有無好壞之分？大部分的人總有一種根深蒂固的觀念，就是「便宜沒好貨，好貨不便宜」，因而將貴重的藥材和特效藥直接劃上等號，認為凡是昂貴的藥才叫做好藥。事實上，藥物的價格是根據原料的成本、生產技術、產品品質、市場供需狀況、廣告宣傳，以及行銷的規模等諸多因素來組合。某些藥品之所以昂貴，乃是因為原料來之不易，或者是因為國內無法生產必須仰賴進口，自然它的價格就就會被提高。原則上，新問世的藥品，其價格自然會比較高，因為新藥透過專業人員的精心研發製作，加上多年的臨床驗證、配合廣告宣傳等的費用都相對較高。但從治病的目的來說，它並不一定比便宜藥的效果更好。

因此，專家勸告患者，藥不是越貴越好，有的貴藥其效果還不如便宜藥，我們在買藥時應該本著這樣的基本原則：不選貴的，只買對的。

家用藥儲備 選對不選貴

專家指出，家庭藥品的儲備很有學問，要選擇到能夠應付急用的藥物，必須針對具體情況，好好謀劃，才能保證萬無一失。

首先要明確的是「只選對的、不選貴的」的原則。其次，要針對家庭成員的情況，有選擇的儲備一些常用藥物。

秋冬季節，老人、小孩易發生呼吸道、消化道疾病，因此，有老人和小孩的家庭不妨準備一些具有去痰、平喘、止瀉功用的藥品。甘草片（Compound Liquorice Tablets）、急支糖漿、酵母片等好用不貴，都是不錯的選擇。另外最好還為老人準備一些助消化、促消化、促進胃腸蠕動的藥物。

中青年人飲食不規律，易患消化道潰瘍。家裏備上幾種抗酸、抑酸的胃黏膜保護劑，便可以有效地緩解胃部燒灼的感覺。

另外，最好還要備有以下幾種東西：繃帶；可預防煤氣中毒的活性炭；消炎軟膏；鑷子；體溫計；止血紗布和創口貼；附近醫療機構的電話；孩子所需注射疫苗的名稱和時間等。

最後，一定要保證定時清理藥箱，將過期、變質藥品即時的丟棄，保證用藥安全。

有了這樣一個家庭藥箱，相信你就可以安心了。不過最後提醒一句，最最最重要的，還是正確的服用這些藥物，所以切莫忘記在服用前認真看說明書。

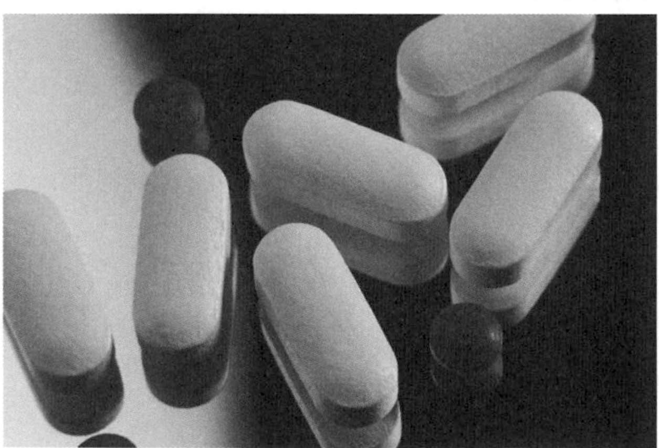

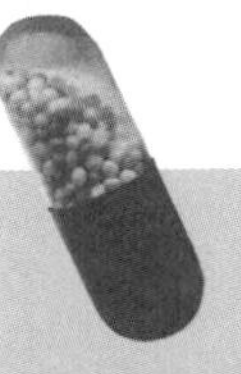

第三節　自行買藥注意要點

隨著藥店的普及，小病自行到藥店買藥，或者在醫院開了處方後到藥店買藥已經漸漸成為很多人的習慣。雖然自己買藥方便而且實惠，但是在買藥者中也出現了一些盲動性，帶來了許多不良後果。那麼，在藥店買藥到底要注意什麼呢？

有關專家提醒大家，到藥店買藥時要注意以下4個方面：

（1）買藥前先諮詢醫生

一般的疾病，很多患者會選擇自己去買藥，而他們的選擇往往是從廣告、他人或者自己過去的經驗中來的。這樣服藥，有時候也許正好對症將病治好了，有的卻會因為不對症產生不良後果，輕則延誤病情，導致病情加重，反而浪費金錢，嚴重時則會損傷身體，甚至危及生命。因為有些藥物的副作用很大，有些則會導致特定患者的生命危險，這種盲目買藥的方法是不可取的。所以患者到藥店買藥時，要先詢問醫生，請醫生看病後，再去買藥，這樣才能對症下藥，達到治癒的效果。

（2）不可輕信坐堂醫生推薦的藥

時下的一些藥店裏大都有醫生坐堂，這些坐堂醫生確實為患者正確購買自己所需的藥品提供了很多方便，然而，一些醫學界人士也提醒患者，不可輕信坐堂醫生推薦。有部分藥店的坐堂醫生醫術不高，診斷不一定正確，如果依照他們開的處方吃藥，反而有可能因不對症而加重病情；還有一些坐堂醫生缺乏職業道德，為了藥店的收益，一味向患者推薦高檔藥品，或者是小病大處方；有的坐堂醫生純粹是為了推銷某種保健產品，不管患者是否需要，都極力推薦他的保健藥品，從中獲取回扣，根本不為患者著想。因此，醫學界一些人士提醒購藥者注意，在詢問坐堂醫生時，不要輕信，特別要慎購他們賣力推銷的保健藥品。

（3）不要亂買替代藥品

很多患者會請醫生建議後，再自行到藥店去買藥，這是正確的做法。但在買藥時，一旦遇到短缺的藥品，一些售藥人員一般就會向患者推薦一種作用大致相同的藥品來替代。面對這種情形，許多患者會覺得反正差不多，又懶於再去別的藥店尋找自己需要的藥，因此都會聽從售藥者的推薦。其實這種做法是不可取的，而且隱患較大。因為一些藥品的功效看起來一樣，但它針對某一病症時有作用，針對某一病症也許就沒作用。譬如消炎藥就有許多種類，但不同的病要選不同的藥，磺胺類藥可消炎，但一部分人吃了就會過敏。所以，當醫生開具的藥物沒有時，應儘快告知醫生，讓醫生再行選擇，而不能由患者盲目地購買替代藥品。

（4）小心假冒偽劣藥

近年來，藥店越開越多，競爭越來越激烈，一些藥店為了增加收入，竟然靠售賣假冒偽劣藥品來坑害患者，因此，患者在購藥時要特別留意。

首先，患者應該盡可能到一些正規的大藥店去買藥，這樣比較有品質保證；二是要認真查驗藥物，檢查藥物的有效期、生產廠家等各種標識；三是用藥時，不要全部用完，可以特意留下一點，做為以後投訴的依據；四是買藥後一定要開具購藥發票以做憑證；五是不要貪便宜，以免不法商家有機可乘。

自我藥療需慎重

隨著零售藥店的普及，人們對藥品的熟悉程度加深，老百姓們已經漸漸建立起了「大病進醫院，小病進藥店」的觀念，而且不少家庭都擁有許多的常備藥。但是，患者並不是醫生，沒有足夠系統的醫學觀念，僅憑自己的經驗和對藥物的粗淺認識，並不一定能準確判斷病因，這樣不僅會延誤治療，嚴重的還會危及生命。所以，為了自身身體健康，人們還是應該慎重，以免因小失大。

一、家庭藥箱不是醫院

多數家庭都配備了家庭藥箱，而這也確實是家庭的必須品。我們日常生活中難免會有些小的碰撞，造成一些輕微的創傷，這時候，家庭中如果備有創可貼（Woundplast）、雲南白藥等，就可以立刻止血了；而一般的感冒、流涕等症狀，大家也都會選擇自行服用感冒藥，這樣即方便，又省去了上醫院要花的一大筆錢。家庭藥箱確實有很大的好處，但是它不是醫生，不能取代醫生的地位，要知道，我們的醫藥知識有限，只能感知發病的症狀，卻無法瞭解發病的根本原因，這樣容易導致用藥錯誤。

王先生是一位慢性胃病患者，以往胃痛發作時候服用胃舒平就可緩解症狀。有一天晚上，他自覺胃痛，於是仍按經驗服用「胃舒平」和「顛茄片」Belladonna，誰知疼痛不僅沒有緩解，反而加劇，同時伴有發燒現象，後來被送往醫院急診，結果是急性闌尾炎穿孔併發腹膜炎。幸好搶救即時，才未釀成慘劇。要知道，正確服藥的前提是對疾病的正確診斷，在病情尚未明確之前就盲目用藥，是很危險的。

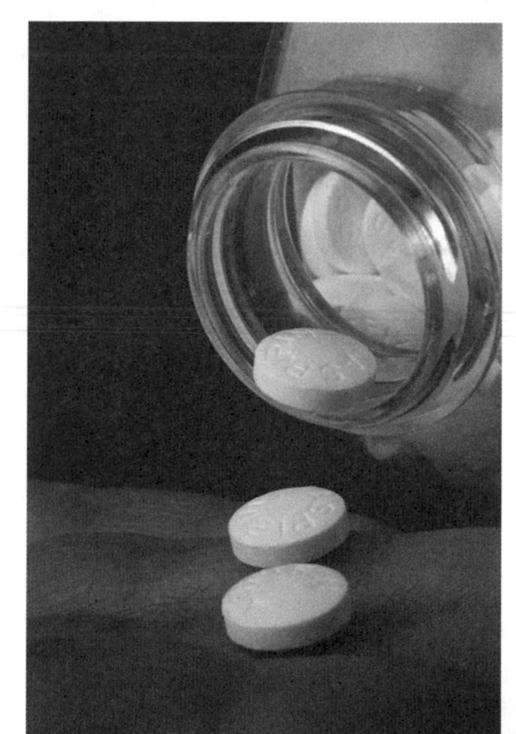

二、藥店營業員不是醫生

很多人在藥店買藥時都會諮詢藥店的營業員，但是要知道，藥店營業員絕大多數均未經過醫藥知識的系統培訓，並不具備足夠的藥品知識，他們是無法指導你合理用藥的。有些營業員可能只是隨意推薦，甚至有些無良營業員會為了收益，一味推薦高價藥品，這樣買到的藥物，往往是無法治療你的疾病的，甚至還會加重病情。

三、「祖傳秘方」要當心

我國的中藥歷史悠久，源遠流長，而在民間，也流傳有不少「祖傳秘方」，這其中當然有許多奇方、妙方，但對於一般患者來說，還是不要輕易嚐試這些「祖傳秘方」為好。要知道，這些所謂的「祖傳秘方」，並沒有科學的研究結論，有時候也不清楚藥物成分，很容易引起不良反應，甚至造成人身傷害。

疾病是多種多樣的，一種疾病的產生可能會有很多不同的原因，過去的處方到了今天，不見得有效果，而且，所謂的「祖傳秘方」、偏方並沒有嚴格的臨床試驗結果，也缺乏科學的統計分析，對於病情所起到的作用實際上是無法判定的。

因此，家庭用藥也應該在瞭解相關的醫學知識和藥學知識的情況下進行，這樣，才能做到用藥更安全、更有效，最好的選擇還是即時去醫院診治，因為只有醫生，才能準確的判斷病情。

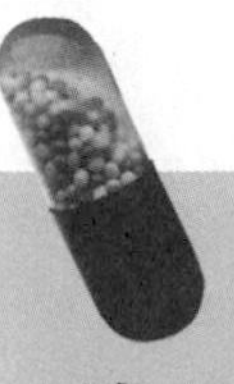

第四節 外來的和尚——進口藥

進口藥就比國產藥好嗎

不少人總認為，國外科技先進，所以進口藥的療效就是好。於是透過各種管道，進口藥大量地湧進國內。美國、日本、瑞士等國在製藥方面確佔優先地位，但一味認為進口藥好的觀點顯然是片面的，帶有很大的盲目性。為什麼進口藥對國人有如此誘惑力呢？大致出於以下幾種原因：

①進口藥物，其廠方為了競爭圖利，說明書多少帶有吹噓性質，對其療效誇大而又極為肯定，容易迷惑消費者。

②藥品本身的製作工藝出色，不論是藥物還是包裝都很講究。

③價格昂貴，正好迎合了消費者「便宜沒好貨，好貨不便宜」的心理。

因此，「進口藥」受到國人的青睞。但很多人在盲目追求進口藥同時，卻忽略了進口藥同樣也有副作用和管理不嚴帶來的嚴重後果。如50年代在西歐市場上出售的「反應停」（Thalidomide），曾被作為鎮靜藥廣泛應用於妊娠反應，以致引起8000多例胎兒畸形的悲慘後果，造成了影響巨大的「反應停事件」。在日本，氯碘　（Clioquinol）也曾長期被加入整腸劑中作為成藥廣泛出售，造成萬餘人患上了亞急性脊髓視神經炎。我國的鏈黴素在國外被外商改個包裝和商標，又作為「進口藥」賣給了中國，但身價卻翻了幾番。可見，國產藥並不比進口藥差，只不過是消費者自己的心理感覺不一樣罷了。

南國都市報曾經報導，很多人托人買回的進口補藥、特效藥，給醫生看後才知道是很普通的葡萄糖酸鈣。有一位先生說，他的母親身體不太好，聽朋友說香港有一種針水打了以後很補身子，便特意托朋友帶回幾瓶，每瓶要50多元。拿回來一看，瓶身上全是英文，鄉下的醫生也看不懂，不敢輕易給他母親注射。他將針水拿到本市的重點醫院請教醫院的一位醫生，才知道不過是葡萄糖酸鈣，一般用於補鈣和抗過敏，沒有什麼特別的滋補作用，而且這種藥很便宜，根本用不了50元。很多盲目托帶或購買的人士都有類似的經歷，他們總覺得「外來的和尚會念經」，國外進口的東西就是好，因此在毫不瞭解的情況下就盲目的購買，這樣不僅浪費了金錢，還耽誤了治療，有時甚至還會造成嚴重的身體損傷。

由此可見，「進口藥」並非都好，而國產藥也決非人們所想像的那麼糟。病人買藥是為了治病，只要療效好，不一定要用「進口藥」，關鍵是對症下藥，能治病的就是好藥。

正確看待進口藥

進口藥能受青睞，大概有以下原因：一是世界發達國家科學技術發達，醫藥行業確實處於國際領先水準；二是品質監管嚴格，製作相對嚴謹，無論是藥物本身還是包裝都非常的精緻；三是具有強大的廣告效應。客觀來說，進口藥提供的藥物，多是療效較好的藥物，而且有些還補充了國內自行不能生產的缺憾，但它也不是盡善盡美的、萬無一失的，例如，目前的技術還不能徹底清除血液中的某些病毒，服用從性病、愛滋病猖獗的國外進口的血液製品就存在著相當的危險。同時，進口藥在研製、生產的過程中，其劑量、療效及副作用等均是以外國人的反應為依據的，它對中國人的種族、飲食和體質各方面的差異都缺乏具體細緻的測試，所以，在服用進口藥物時，一部分患者會產生種種副作用或出現嚴重毒副反應，甚至危及生命。因此在選用進口藥物時要特別小心，最好事先諮詢醫生。

對於有些慢性病、頑固症患者，由於長期忍受病痛的折磨而無法得治，轉而尋求進口藥，把治癒疾病的希望寄託在它們身上，這種心情是可以理解的，但一定要清醒的認識進口藥，不能抱有太的期望，更不能盲目使用，關鍵是要在醫生的指導下，服用得當，才能達到治癒的目的，而不應刻意求新、求洋。

還需要注意的是，購買進口藥一定要看清它是否合法進口，是否有中文說明、進口藥品註冊證號、進貨單據等，保證購買的進口藥品是合法合格的。

認清進口藥的失效期

進口藥品失效期，各國各廠家表示方法不盡相同，但卻有一個大致的規律，一般有以下幾種情況：

1、左邊英文是月份（多為簡寫），右邊阿拉伯數字表示年份，如Sept99，即1999年9月失效。

2、左邊英文為月份，中間阿拉伯數字為日期，右邊阿拉伯數字為年份（或日與年中間有一斜線），如Aug2110或Aug21／10，即2010年8月21日失效。

3、左邊阿拉伯數字是日期，中間羅馬數字或阿拉伯數字為月份，右邊數字為年份，各數中間加一短橫線，如12-I-98或1-12-98，即1998年12月1日失效，也有以月日排的情況（如美國SQUIBB藥廠）。

4、左邊阿拉伯數字為日期，中間英文是月份，右邊阿拉伯數字是年份，如12Apr97，即1997年4月12日失效。

5、左邊羅馬數字或阿拉伯數字為月份，中間空一個字的間隔或畫一斜線，右邊阿拉伯數字為年份，如IV06或4，06或4／06，即2006年4月失效。

6、在日本，左邊阿拉伯數字是年份，右邊為月份（中間空一字格），如03，05，即2003年5月失效；如遇有61，10此種情況，須注意，此「61」系指昭和年，1926年為昭和元年，換算成西元年代，需加「25」，即1986年10月失效。

掌握以上規律，可以幫助你瞭解藥品的保存期，避免服用失效藥品。

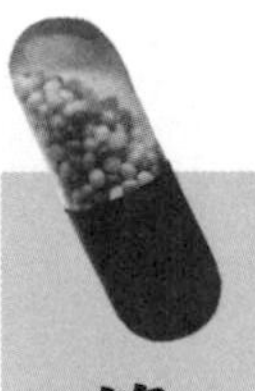

第五節 醫藥廣告有陷阱

現在，一些醫療機構以廣告形式誤導消費者擇醫購藥的情況明顯增多，對此，消費者協會也提醒消費者：醫藥廣告有陷阱，擇醫購藥需謹慎。

據消費者投訴反映，一些小醫院、門診部或其他醫療機構在電視、廣播、報刊、雜誌等媒體上做廣告，對消費者就醫、治療、購藥進行誤導甚至欺騙，侵害了消費者的權益。少數醫療機構的虛假宣傳行為使得整個醫療衛生行業的誠實信用度都受到影響。而不良醫療機構主要有以下問題：

一是誇大治療效果。一些醫療機構花費鉅資在各種媒體廣告上進行宣傳，宣稱自己有多位經驗老到的專家，對一些疑難雜症有豐富的治療經驗，對本身的醫療水準和治療效果也極力誇大，從而誘使那些長期受到病痛困擾而希望早日康復的患者上當。實際上，它們根本就不具備快速治療此類疾病的能力，那些所謂的專家也並非是真的專家。

二是利用名人的社會影響做廣告。一些醫療機構花重金聘請名人為其做廣告，推銷醫療服務或醫療產品，而這些名人其實大多沒有使用過相關產品或者相關醫療服務，但名人具有一定的社會影響力，他們的虛假廣告容易誤導消費者，使消費者上當，從而花鉅款看病、購藥。

三是宣稱「專治疑難雜症」，進行欺騙。一些醫療機構大打「專治疑難雜症」的幌子，標榜他們擅長治療不孕不育、男科婦科、糖尿病甚至癌症等各種疾病，甚至一些明明還沒有良好治療方法的疾病，他們也可以輕鬆治癒。實際上，他們不過是對一些頑疾、絕症起到控制病情發展和延長生存時間的效果，而無法根治疾病，而這種治療最終反而會導致患者病情的惡化。

四是隱瞞診療實情，開具大額藥方。一些醫療機構的醫生在診病時，將無病說成有病，將輕症說成重症，將一次用藥可以治癒的說成病情嚴重或不易治療，需要長期的療程，然後開出大量昂貴的藥品，結果消費者花費巨大，耗時又多，仍無法治癒。

五是不明示處方的真實內容和藥品的真實成分。一些醫療機構的醫生在診病後開出的處方不清楚標明內容，而是用「××膠囊」、「××口服液」來代替，自製的藥品也不明示其成分含量，使消費者無法掌握自身的真實情況，而事後一旦產生醫患糾紛，消費者因為沒有真憑實據，也很難維護自己的合法權益。

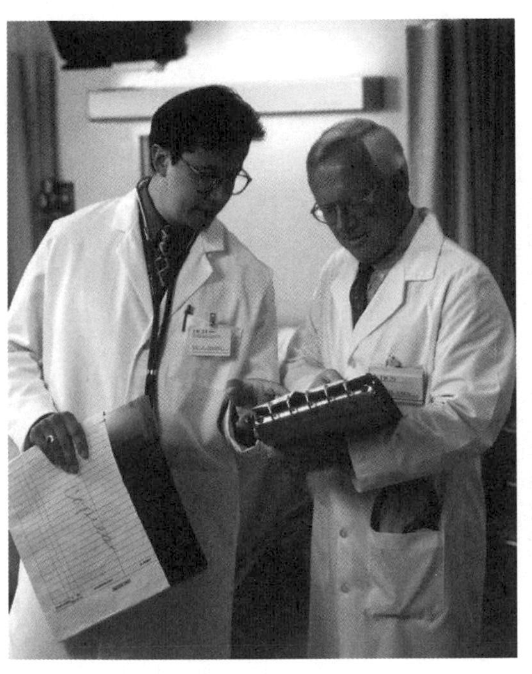

針對以上問題，消費者協會提醒廣大消費者擇醫購藥時要注意幾點：

（一）要提高維權意識，不要輕信虛假醫療廣告。

（二）要科學、理智看待醫療廣告，不要迷信名人做的廣告。

（三）擇醫購藥一定要選擇正規醫院。

（四）在就醫診病時要注意辨別醫療機構的誠信

度，如遇到就診的醫療機構醫生在病歷上不如實明確記錄診病狀況，在處方上不明示用藥名稱、規格、數量，在中藥處方上不明示中藥成分、數量，藥品價格高昂且多個療程用藥仍被要求繼續購藥等情況時，要當心掉進「黑心醫療」的陷阱。

（五）選擇醫購藥要保存好病歷、處方、掛號憑證、各種檢查和化驗報告、收款收據等有效憑據，一旦自己權益受到侵害，可以透過相關途徑，維護自己的合法權益。

小常識：

怎樣理解毒藥、劇藥、限劇藥和麻醉藥

毒藥：是指毒性大、治療量與致死量相近，服用不當會致人體藥物中毒或死亡的藥品，如鹽酸士的寧（Strychnine Hydrochloride Injection）、三氧化二砷（arsenic trioxide；arsenous acid anhydride）等。

劇藥：是指作用劇烈，容易發生中毒的藥物。常見的有秋水仙鹼（colchicine）、硫酸阿托品、洋地黃毒（Digitoxin Tablts）、長春新鹼（Vincristine, Oncovin,VCR）、巴比妥（Phenobarbital）、奎尼丁（Quinidine）、撲癇酮（Primidonum）、可樂定（Clonidine）等。

限劇藥：是指毒性較強而又常用的劇藥，如氨茶鹼（Aminophylline）、地巴唑（Dibazolum）。

麻醉藥：是指能使機體感覺消失，尤其是痛覺消失以利於進行手術的藥物。按臨床應用分為全身麻醉藥和局部麻醉藥兩種。

為了用藥的安全，國家對毒劇藥有嚴格的管理規定，毒劇藥中大部分為醫院處方藥，即到藥店無法購到，僅少數是非處方藥物，自己可以到藥店購到，如氨茶鹼（Aminophylline）等。家庭服用毒劇藥時，一定要嚴格遵醫囑或遵循說明書，嚴禁隨意增加劑量或次數，否則會有生命危險。

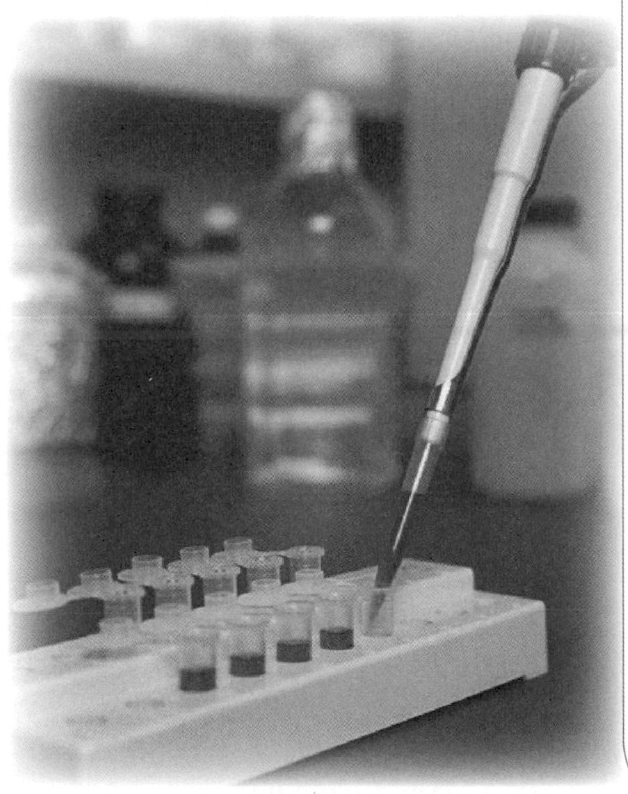

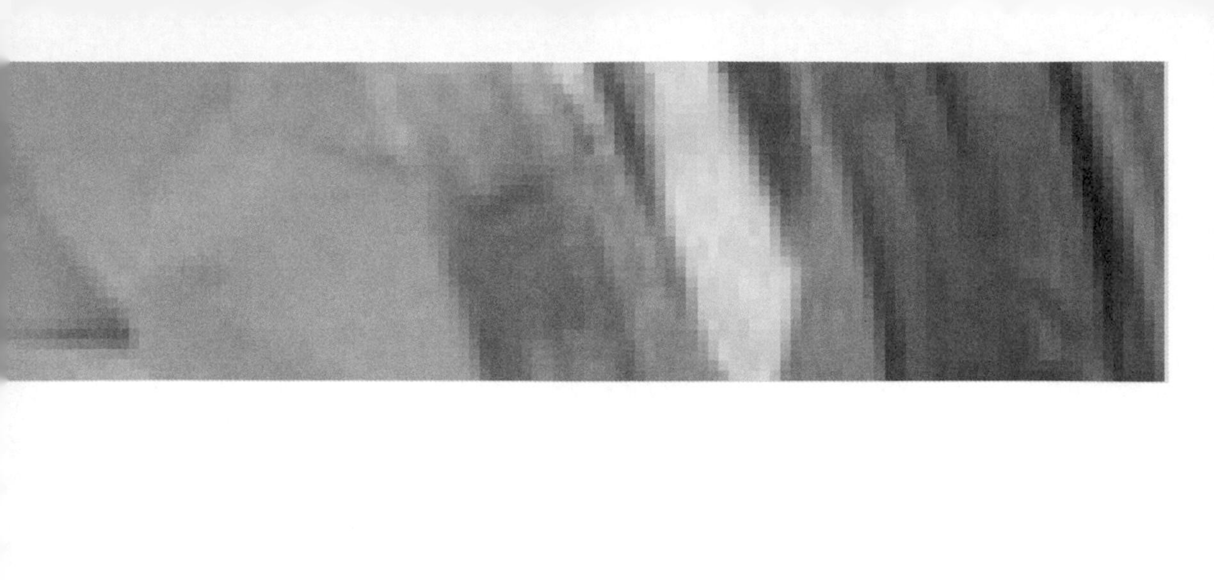

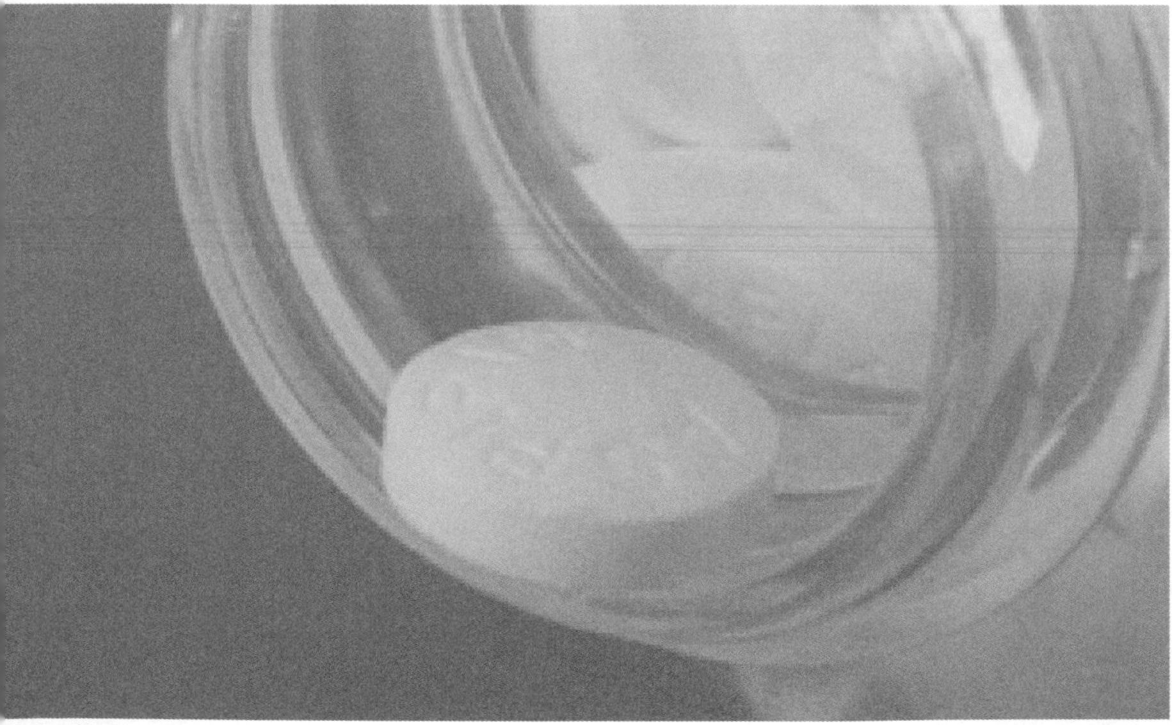

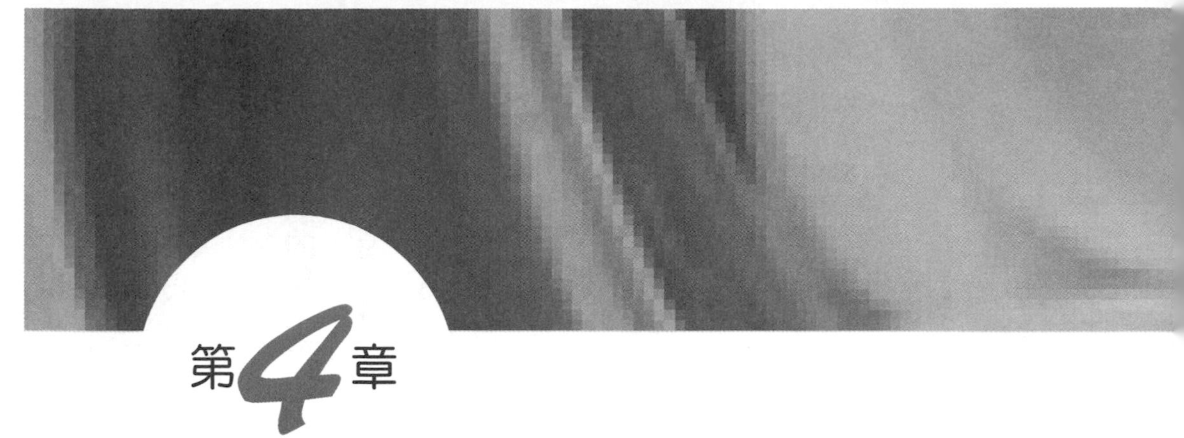

第4章

階段用藥全掃描

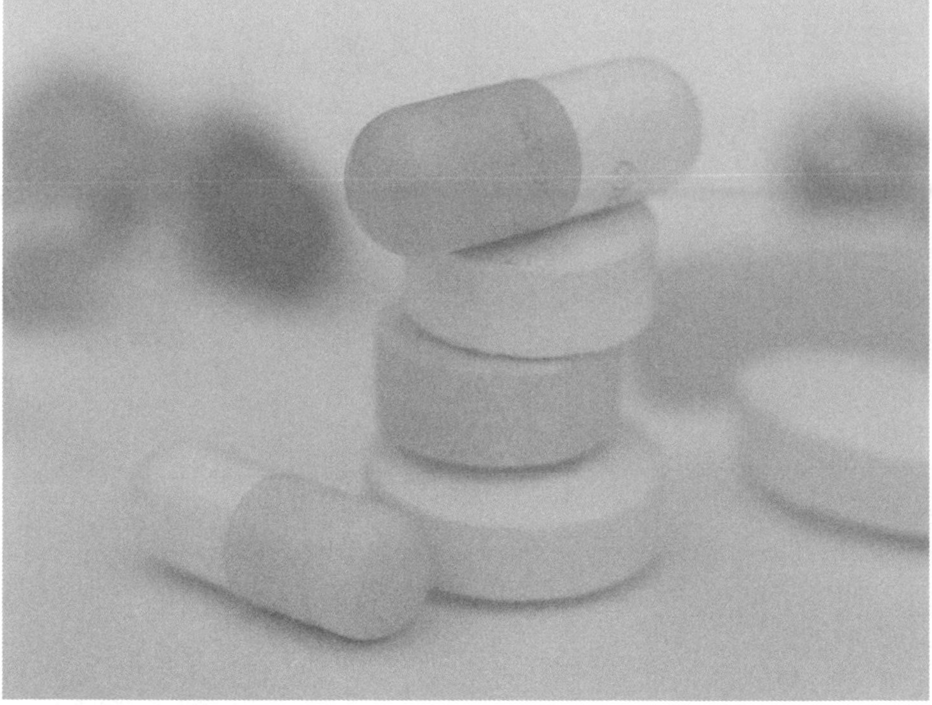

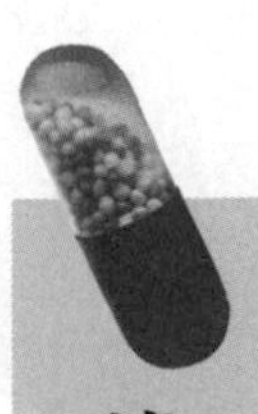

第一節　服藥前要注意的事項

服藥前的基本注意事項：

（1）若是從醫院所領回的藥物，應該要確實地遵照醫師或藥師的指示來服用。

（2）若是從藥店（房）開出的指示用藥，應該遵照藥量的指示服用。

（3）若是從藥店買回來的一般成藥，服用之前應詳細閱讀盒內所附的說明書（俗稱仿單）。雖然一般成藥盒外也有適應症、服用方法、用量、成分的說明，但是說明書的介紹與指導較為詳細。

註：藥盒外的服用說明一般較簡略，應該詳閱盒內所附的說明書。

服藥前需詢問藥師的事項有哪些：

（1）吃了藥物之後應該注意什麼？會不會有副作用？

（2）不同科醫師開立的藥方可以一起服用嗎？

（3）有哪些食物最好忌口？

（4）用藥的方法與技巧？

（5）藥品產生藥效的預期時間及藥效維持時間？

（6）如何儲存藥品？

（7）詢問所服用的藥物是否可能有副作用及預防的方法有哪些？

（8）詢問所服用的藥物是否會產生嗜睡或影響情緒、精神不集中的副作用？

服藥前不要吃水果

在藥品說明書上，經常都會有「此藥必須空腹服用」等內容，一般患者也都會在服用前仔細查看。但在服用某些藥物期間，吃水果的時間不當也可能會影響藥效，這在說明書上往往就不會註明了。因此在這裏要提醒的是，病人在服藥前半小時最好不要吃水果，因為有些水果中含有可與藥物發生化學反應的物質，使藥效降低。特別需要注意的有以下幾點：

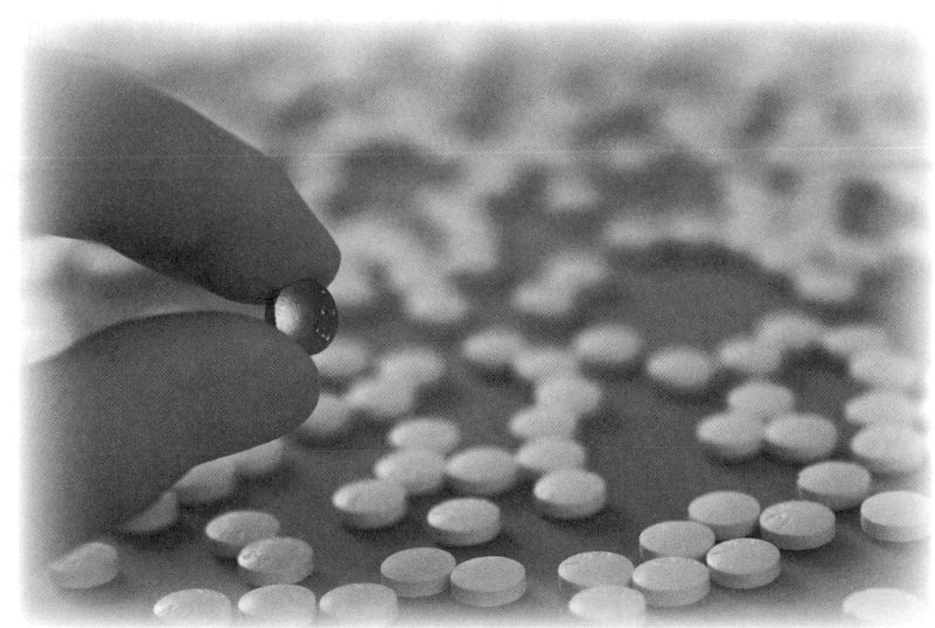

首先，水果中一般含有鈣和鎂等金屬離子，這些成分可以和某些類別的藥物（如四環素類）產生絡合反應，形成難溶的複合物，阻止藥物在體內的吸收。

其次，很多水果含有檸檬酸和蘋果酸，它們會改變腸道中的PH值，進而間接影響到藥物的作用。而口服青黴素這類對PH敏感的藥物，如果與酸性較大的水果（如山楂、桔子、葡萄等）一同服用時，也會影響到藥物的療效。

再次，某些水果中含有一種鞣質成分，這種成分容易和藥物發生化學反應，導致藥物在體內聚集沉澱，溶解度變小，從而降低藥效。這種鞣質成分多存在於青澀的水果中，如未熟的柿子、杏等。

另外，還有些水果中的成分，會降低體內藥物代謝酶（主要是CYP3A4酶）的活性，藥物在體內的濃度便會升高，導致不良反應產生。比如葡萄柚汁對免疫抑制劑環孢素、抗高血壓藥物都會有比較明顯的抑制作用。

此外，一些水果還能和抗生素發生反應，影響藥物吸收，本來空腹可以吸收60％的，吃了水果後就可能只吸收40％。

最後，人們常用的降血脂藥、抗生素、安眠藥、抗過敏藥等，均可能與水果中的物質發生相互作用，使藥物失效，或產生毒副作用。如過敏性鼻炎患者在服用抗過敏藥物特非那定Terfenadine的同時如果飲用了葡萄柚汁的話就有可能中毒死亡，而某些抗過敏藥可以與柚子、柑橘類水果發生反應，引起心律失常，甚至引發致命性心室纖維性顫動。

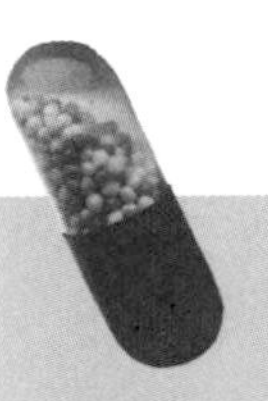

第二節 服藥時要注意的事項

（1）一定要遵照醫師處方、醫師或藥師指示，按時服藥。包括時間間隔、藥劑分量都要正確。

（2）務必遵守飯前、飯後、兩餐之間及睡前服用的區別。

服藥時間	代表意義
飯前服藥	指用餐之前1小時服用藥物。
飯後服藥	指用餐之後1小時內服用藥物
兩餐之間服藥	指飯後的2~3小時才服用藥物
睡前服藥	指就寢前半小時到1小時之內服用藥物

（3）倘若是需要每隔4小時、6小時、8小時或12小時服用的藥物，就必須嚴格按時間服用。此時，應避免照三餐服用，如此，才能確保藥物療效。特別是抗生素、抗感染藥物，更需要配合時間準時服藥。

（4）服藥的時候一定要喝水，因為可以用來加速藥物的崩散，間接地，還可以減少藥物對腸胃的刺激和促進藥物的吸收及排泄，以避免藥物在體內蓄積。

（5）用來配合服用藥物的溶液最好是白開水。一般建議以100cc～200cc開水配合服藥，千萬不要以汽水、可樂、茶水、牛奶、果汁、酒類、咖啡等來配服。因為汽水、果汁、可樂含有碳酸成分，易與藥品成分結合；茶水含單寧酸，有可能會吸附藥物；牛乳製品富含蛋白質、鈣、脂肪，會與藥品成分結合；酒類或葡萄柚汁，則可能會影響肝臟對藥物的代謝。

註：與藥物配服的溶液最好是溫開水。

（6）每一種藥物，其劑型設計都有它的理論根據，病患應切實遵守指示來服用。

劑型	服用方式
喉片	要含在口中，千萬不可以嚼爛吞服。因為喉片製劑形狀較大，若予以吞服是很危險的。
舌下錠	是由口腔粘膜吸收的劑型，不可以直接或是咬碎吞服。
持續釋出型腸溶錠、糖衣錠	應該整粒吞服，切勿嚼碎或磨碎來服用，以免造成沒有治療效果或效果減弱，甚至於有所謂胃腸道不舒服的現象發生。
懸浮液劑	記得服用前搖一搖，讓藥品成分分散得更均勻。
糖漿劑或藥物溶液劑	必須把藥液倒入湯匙或有刻度的杯子中服用。

（7）服藥前一定要看清楚，千萬不要把外用藥拿來當內服藥服用。

（8）服用藥物之後，不可以飲酒及喝含有酒精性的飲料，因為酒精會影響肝臟的代謝，讓藥物的副作用增強。

（9）不可以在黑暗中摸索服藥。尤其老年人的視力或聽力有問題時，也要特別小心。

（10）服藥之前應仔細閱讀標籤文字，不可以去猜測藥品的名稱、療效作用。而外籍傭工不會看中文字者，應特別幫忙。

（11）若同時在不同的醫院所就診，看了不同醫師且開了不同的兩份藥物，兩份藥一定要讓其中一位醫師看過，才可以一起服用。

（12）千萬不要把自己的藥品送給別人服用。因為相同的病在不同的病人身上，症狀並不一定相同，醫師會依個人體質的不同而調整處方藥物，所以，切不可自作聰明，以免造成不良後果。

吃藥也要講規矩嗎

不少患者會有這樣的情況：吃了許多藥，病情卻毫無起色。服藥後療效不好原因很多，有一個重要原因就是患者的吃藥方法不當。下面就舉出幾種吃藥方法不當的例子：

（1）服藥時間不對。醫生開出的藥，往往只註明一日2次還是3次，但一天究竟在什麼時辰服用，飯前用還是飯後用，一般都沒有明確的說明，因此很多患者在服藥的時候也就很隨意，經常是想起來才服，這樣時間不規律，藥效也就大打折扣了。

最佳的服藥時間，應根據藥物的不同特點來服用，這樣效果最佳。比如驅蟲藥、鹽類瀉藥宜清晨空腹服用，因為此時胃裏及十二指腸無食物，藥物能保持較高濃度並迅速進入腸內，發揮最佳藥效。相反，藥物對胃腸道有刺激的，而食物對藥物又沒有多大中和作用的藥物應在飯後15～30分鐘內服用。服藥的最佳時間應考慮藥物的作用以及對人體傷害減少到最小為原則。

（2）吃藥方式不對。比如，心腦血管病突發，常取舌下含藥的方式急救。有人便只把藥往舌下一放了事。其實，含藥的目的是利用口腔粘膜和舌下靜脈直接吸收藥物，所以，正確的方法應該是把藥物放到舌下口水較多的地方，有時還應把急救藥弄碎，或者少量給水，以幫助藥物被儘快吸收，發揮最佳療效。再比如，很多人吃藥時會乾吞藥片，殊不知這樣做不但會影響藥效，甚至還會發生不良反應。乾澀的藥物是經咽喉、食道進入胃的，水有護衛和潤滑食道的作用，還能加速藥物在胃裏溶解的速度，加快胃腸吸收，增加血藥濃度，同時還可沖淡食物和胃酸對藥物的破壞，減少藥物對胃腸的刺激。像磺胺類藥物就容易引起結晶尿、尿痛、血尿、尿閉等症，多飲水則可加速排泄，減少毒副作用。

（3）不注意忌口。服用藥物期間有很多東西是不能吃的。有人服藥時愛用茶水送藥，這是絕對不可取的，因為茶中有一種叫鞣酸的物質，它能與藥物中所含蛋白質、生物鹼或金屬鹽等成分起化學反應，生成不易溶解的沉澱物，影響人體吸收，降低療效。在服用人參等滋補品時，不要吃白蘿蔔，因為白蘿蔔具有行氣消導的作用，會減弱人參的藥效，反之，若因用人參等滋補時出現胸悶、氣短、腹脹等不適時，則可依靠白蘿蔔的消導行氣功效來治療。總之，服藥時應少吃生冷、油膩、不易消化的食物，這樣可以避免增加本已虛弱的脾胃的負擔，保證治療的效果。

服藥小方法及注意事項

在服藥時，必須嚴格遵守醫囑，定時、按量服藥，有可能的話，還應盡量瞭解所用藥物的性能、作用及其副作用，以便在發生藥物不良反應時即時送醫院治療。

1．服藥

（1）服用酸類、含鐵藥劑時要避免藥劑與牙齒直接接觸，可用吸管吸入。

（2）服用止咳糖漿後不宜馬上飲水，以免沖淡藥液，降低對呼吸道粘膜的安撫作用而影響藥物效果。

（3）服用磺胺藥與發汗藥時要多飲水。因大量飲水可防止尿中出現磺胺結晶，亦可幫助發汗，起到降溫作用。

（4）服用洋地黃（Digitalis）、奎尼丁（Quinidine）前需測量脈搏或心率，如心率每分鐘少於60次則應暫停服用。

（5）服用健胃藥物，一般應在飲食前半小時服用，以刺激舌胃感受器，使胃液大量分泌，以增進食慾。

（6）服用幫助消化和對胃粘膜有刺激性的藥物應在飯後半小時，這樣可使藥物和食物均勻混合，減少對胃壁的刺激。

（7）鎮痛藥應在疼痛發作時服。

（8）安眠藥、止瀉藥一般應在睡前服。

（9）退燒藥應在體溫37.5℃以上服用。

（10）驅蟲藥一般在空腹時服。

2．藥品要放在一定的地方並標明藥名，以免混淆。急救藥要放在易取處，一旦病情有變，不致因找藥而貽誤搶救時機。劇毒藥要妥善安放，以防家中小孩誤取誤服。

3．小兒及意識半清醒的病人，服用片劑時要溶化於水中再給口服。

服藥飲水小常識

應按醫囑服藥，不可隨便增加或減少藥物劑量及服用方法，每種藥品都有它的治療劑量和中毒劑量以及致死量，劑量不夠達不到治療的作用，劑量過大則容易引起中毒。特別是有的藥物治療劑量和中毒劑量很接近，更應按醫生的吩咐執行。有的患者不能堅持治療，症狀一旦好轉便主動停藥，這樣不僅容易使疾病復發，也會導致治療難度加大。

除了含片之外，吃藥時一定要喝水。有些患者吃藥時圖方便，直接用唾液把藥嚥下去，這種做法很不科學。服藥時飲水有利於吞嚥，有些藥物刺激性較強，如四環素、氯化鉀、硫酸亞鐵等藥物，如果乾吞藥片，藥片就有可能在食道局部停留過長，時間久了會造成食道炎，而適度的飲水有利於藥物吸收，因為藥片進入體內後必須崩解、溶化，才能被吸收、利用，這一過程必須依靠水的作用。在一定程度上，水量越多，藥片崩解得越徹底，藥物分子與胃腸黏膜的接觸面就越大，吸收利用率也就越高。反之，如果服藥時沒有飲水，而胃液量又很少，藥物不僅沒有充分溶解，還會使局部濃度過高，刺激胃黏膜，誘發胃潰瘍。

還有一點需要注意的是，服藥期間一般需要飲用大量的水，這樣有利於藥物排泄，防止造成腎損害，比如感冒病人服用APC或阿司匹林時，飲水量要大一些，因為阿司匹林等藥物會「傷胃」，而飲水有助於機體大量排尿以代謝體內的毒素，再則感冒藥會導致患者大量出汗，所以需要適當補充水分。而如果發高燒的話，要注意每天的尿量不能低於1.5升，因為喝水過少不利於發汗降溫，即也使身體因為沒有及時補充水分而引起虛脫。

當然，還有一些藥物服用時不能喝太多的水，比如飲用止咳糖漿時，會有部分藥液停留在發炎的咽部黏膜表面，形成保護性的薄膜，減輕黏膜炎症、阻斷刺激、緩解咳嗽，所以喝完糖漿5分鐘內不要喝水。

飲水不能太燙，很燙的水容易損傷食道，而熱水對某些藥物也有破壞作用，所以最好還是用常溫水送服西藥。

藥物是否可以磨碎吃

一般來說，只有小兒科病人用藥，才會把藥物磨粉服用，因為小孩子氣管太窄，不會吞藥丸，再有就是一些不方便吞藥的病人，比如插鼻胃管的病人或某些老年患者，也需要把藥丸磨成粉末服用。但在其他情況下，藥品最好不要磨粉服用。

有一些藥品的成分、劑型設計，是不適宜磨碎或嚼碎。一般有以下三種原因：為了掩蓋某些藥物中的不良氣味；藥物不需在胃中，而必須在腸中溶解，因為胃腸道有刺激性破壞，有可能損害藥物的效用；為了使藥品整潔美觀，而做成腸衣錠、膜衣錠、糖衣錠。

醫師或藥師有時會給予病患只需要24小時（一天）服藥一次的延長釋放劑型的藥品，這種藥稱之為「持續釋放錠」或「持效釋放膠囊」。服用這類藥品時，需要整粒吞服，否則就會失去持續釋放的意義，起不到應有的作用。

一些舌下用藥，如果吞服會被胃酸所破壞，嚼碎或研磨則可能使藥效變差，無法吸收而無效，緊急時會危及生命。比如用來救治心絞痛的急救藥物硝化甘油，就不適合磨碎服用。

軟膠囊劑型的內部為液體，不可能磨粉服用。

因此，如無必要，不要隨便將藥品磨粉。而對於膠囊型藥物，也不要將藥粉倒出來服用，這樣不僅味道苦澀，會因為含色素成分將牙齒或粘膜組織染色，還會因為藥品提前被吸收，而產生一些胃腸不適的副作用，影響療效。

對於既不能磨粉又無法口服的藥品，也可以用成分相同可磨粉的錠劑、栓劑，或較可口的乳劑、糖漿劑或懸浮劑來代替。

服藥時可否與其他飲料、茶或牛奶合用

吃藥時喝開水，除了吞服容易以外，也可以使藥順利溶化。而飲料、茶和牛奶都是不可取的送藥方法。

很多飲料中都含有碳酸，有可能和藥品結合而造成藥效改變。茶和咖啡當中則含有丹寧酸，它會與藥品中的重金屬、生物鹼和蛋白質等起反應，產生丹寧鐵的沉澱，致使藥效減半而影響藥物的吸收與治療效果。例如阿斯匹林（Aspirin）、治療貧血的鐵劑（Iron）也會產生此作用，因此要避免以茶和咖啡配服。

還有一些父母，為了哄孩子服藥，會將藥水混在牛奶中餵服，或者答應孩子服完藥後飲用牛奶，這也是不可取的方法。牛奶含有大量的鈣質，會與很多藥物產生化學作用，形成不易溶解的鈣化物，影響藥物的吸收及效應。因此不建議藥品與茶、牛奶或其他飲料一起服用。

如果吃藥時不服用開水的話，則有可能讓藥附在食道粘膜上，藥性慢慢滲出時會產生局部化學作用，灼傷食道粘膜。因此，我們服用藥物時，切勿乾吞藥粒，應以開水送服，而服完後也應該適當喝水。

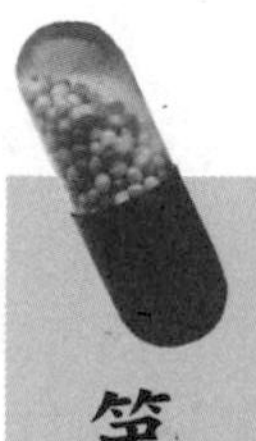

第三節　服藥後要注意的事項

服藥後注意事項

（1）服藥後若感覺到不舒適的症狀或是有副作用，例如：頭暈、噁心、嘔吐、紅疹、腹痛等時，如果事前醫師或藥師早已告知，則不需要驚慌，因為這是藥物服用後的正常現象。但有時會依個人體質而產生未預料到的反應，所以服用藥物時應加以留意，並於就診時仔細詢問醫師、藥師用藥的問題，一旦有其他嚴重的情形發生時，就要馬上回診。

（2）絕對不可以擅自停藥，也不可以自行加藥、減藥或改變吃法、劑量。應回就醫處詢問醫師或藥師，並由專業人員判斷是否換藥或者加減藥量。

（3）要定時定量，且有恆心地服藥，並定時複診。

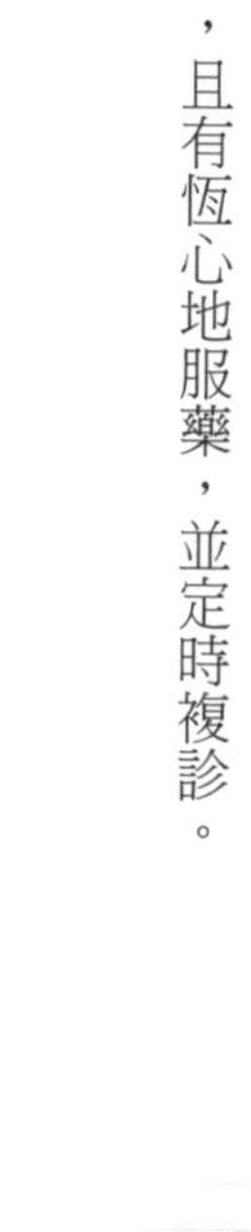

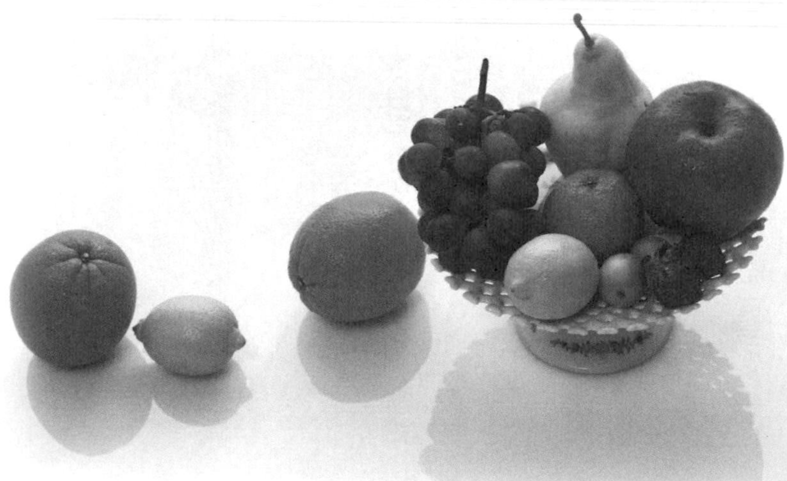

小常識：

怎樣理解慎用、忌用和禁用

慎用：提醒服藥人在服用本藥時要小心謹慎。就是在服用之後，要細心地觀察有無不良反應出現，如有就必須立即停用；如沒有就可繼續服用。所以，「慎用」是告訴你要留神，不是說不能服用。

忌用：比慎用進了一步，已達到了不適宜服用或應避免服用的程度。標明忌用的藥，說明其不良反應比較明確，發生不良後果的可能性很大，但人有個體差異而不能一概論之，故用「忌用」一詞以示警告。

禁用：這是對用藥的最厲警告。禁用就是禁止服用。

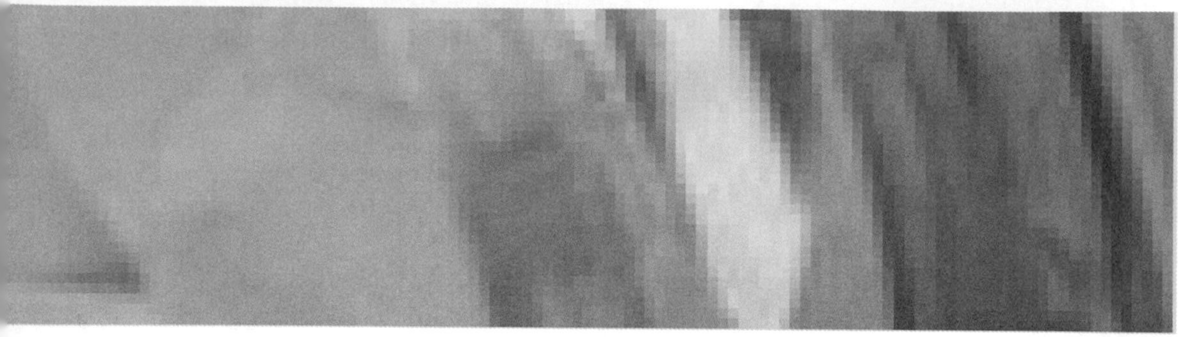

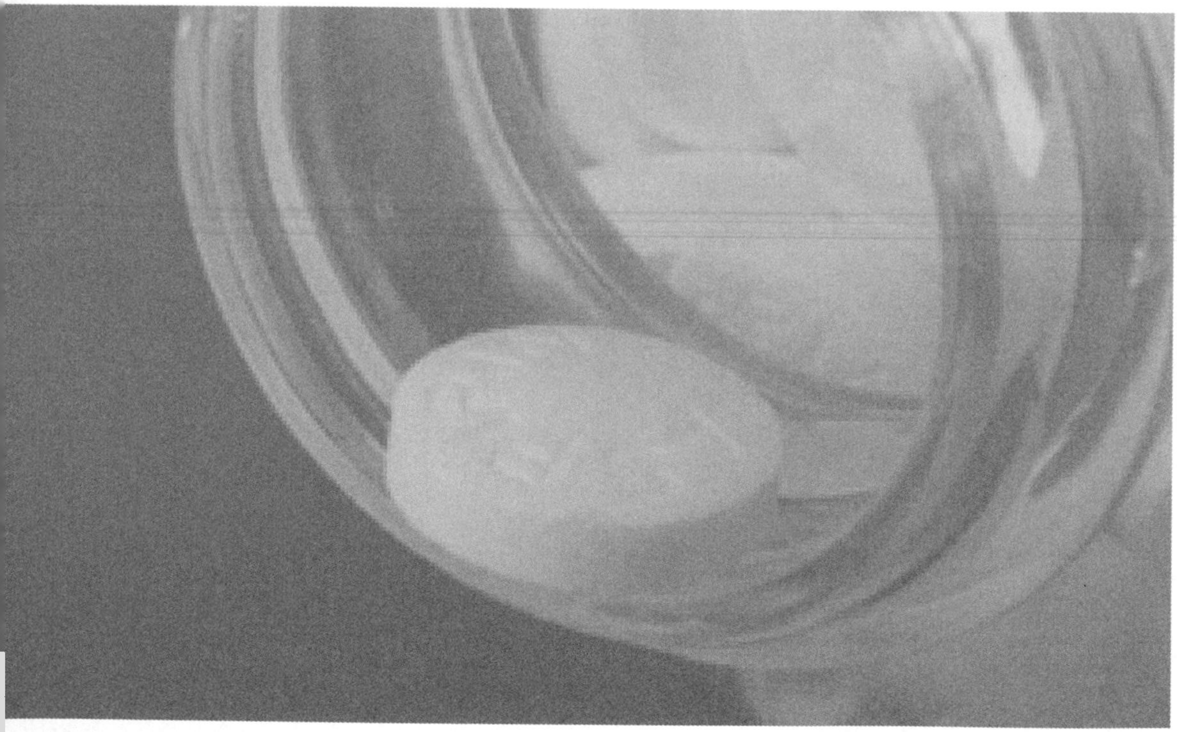

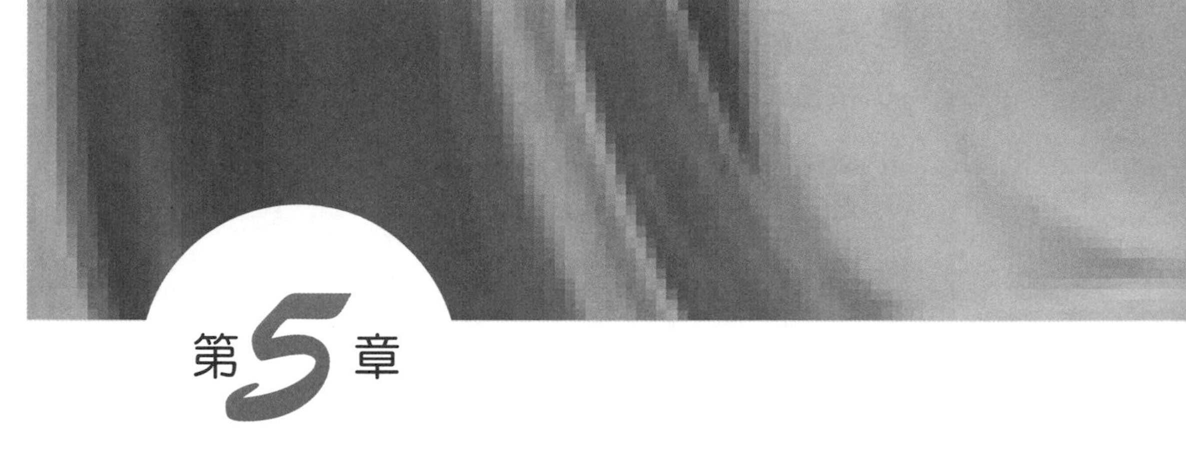

第5章

西藥服用
小方法能起大作用

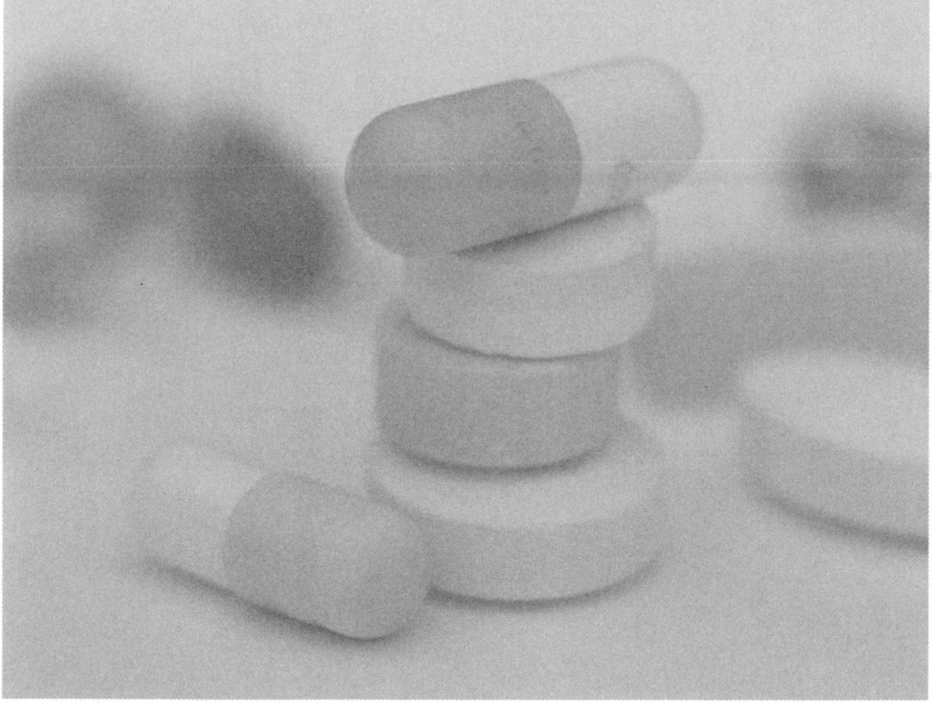

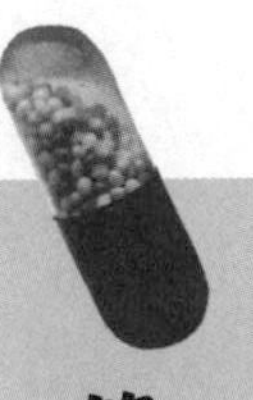

第一節　說明書中的大學問

隨著生活節奏和醫療水準的提高，人們日常接觸及服用的藥品越來越廣泛。面對諸多的藥品，消費者該如何正確服用，才能擺脫不安全的隱憂呢？要知道，一般消費者不可能是精通各類藥品的專家，除了日常學習和長期積累的藥品知識與生活保健常識外，大部分的消費者還需要依靠閱讀藥品說明書，才能基本瞭解自己服用的藥品是何物。

藥品說明書是瞭解藥品的重要鑰匙

一般來說，無論是進口或國產的藥品，藥品包裝內一定會提供一份中文的藥品說明書。通常在說明書的正文裏，會包含著許多小段資料，有些藥品因其特性，還會另外再增添其他重要訊息。

但是有越來越多的消費者反映，目前市場上流通的藥品或健康食品的說明書，都存在著不同程度的「說」而不「明」的問題，有些說明書相當簡化，內容簡單得讓人無所適從，有些卻又全是術語，用詞深奧、不知所云。真正好的說明書，其內容雖是巨細靡遺，但也能讓人一目了然。下面就對藥品說明書做一個簡單介紹，讓消費者更容易的看懂藥品說明。

藥品說明書中各項資料代表的意義

1、藥品名稱與許可證字型大小

藥品說明書的最前面，都會有藥品名稱與許可證字型大小。藥品的名稱就是商品，這個符號代表的就是藥品的商品名，因為相同成分的藥，可以在不同藥廠生產，所以就會有不同的商品名。

在藥盒上有國家批准的文號，最權威的是「國藥准字」。目前有以下文號產品銷售：

（1）「制字型大小」製劑。它是某醫院在經方驗方基礎上報當地（地市級）藥品監督管理局部門審批的文號，往往是科研的初期階段，臨床上是否有效，即使有效是偶然還是必然，機理是什麼，對人體有無毒副作用等情況都還不確定，現存的資料還不能透過國家新藥審批鑒定，因此不能上市銷售，只能在本院範圍內做臨床觀察服用，它不能在指定醫院以外進行銷售，也不允許在媒體做宣傳。

（2）「衛食健字」號產品。它是國家衛生部批准的保健食品，往往透過1～2年申報審批即可獲得，不需二、三期臨床試驗。因此國家規定，保健食品只是對人體有某些保健作用，可以宣傳保健功能，但絕對不允許宣傳有治療作用。

（3）「衛藥健字」保健藥品。它是20世紀80年代末國家適應改革開放需要臨時決定批准的介於食品和藥品之間的保健藥品，因缺少「國藥准字」藥品科研資料和臨床實驗報告，它的作用只能保健和輔助治療。不允許宣傳治療作用，它已在2003年末全面廢止，不准上市銷售。

（4）「國藥准字型大小」產品，為了您的安全用藥及療效，請您認清是「國藥准字」還是「地方准字」，雖然都是藥品，但是地方的批准文號只能是1996年以前才能審批，審批要求簡單，科技水準受限，療效可靠性及安全性方面差距較大；1996年以後藥品一律提升到國家衛生部，批准文號為「衛藥准字」；1998年後國家實行醫藥分家，藥品歸國家藥品監督管理局的審批，批准文號為「國藥准字」，這種批准文號都屬於新藥，科技水準最高，療效最可靠。一種「國藥准字」藥品在美國以往需要10年科研時間和10億美元試驗費才可獲得，在中國抗癌新藥現在一般至少需要七年以上科研時間和500萬元人民幣以上科研費用，經過嚴密及科學的驗證才能獲得批准，其中需要透過藥理學試驗、急慢性毒理試驗、病理試驗、一期、二期、三期臨床試驗，尤其是二期臨床試驗是國家藥監局指定三級甲等以上醫院進行驗證，首先是確定適合的病證，嚴格挑選對症的600例患者做標準驗證，服藥前後要CT、B超、化驗、症狀等做嚴格對比，還要與原有的同類的抗腫瘤藥品做對比，其中所有的詳細資料必須保留，每一個臟器的療效試驗要歷經三至五年，甚至更長，對90％以上病例有效並且具備可重複性，最大限度排除偶然性，並且對人體無致畸等毒害，最後再組織全國新藥審評權威專家審評，才能取得新藥證書及國藥准字批號（生產批件）。

因此，治療病症最佳選擇是「國藥准字」新藥。所以患者在選擇藥物時，看清批准文號很重要，而現今的「國藥准字型大小」都是以Z2開頭的。

2、成分名、學名、化學名

藥品的名稱很多，有商品名、成分之學名、俗名、化學名等，藥的成分名就是藥品的最基本資料。簡單的說，藥品名稱大致上分為「學名」與「商品名」二種，不論是在那個國家或那個藥廠出廠，一種藥品就只有一個學名，但是卻可以有多種的商品名，因為商品名是廠商所取的名稱，不同廠牌可有不同的名稱。所以，簡單來說，學名是唯一的，通常在成分欄內就可以找到了。成分欄會標示藥品成分，有時候是單方（單一成分），有時候則是複方（兩種或兩種以上成分）。

以常見的藥品成分名Acetaminophen（乙醯氨基酚）為例，以下三者皆為同一種成分：

商品名	出產藥廠
普拿疼	葛蘭素史克藥廠出品
伯樂	永信製藥廠出品
力停疼	中國化學製藥廠出品

3、劑型

藥物依照給藥的途徑或給藥方式，大致可以區分為口服給藥（包括錠劑、膠囊劑、糖漿劑、溶液劑等）、注射給藥（包括靜脈注射、皮下注射、肌肉注射等）、吸入給藥、粘膜給藥或皮膚給藥。

一般消費者較常接觸的劑型，列舉如下：

中文名稱	英文名稱
錠劑	Tablets
膠囊劑	Capsule
膜衣錠	FilmCoated Tables
糖漿劑	Syrups
懸浮劑	Suspension
酏劑	Elixir
陰道栓劑	Vaginal suppository
陰道凝膠	Vagial gel
陰道錠	Vaginal tablets
外用軟膏	Ointment
外用乳膏	Cream
外用洗劑	Lotion
吸入劑	Inhaler
噴鼻劑	Nasal Spray

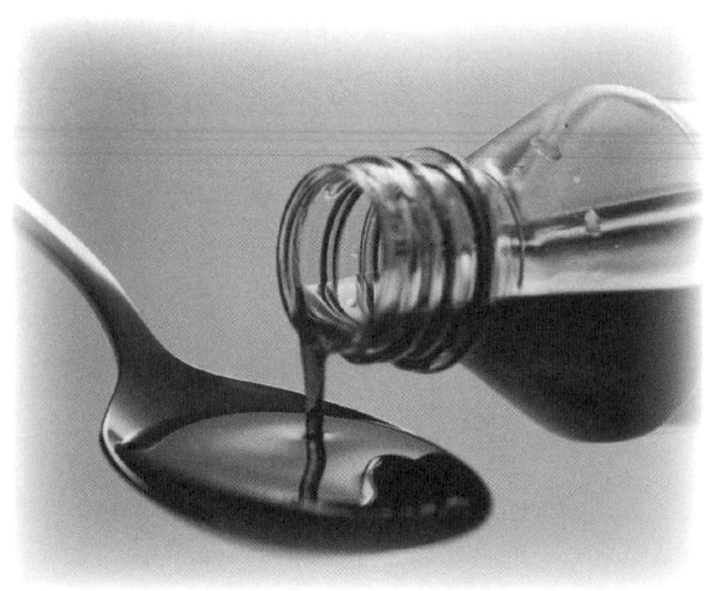

4、劑量

無論什麼劑型，每一藥品都有它的劑量單位。常用的藥品劑量單位如下：

英文單位	中文意義
mg	毫克
μg	微克
ml	毫升
IU	國際單位

5、適應症

適應症是指衛生部所核准的醫療用途，簡單說，就是這個藥可以治哪些疾病。一般說來，那些疾病名稱都是醫學專用名詞，要是有任何疑問，應該盡量詢問專業醫師或藥師。

6、用法用量

用法即是指示此藥品應該怎麼吃，用的劑量應該是多少。至於用量，一般可分為成人、兒童或老年人的用藥劑量，如果沒有標示，通常都是指成人的正常用量。我們應該詳細閱讀藥物的服用的方法與劑量，並確實地依照指示服用。要注意的是，將用藥劑量自行增加，並不能增加療效，反而有可能會增加藥物的副作用。因此，若對於醫師所開立的劑量有疑問時，應立即請教醫師或藥師。

7、藥物交互作用

一般而言，藥品交互作用並不易察覺。如果在醫院、診所或藥局拿取或購買藥品的同時，又有吃其他藥品的情形，則應該先詳細詢問醫師或藥師兩者之間的交互作用。因為有些藥物會與食物、酒精或其他藥物交互作用，從而產生不正常的反應，例如增強或減弱應有的藥效，所以，服用藥物時，必須仔細閱讀藥品的說明書，並向醫師詢問處方藥的交互作用。

8、副作用或不良反應

根據臨床治療經驗，除了特定的療效之外，幾乎所有的藥物都會產生其他的作用，也就是副作用與不良反應。

藥物的副作用是指可預料，但是在治療的過程中是不希望被顯現出來的作用。例如某些治療鼻塞、過敏的藥物，常發生的副作用是思睡及疲倦；又如治療氣喘、咳嗽的藥物，也常發生有短暫的心悸或雙手顫抖的現象。不過，有些藥物的副作用也具有醫療作用，例如有一種降低膽固醇藥物（Cholestyramine）會引起便秘，所以，適當的服用還能治療腹瀉。

藥物經常性的副作用包括嗜睡、蕁麻疹、暈眩、頭痛、噁心、嘔吐、腹瀉、皮疹、皮膚癢疹等。較少見的副作用有水腫、多毛症、哮喘、血管神經性水腫等。許多藥物的副作用是暫時性的，服用者並不需要太恐慌。有些人在閱讀或瞭解了說明書上關於副作用的文字敘述後，就打退堂鼓而不敢去用藥，站在醫藥學的角度，副作用的發生機率，其實與體質或服用時身體的狀況有關。副作用經過一段時間後，生理就會慢慢適應或緩和，那麼病人就不會再覺得不舒服。

到於藥物的不良反應，則是指料想不到，也無法預測的反應，它雖然具有潛在危險性，卻不經常發生。有時候是因為服用藥物過量，使患者本身對藥物產生過敏反應，但一般不良反應都是原因不明的。比較令人擔憂的是，假如藥物被不當濫用，服用者可能因為長期濫用而造成心理依賴，然而，針對可能發生的問題，醫藥界目前也只能是在藥品說明書上標示警告訊息，不斷提醒病患謹慎服用。

9、禁忌注意事項

因為每個人對藥物的反應不同，有些人特別容易受到藥物不良反應的傷害，這些高危險群一般包括老年人、孕婦、嬰兒和兒童、肝臟疾病患者、腎臟疾病患者及罹患多種疾病患者等。很多說明書上敘述的注意事項，大多是著重在孕婦、嬰幼兒服用的安全性問題，而更仔細的廠商，還會列出正在哺乳的女性服用此藥品時，對嬰兒的安全性及要注意的小細節。

所以，在開始服用藥物前，務必要詳細閱讀以上幾項，並仔細請教過醫師或藥師後，才能服用。一般愈重要的順序會排在愈前面。如果說明書上有說明絕對禁忌，則是完全不得服用此藥物，若是相對禁忌，那麼在服用上藥物時，則務必十分小心的服用。

10、保存上的注意事項

大多數藥品儲存在室溫下即可，不必刻意將藥品儲存在冰箱，因為並不是每種藥品皆可放在冰箱，有時放在冰箱反而會使藥品失去效用。所以，除非藥物有特別規定「需要冷藏保存」或是「2℃～8℃保存」，是不需要特意放置在冰箱的。所以，只要詳細閱讀此項，就可以避免因為錯誤的保存方法，而導致藥品失效。

由此可知，藥品說明是瞭解藥品最直接也是最快的途徑，它能提供用藥的最重要的訊息，也可以指導藥品的功能、主治（適應症）、用法用量、注意事項等。因此，只有按照說明書的要求用藥，才能安全有效的緩解和治療一些常見病症。不過，若是能透過專業醫藥人員的協助，則更能避免不必要的誤解與恐慌，使治療成效大大提升。

藥品說明書不能「報喜不報憂」，一定要全面、具體、求實，千萬不能故意疏漏重要事項，因為這與病患的健康關係密切。所以，製藥界應充分認識到這一點，除了生產出好的藥劑，也要寫出好的說明書，才能為醫藥界與患者提供安全、可靠、值得信賴的醫藥服務。

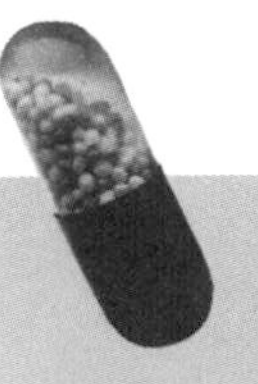

第二節　按時規律　發揮藥效

大多數的藥品都必須定時服藥，才能產生最佳療效。定時服藥是指病人在間隔規定的時間就應該服藥一次，例如間隔4小時、6小時、8小時、12小時等。此種特定的服藥方式並不分飯前或飯後，其目的在於希望維持血液中藥物的有效濃度。若是醫囑指示需要定時服藥，病人就一定得按時服用，千萬不可隨著三餐服用（加上睡前一次共四次），如此，才能確保藥物的療效。尤其是抗生素、抗感染藥物，醫師如果指示間隔4小時或6小時必須服藥一次，就表示這樣才能達到殺菌效果，避免細菌再度滋生，也可預防抗藥性產生。

從醫院、診所或各醫療單位拿回來的藥品，如果只是簡單的疾病，我們可以在藥袋上清楚看見服用次數、服用時間，及「飯前」或「飯後」服用的註明事項。但是，慢性病人每天必須服用的藥品可能有許多種，甚至連服用的時間都沒有特定，因此，吃藥時間的學問也就不那麼簡單了。

為什麼會有不同的服藥時間

許多病人從就診地方拿完藥後，通常想到的第一件事情，就是這些藥何時服用最恰當？絕大部分病人的第一個直覺都認為：應該飯後服用吧！而這個答案是建立在「飯後吃藥比較不傷胃」這個論點上的。當然，這種想法也沒有錯，許多藥品通常對胃腸道多少都有些傷害，但是，不同的藥物有不同的製劑、不同的療效、不同的適應症、不同的禁忌、不同的給藥方式等，因此，各種不同疾病的用藥時間也必定會有所差異。只有依正確的時間服用藥物，才能達到藥物最大的療效。

尤其隨著醫藥科學的發展，醫藥專家們發現，許多藥物在治療疾病的療效運用，的確與藥物的服用時間有密切的關係，所以我們應當遵照醫師或藥師規劃的治療時程來服藥，包括完整的全程治療時間（例如一週、一個月或一年）、用藥的時間點（例如飯前、飯後、睡前或需要時等）、用藥的時間（例如一天3次或一天2次、一天1次等）。

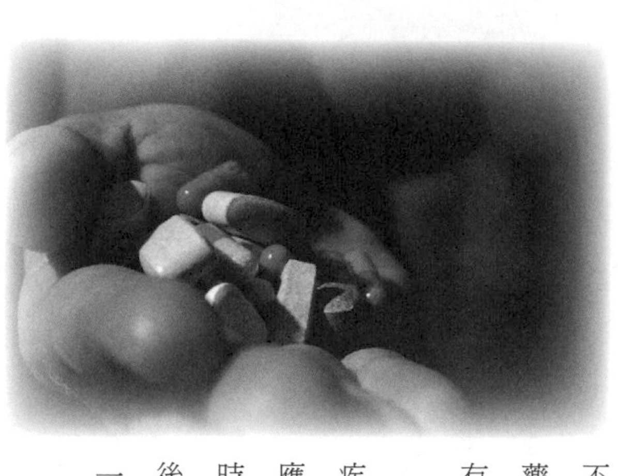

什麼時候服藥最好

吃藥的時間與一天生活的作息有顯著的密切關係，例如飯前、飯後、睡前等。只是多數人對於飯前、飯後的認知並不完全清楚，總以為飯前服藥就是吃飯用餐前的那一刻吃藥；至於飯後服藥呢？就是吃完飯後立刻服用藥物。這樣的觀念並不完全正確，一般醫藥界所指稱的服藥時間，包括「飯前服藥」、「飯後服藥」、「空腹服藥」、「睡前服藥」等，其實是各有標準的定義。下面將它列表說明：

服藥時間	標準定義
飯前服藥	指在用餐前1小時或用餐後至少2小時服用，也就是胃腸幾乎要唱空城計的時候。通常適合服用對腸胃不會造成障礙，而且還能增加吸收能力的藥物。
飯後服藥	指隨餐服用，或是飯後一小時內服用，也就是胃腸中還有食物的時候。通常適合服用對胃腸有較強的刺激作用或怕胃酸破壞的藥物。
空腹服用	指在吃飯用餐之前1小時或餐後2小時來服用。對於容易受飲食因素而影響的藥品，一般建議空腹時服用。
睡前服藥	指就寢前半小時到1小時內服藥。
兩餐之間	指飯後2~3小時內服藥。

所以，相同劑量的藥物，在不同時間服用的治療效果可能也會相差很多。因此，病患一定要依照醫師、藥師的指示服藥，才不會事倍功半，延誤痊癒的時間。

適合空腹或飯前服用的藥物

藥物分類	藥物名稱	特別注意事項
抗生素	Amoxicillin、Ampicillin、Bakar、Minocycline（Minocin）、Erythromycin、Cephalexin（keflex）、Rifampin、Clindamycin、Nystatin（Mycostatin）	服用時若發生腸胃不適，可改為食物並服。
降血醣藥物	Glibenlamide（Euglucon）、Glipizide	務必遵照醫師藥師的指示服用。
甲狀腺賀爾蒙	Thyroxine sodium（Eltroxin）	最好於飯前30分鐘服用。
緩瀉劑	Bisacodyl（Duolax）、Castoroil	
腸胃病用藥	Mucaine、Metoclopramide（Primperan）、Cisapride、Sucralfate	
心臟血管用藥	Dipyridamole（persantin）、Captopril（Capoten）、Nifedipine（Adalat）、Isosorbide mononitrate（Isoptin）、Isosorbide dinitate	
抗癌藥	Cyclophosphamide、Methotrexate、Chlorambucil	
泌尿抗感染藥或抗菌藥	Norfloxacin Isoniazid（InAH）、pipemidecacid（Dolcol）	

適合飯後服用或隨餐服用的藥物

藥物分類	藥物名稱	特別注意事項
維生素	尤其是脂溶性維生素（維生素A、維生素D、維生素E及維生素K）	
胃腸消化、胃潰瘍藥物	Cimetidine（Tagamet），Ranitidine（Zantac），Famotidine（Gaster），Nizatidine（Tazac）	
止瀉劑	Loperamide	
抗感染/抗黴菌藥	Nitrofurantoin，Sulfasazine，Metronidazole（Flagyl），Griseofulvin，Ethambutol（EMB），Itraconazole	
中樞神經用藥（包括安神藥物/抗癲癇藥物/抗憂鬱症藥物/抗巴金森氏症藥物）	Phenytoin，Carbamazepine（Tegretal），Bromocriptine（Parlode），Haloperidol，Imipramine，Thioridazine，Thioridazine，Thihexyphenidyl，Doxepin	
心臟血管用藥（包括抗心律不整/利尿劑/末梢血管擴張劑/降血壓藥）	Propranolol（Inderal），Labetalol，Mexiletine，Spironolactone，Methyldopa，Hydralazine，Isoxsuprine，pentoxifylline	利尿劑睡前不宜服用，以免影響睡眠品質。
解熱鎮痛劑	Ibuprofen，Aspirin，Indomethacin，Naproxen，Piroxicam，Diclofenac，Acetaminophen，Sulindac	
鐵劑	Ferrous Sulfate，Ferrous Gluconate	請勿與茶、咖啡一起服用。

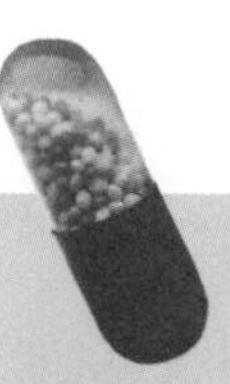

第三節 依生理時鐘服藥效果更好

《華爾街日報》曾經報導，為了病患的方便，醫藥界建議根據三餐或每天睡前起床時間服藥。可是越來越多基礎醫學生理研究指出，某些疾病的症狀會在一天之中的某一個時刻最為嚴重，而病患的身體也會感覺較不舒適。所以，多數的醫師和藥師都相信，若是讓藥物可以與病患一天中病症最嚴重的生理時鐘配合，則藥效會發揮得更大，副作用也能夠減少，甚至在特定的情況下，還能讓醫師調低劑量。

例如中西醫界最近的研究指出，中風與心臟病的發生率在上午6時到接近中午時的機率較大；氣喘發病則在清晨4～5點達到高峰。另外，像過敏惡性花粉熱病人在每天起床之後，生理上感覺最不舒適。而老年人的關節炎常在晚上或睡眠期間感覺較疼痛，但是一到白天疼痛的症狀就較輕微。這些案例都支援著科學家的「生理時鐘理論」。

因此，1987年學者Lemmer及Labregue研究指出，氣喘既然在傍晚以後和夜間是發作高峰，所以氣管擴張劑及長效型抗氣喘藥物，最好的投藥時間是在睡覺之前，可以緩解漫漫長夜的長喘難耐。另外，學者Aekri及Halberg等人的研究則指出，胃酸分泌的高峰是在晚上8時到清晨2時之間，因此建議消化道潰瘍患者，晚上11點是服用抗胃/十二指腸潰瘍藥物（例如Ranitidine、Famotidine）的最佳服藥時段。

而學者史莫倫斯基和蘭柏合著的《促進健康的生理時間指南》（The Body chock to Botter Health）一書，則列表說明各種病症的最佳服藥時間，可供大家參考。

病症及治療劑	服用時間
治療風濕性關節炎的消炎鎮痛解熱劑	傍晚服用
治療高血壓、預防心臟病和中風的藥物	晚間服用
治療氣喘的茶鹼（Theophylline）藥物	晚上服用
降低人體內膽固醇及其它血脂的藥物	晚上服用
催眠藥、避孕藥、驅蟲藥	臨睡前半小時服用
具有利尿效果的藥物	不適宜於睡覺前服用，以免影響睡眠品質。

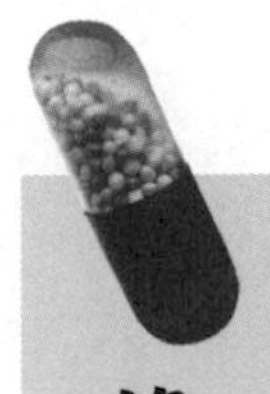

第四節　各種外用藥物的使用方法

外用藥物的種類是很多的，包括吸入劑、眼藥水、眼藥膏、耳藥水、噴鼻藥水、漱口水、肛門栓劑和陰道栓劑等。而這些外用藥物該如何使用？使用時注意事項又有哪些呢？

一、皮膚用藥

（1）在使用前必須將手及用藥部位清洗乾淨，然後輕輕塗抹，但不要搓揉患部。

（2）如果是為了治療皮膚乾燥或促進血液循環，則可以稍加按摩。

（3）若沒有醫師或藥師指示，不可以將患部整個包起來。

（4）擠出過多的藥品不要再放回容器內，以免污染。

（5）若是洗劑、懸服液劑，使用前要來回振盪，使溶液可以充分混合後再使用。

皮膚貼片

原則上不要貼在有毛髮覆蓋的地方、傷口或結痂的部位，可以請教藥師適合貼片的部位。

二、眼睛用藥

（1）避免藥品與任何物體接觸，注意眼藥水（膏）瓶嘴不可以接觸到睫毛或眼睛，以防止藥水（膏）瓶受污染。點完眼藥，應立刻蓋上瓶蓋。

（2）不可與他人共用，以免相互感染。

（3）戴隱形眼鏡時，切勿點眼藥。

（4）點眼藥的前後，應先將手徹底洗淨。

（5）同時使用一種以上眼藥時，至少應相隔5分鐘，並且先點藥水後才上藥膏。

（6）若需點兩種以上眼藥水時，間隔也需5～10分鐘後，再點第2種眼藥水。

眼用藥水

（1）眼藥瓶的瓶口千萬不可接觸他物（包括眼球、手或其他物體），以防止藥液遭到污染。

（2）若為懸浮劑，使用前請先搖震均勻。

（3）點眼藥前，請先將眼用藥瓶口及眼睛周圍清洗乾淨。尤其清洗雙眼時，請用不同棉紙沾濕拭擦，以免雙眼互相感染。

（4）頭往後仰並輕輕將下眼瞼往下拉，而後滴藥水於眼睛下眼瞼與眼白之間。慢慢放開眼瞼，使眼睛盡量保持30秒內不眨眼；或閉上眼睛且讓眼球旋轉，使藥液接觸眼球全部表面。同時可壓住眼角，以防止藥液經由鼻淚管流入喉嚨。

眼用藥膏

（1）先將手徹底洗淨，然後立即於鏡前且近靠，頭稍往前傾。以食指輕輕將下眼瞼往下拉。

（2）將眼用藥膏管置於眼球前方。沿著下眼瞼的裏面，擠壓藥膏管塗抹藥膏，最後用面巾紙拭去多餘藥膏。

（3）閉上眼睛2分鐘，使藥品擴散並充分吸收。

三、鼻用藥

（1）使用鼻用藥前，要先將鼻子擤乾淨。若為鼻噴劑，使用時應先將噴頭放入鼻孔，同時塞住另一鼻孔，然後將藥品壓出，並緩緩吸入藥品，再用口呼氣。

（2）每次使用後要將噴頭洗淨，或者是用面巾紙擦拭乾淨。如果是鼻滴劑，使用後最好能靜躺1～2分鐘，並慢慢轉動頭部。

（3）滴管用後要先用清水洗淨再放回瓶子。同樣的，不要與別人共同藥品以免污染。

鼻噴劑

（1）先將鼻腔擤乾淨。

（2）使用前後都要將噴頭清理乾淨（可用面巾紙拭淨），以免產生污染。

1、氣壓式噴霧劑

（1）先將鼻腔擤乾淨。

（2）將噴頭放入鼻孔中，捏住另一鼻孔，擠壓藥瓶按鈕將藥物壓出，同時吸入，再由口呼氣。

2、擠壓式噴霧劑

將藥劑出口放入鼻孔中，迅速穩定的擠壓藥瓶按鈕，將藥物壓出並迅速用鼻吸入藥品。

□吸入劑

（1）使用前充分搖震。

（2）先呼氣，然後將口吸入器放入口內，並以雙唇含住口吸入器。

（3）用拇指和食指壓出一個劑量，同一時間深深吸口氣然後閉氣，取下吸入器。

（4）閉氣約10秒，然後緩緩呼氣。

（5）使用完成後要拆下口器並洗淨，然後讓其自然乾燥即可。

四、耳用劑

（1）避免滴管碰觸到耳朵或任何表面，如果方便最好請別人幫忙。

（2）側躺，將患耳朝上。吸取藥液後，緩緩擠壓藥液使之流入耳道內，但滴管不可插入耳內。

（3）大人點耳則將耳朵往後上方拉，可促使藥液往內流。保持相同姿勢約5分鐘。必要時可以用沾濕的棉球塞住耳道。

（4）嬰兒點耳是應將耳朵往後下方拉，這是因為嬰兒耳朵軟骨尚未發育完全的緣故。

（5）點耳完成後，請以乾紙巾拭擦滴管及瓶口。

五、陰道乳霜

（1）先將送藥器栓在軟膏管嘴上，擠壓藥膏軟管將所需藥量擠入送藥內，移開送藥器。

（2）仰臥、雙腿分開。

（3）將送藥器緩緩送入陰道深部約8～9公分處，再將指示的藥量輕輕推送至完全推入陰道內。

（4）使用完成後，要將送藥器清洗乾淨。

陰道推入器使用方法：

將推管拉到底後，將栓錠窄置入送藥器的杯形尾端。用拇指和中指握住送藥器外管的尾端。然後慢慢將送藥器插入陰道深部後，用食指壓下推管，將栓劑放入陰道內。最後小心移出推藥管。將外管與推管分開並清洗乾淨。

六、陰道栓劑

（1）天氣較熱或存放於較熱的地方，會造成栓劑變軟以致無法塞入時，可將栓劑放置在冰箱或冰水內30分鐘，即可讓栓劑變硬，以方便使用。

（2）使用前要先將手徹底洗淨，然後除去包裹栓劑的鋁箔或塑膠外包裝後，再以溫水濕潤。

（3）仰臥曲膝，雙腿分開。

（4）當陰道乾澀不好推入時，可以在陰道栓劑前塗少許乳液、凡士林或沾點開水潤滑，將有助推入陰道栓劑。

（5）婦產科醫師都鼓勵在晚上洗澡後、睡前使用。

（6）務必先將指甲剪短、雙手洗淨，蹲姿或仰臥姿，兩腿屈起向外張開，用食指及中指把陰道栓劑輕推入陰道口。放妥後，再用食指緩緩將陰道栓劑推入最裏面（即陰道窟窿處）避免滑出。

七、漱口水

（1）含漱牙齦時，使用適量（成人約30c.c.），含漱數分鐘後吐出。

（2）含漱口腔時，頭向上仰約30度，使用適量（成人約15c.c.）。含漱數分鐘後吐出。

（3）含漱喉嚨時，頭向上仰約45度，使用適量（成人約15c.c.）。含漱數分鐘後吐出。

八、肛門栓劑

（1）天氣較熱或存放於較熱地方，造成栓劑變軟以致無法塞入時，可將栓劑放置在冰箱或冰水內約30分鐘，即可使栓劑變硬。

（2）先將手徹底洗淨，然後除去包裹栓劑的鋁箔或塑膠外包裝後，以溫水濕潤。

（3）側躺，下腿伸直，上腿向腹部彎曲。

（4）塞入後，最好維持躺姿15分鐘。

肛門軟膏

（1）先將手及肛門部位洗淨擦乾。

（2）再用少量藥膏塗於肛門周圍。

注意事項：

（1）千萬不要使用已變色或過期的藥品。如果藥品有變色、出現異常沉澱物的現象，或是懷疑變質、過期，就應該丟棄，不要再使用。

（2）使用前要看清楚標籤上所列出的注意事項，例如劑量、性質、功效、禁忌和副作用等。

（3）盡量不要沖洗或抹乾原本附帶在藥瓶上的滴管，就立即放回藥瓶內並蓋好。

（4）若開瓶後1～2個月仍未將藥用完，就應該丟棄。

（5）為防止傳播病菌及避免耽誤病情，切勿將自己的藥物給予他人使用。

（6）如果用藥後有不良的反應，例如出現紅疹，就應該立刻停止用藥並再回醫院複診。

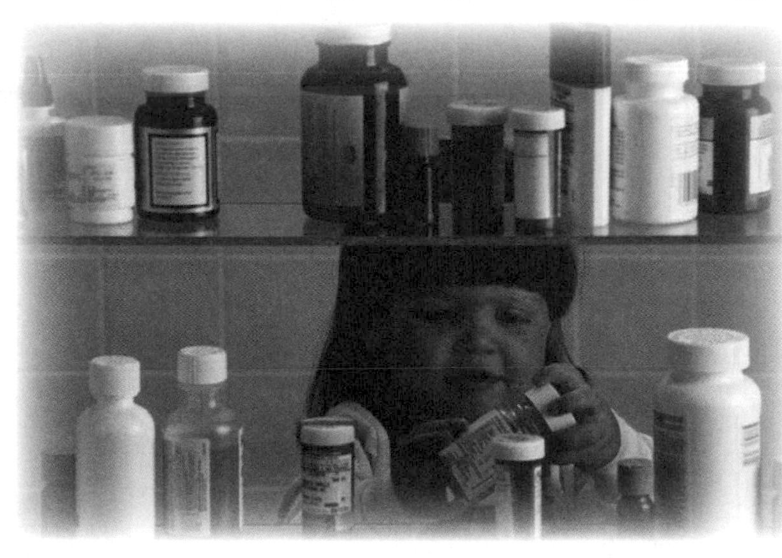

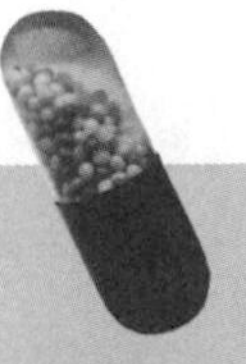

應激狀態的藥物治療

處於應激狀態的人常表現為心率增快，故心率增快是處於應激狀態的標誌之一。心率增快常與高血壓病、膽固醇升高、甘油三酯升高、血球壓積升高、體重指數升高、胰島素抵抗、血糖升高、HDL-C降低等密切相關，同時，心率增快也是心血管疾病和死亡率的一個獨立危險因素。系列臨床研究表明，心率的快慢是重要的壽命預測指針之一。人心率的快慢與壽命的長短呈反比，即心率越快的人，其平均壽命越短，其心腦血管事件的發生率和死亡率越高。目前認為，人的心率在50～60次/分之間最好，也有文獻報告在60～70次/分之間最好。

服用β-受體阻斷劑和非二氫吡啶類鈣拮抗劑維拉帕米等，均可使心率下降。但是，受體阻斷劑只能降低心率，而不能降低血漿中去甲腎上腺素和兒茶酚胺水準；而鈣拮抗劑中的維拉帕米不僅能降低心率，而且能全面降低血漿中兒茶酚胺水準，故更適合於治療心率增快的處於應激狀態的病人。此外，心率增快也可能是病人心功能不全，心臟的代償表現之一，這種病人服用β受體阻斷劑控制心室率較服用非二氫吡啶類鈣離子拮抗劑維拉帕米或地爾硫草可能更好。

無論服用β受體阻斷劑還是非二氫吡啶類鈣離子拮抗劑控制心率，都要求將心率控制在60～70次/分，要求晨起時測定的心率不要低於50次/分，最好也不要超過70次/分。

猝死的藥物治療

猝死是指無法預測的心臟驟停，其病因中冠心病約佔80％。心臟驟停可表現為心室纖顫、心臟停跳及電－機械分離，其中心室纖顫約佔90％以上。即時正確的心肺復甦可使50％以上的病人恢復心跳。有人做過統計，心臟跳停3分鐘之內開始有效心臟按壓及復甦者，心跳恢復後多不遺留明顯的腦部後遺症狀；若心跳停止6分鐘之後再開始心臟按壓及復甦者，不僅復甦難以成功，即使復甦成功也多留有腦部後遺症狀，甚至成為植物人。復甦過程中，有效地心臟按壓及人工呼吸是非常重要的，否則起不到心臟泵血及肺部氣體交換的作用，切忌只按壓心臟而不做人工呼吸，因為這樣搶救基本是無效的。心室纖顫的病人首選電複律，無效或不成功者可選用利多卡因（Lidocaine Hydrochloride）、溴　胺（Bretyliumtosylate）、普魯卡因胺（Procainamide）等；目前主張首選胺碘酮，利多卡因仍可服用，但效果不如胺碘酮確切。ARRST試驗結果表明，在採取標準心肺復甦措施的過程中，靜脈應用胺碘酮300mg可以提高院外心臟驟停患者的入院成活率。電複律雖然有效，但對屢除屢發者靜脈用胺碘酮尤為重要。靜脈注射腎上腺素亦很重要，可先給病人靜脈注射0.5～1mg，無效者可加量至3～5mg靜脈注射，亦有人主張大劑量給藥（0.1～0.2mg/kg）。心跳靜止者可給予阿托品、654-2、腎上腺素，心跳緩慢者可給予異丙腎上腺素靜脈點滴。一般不主張給予鈣劑，搶救10分鐘以上者，應給予鹼性液體（如碳酸氫鈉，1mmol/kg）靜脈注射，必要時10分鐘後重複半量應用。心跳呼吸恢復後要針對病人的心功能、血壓、心率等情況進行處理。同時糾正水電平衡和酸鹼平衡紊亂，並防治心、腦、腎功能衰竭，防止感染、DIC、褥瘡、栓塞等其他併發症的發生。

有些藥品是當病人自己感覺到症狀有逐漸明顯現象，或是病患自己感覺不舒適時就可以服用的。例如大家耳熟能詳的氣喘吸入劑，或是心臟病患心絞痛發作時，立刻服用的三硝基甘油舌下錠。這些藥品在緊急情況下，是可以用來救命，也可以減緩或降低病人不舒適的程度。

如何預防心絞痛的發作

預防心絞痛發作的根本措施是控制心血管病的危險因素和治療已經存在的冠狀動脈病變。而其中的關鍵則是控制心血管病的危險因素，因為只有心血管病的危險因素得到控制，才能防止冠狀動脈病變的繼續發展、減少心絞痛發作及心肌梗死的發生，減少心律失常、心力衰竭、猝死等其他冠心病的表現。對於冠狀動脈病變，一般採用藥物、心導管及外科手術等的治療方法，而患者也可採取以下措施，減少心絞痛的發作：

1．避免過度的體力活動：如運動量過大、運動速度過快、用力過度等。

2．避免過度的腦力活動：如用腦過度及興奮、憤怒、緊張等太過強烈的情緒。

3．長期藥物預防：根據心絞痛類型選用藥物，常用的藥物有鈣拮抗劑（如心痛定）、硝酸酯類（如消心痛）、阿司匹林、β受體阻滯劑（如氨醯心安）等。一般來說，阿司匹林和消心痛適用於所有類型的心絞痛，而勞力型心絞痛可加氨醯心安，自發型心絞痛可加心痛定。

4．臨時藥物預防：如果碰上不可避免的過度體力或腦力活動，可以在活動前用藥，以預防心絞痛的發生，此時應根據活動時間，選用有效時間相同的藥物。常用藥物有舌下含硝酸甘油，1～3分鐘起效，持續10～30分鐘；舌下含消心痛，5分鐘起效，持續10～60分鐘；口服消心痛，20分鐘起效，持續4小時；硝酸甘油貼片，1小時起效，持續24小時。

冠心病

冠心病一般是指冠狀動脈粥樣硬化，血管壁增厚，管腔變小，或由於冠狀動脈痙攣後管腔變小，使血管負責供血的心肌發生缺血或壞死。常出現心絞痛或心肌梗塞。

動脈粥樣硬化：血管內膜損傷後，可促使脂肪在動脈內堆積並逐漸阻塞血管；當沉積的脂肪阻塞了冠狀動脈的50％以上，甚至更嚴重時，就會發生心絞痛。心肌梗塞則是因為，脂肪會持續不斷地在病變血管積存下來，形成較硬的斑塊，當斑塊出現裂痕時，血小板會迅速前來凝聚以封閉這個破口，就形成了血凝塊，完全阻斷氧分的供應，從而引起心臟永久性損害。

冠心病的危險因素：

1．是否有高膽固醇血症和進食高脂肪飲食；
2．是否吸菸；
3．是否患有高血壓；

4．是否患有糖尿病；

5．是否超重或很少運動；

6．是否家族有人患有心臟病或年輕時發生心肌梗塞。

心絞痛的表現

1．典型部位：胸骨後，可偏左或偏右，範圍有手掌大小，可向左上肢放射；

2．典型症狀：緊縮和壓迫樣感覺及胸痛，常伴有焦慮或瀕死的恐懼感；

3．發作的持續時間：呈陣發性發作，每次一般3～5分鐘，很少超過15分鐘。

識別心肌梗死

心肌梗死的先兆：突然胸悶、氣短、呼吸困難、疼痛伴有噁心、嘔吐、大汗、明顯心動過緩，血壓低，休克。突然發生胸部以上的部位疼痛，如突然咽痛、牙痛、頸部痛、左肩臂痛等。

處理：患者應嚴格臥床，保持安靜，避免精神過度緊張，舌下含服硝酸甘油，立即與附近醫院聯繫，同時家屬做好送行醫院的準備。

心肌梗死的預防：

絕對不能拖抬過重的物品；放鬆精神，愉快生活，對任何事情要能泰然處之；洗澡要特別注意水溫，洗澡時間不宜過長；天氣變冷時，注意保暖。

小常識：

辨別進口藥先看中文標識

要辨別進口藥的真偽，最簡單直觀的方法是看外包裝上是否有中文標識的進口藥品註冊證號、藥品成分、生產日期和有效期等字樣，也就是說，進口藥包裝上必須要有中文字樣。當然，外包裝很容易以假亂真，並不是有中文字的就一定是真的，所以最可靠的方法還是化學檢驗。但消費者沒有相應的條件，所以消費者要購買進口藥物的時候，除了要檢查它的中文標識之外，最好是到大型的正規藥店購買，士多店、小商店內售賣的藥品很難保證品質。

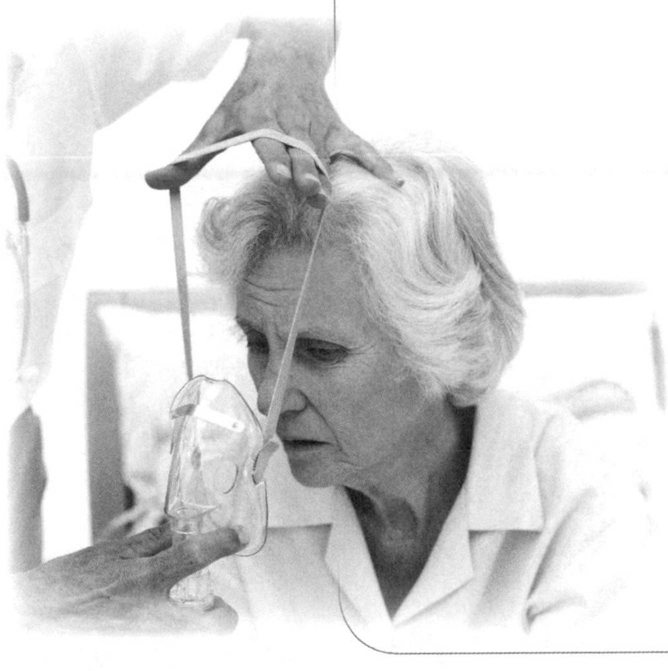

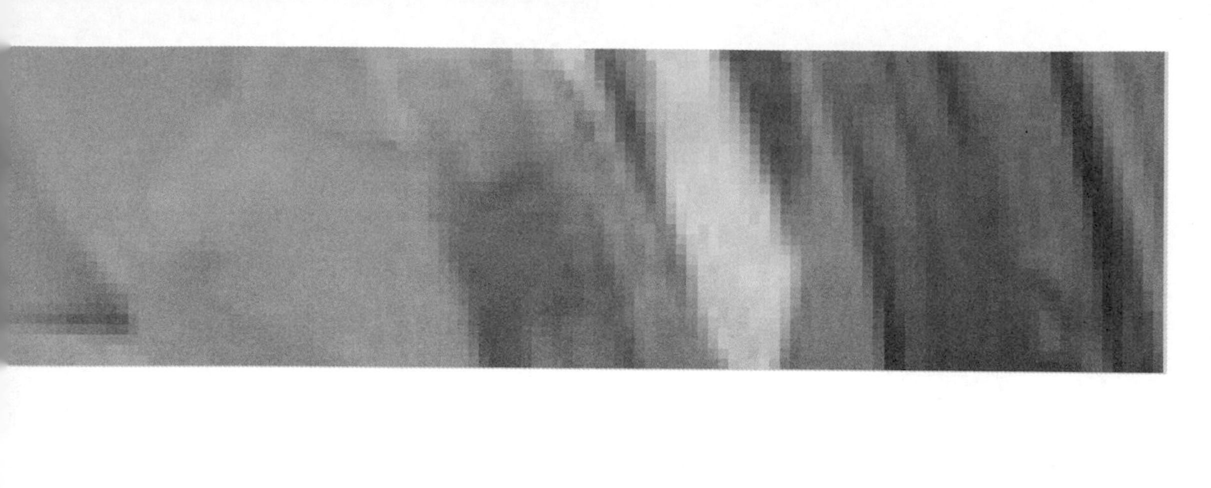

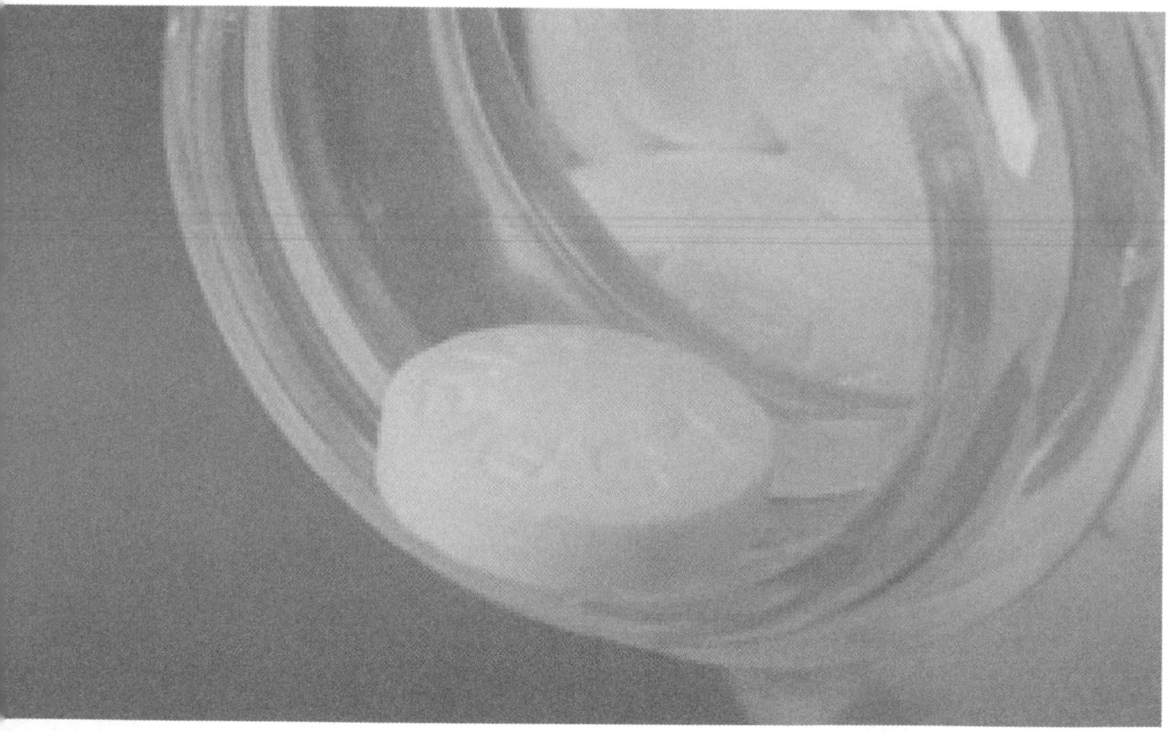

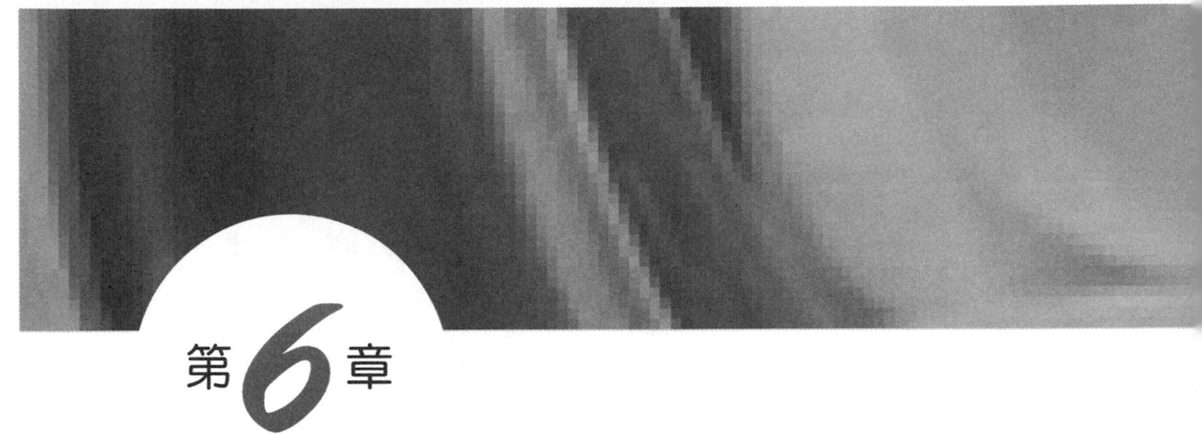

第6章

五種藥物要當心

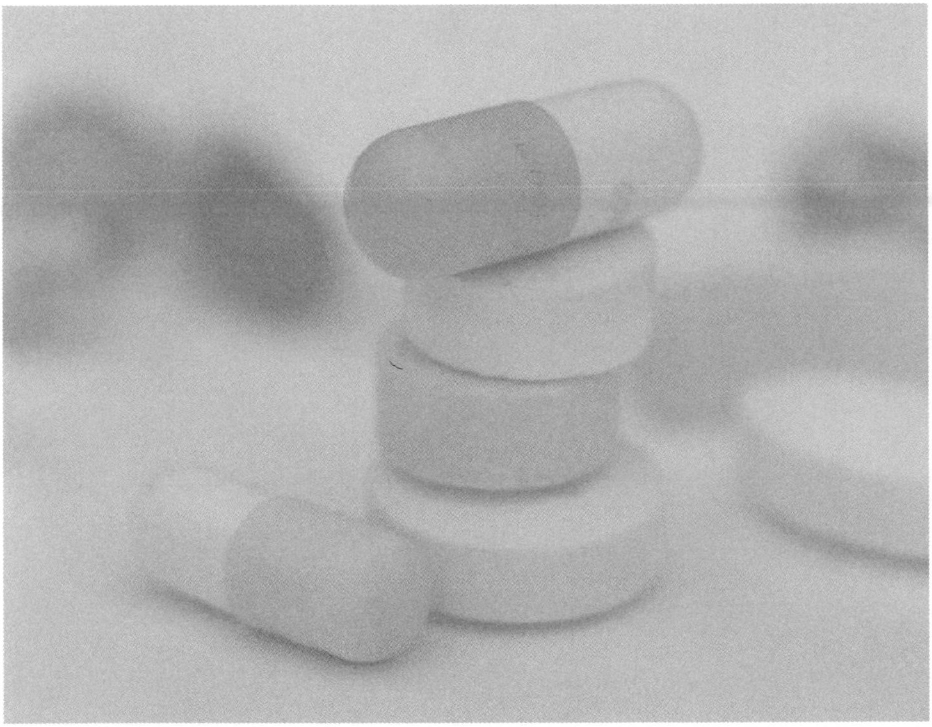

藥品是專業性的產品，服用得當與否，對健康的影響巨大。然而不肖之徒為了賺取暴利，就不顧消費者健康，使社會上充斥著各種足以危害健康的偽藥、劣藥、禁藥、廣告藥或「健康食品」，讓國民的健康亮起危險的紅燈。

現象一：偽藥氾濫

不管運動員經常用來治療退化性關節炎、骨質疏鬆等病症的「維骨力」膠囊，或常被用來當作瘦身減肥用藥的羅氏鮮（Xenical）及諾美婷（Sibutramine），治療掉髮的柔沛（Propecia），治療男性勃起功能障礙的威而鋼（Viagra）、樂威壯（Levitra）及犀利士（Cialis），以及家喻戶曉的止瀉胃腸成藥正露丸等，都被發現有偽藥氾濫市面的情形。

現象二：劣藥難以辨認

隨著改革開放的深入，國外的藥物瘋狂地進入中國市場，而且不得不承認，佔據的地位也是越來越大。當然，隨之而來的便是難以辨認好藥與劣藥。根據衛生部所做的一項調查，發現有高達21％的中藥摻雜西藥成分；還有些藥品含有威而鋼成分；甚至含有屬於減肥禁藥的Fenfluramine成分；另外，也檢查出含量相當高的重金屬鉛、汞、砷等。

現象三：禁藥毒害人心

越夜越美麗的都市夜生活，不僅色情氾濫，大小俱樂部、夜總會都是禁藥集散溫床，無論是快樂丸、神仙水和大麻等各式戕害身心的迷幻禁藥，有心人士只要透過管道即可輕易購得。

現象四：不實廣告藥暗藏玄機

這幾年來，許多不合格的藥廠打著「健康食品」的名號，透過各種有線電視網大肆宣傳，導致虛假的藥品廣告充斥市場。例如由知名歌星代言的壯陽食品「神奇美國頂峰—Top Up Guarantee」經由地方衛生局送行政院衛生部藥物食品檢驗局檢驗，結果卻發現內含衛生部明令禁止的DHEA（Dehydroepiandrosterone，脫氫表雄酮）、咖啡因與甲基睪丸酮等成分。其中，DHEA是一種賀爾蒙的前驅物質，適應症為神經衰弱治療劑，屬於醫師處方用藥；而咖啡是中樞神經興奮劑，不當服用將可能導致神經過敏、失眠等副作用；甲基睪丸酮系雄性激素荷爾蒙，不當服用將引起痤瘡、寒顫、白血球減少，口服製劑會引起噁心、嘔吐和胃腸潰瘍症狀。因此，消費者如果不察，聽信廣告而長期購服，將對身心健康造成極大的危害。

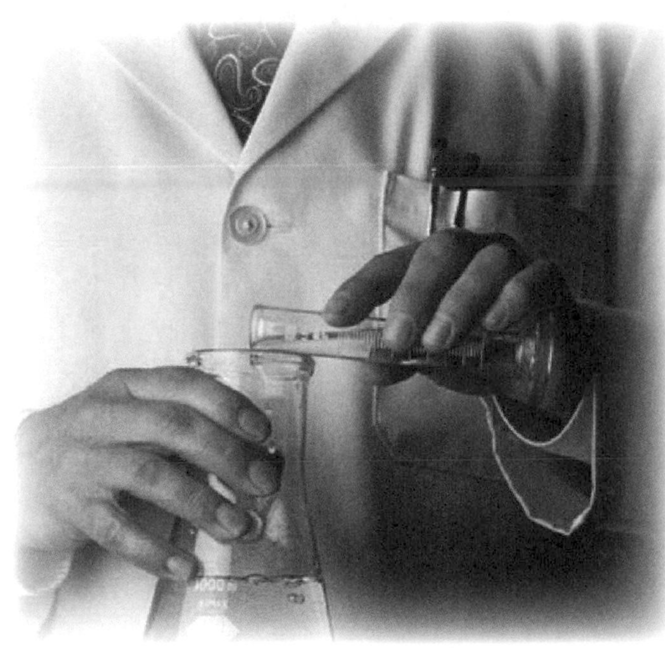

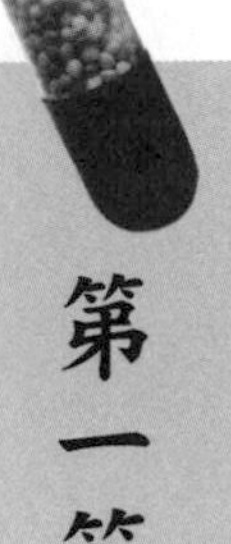

第一節 過期藥

過期藥品堪稱毒品，一旦流入不法分子手中，重新包裝後再流通將危及他人健康甚至生命。在上海，政府為了在市場減少過期藥品的流通，鼓勵藥店經營者有償收藥，因為如果現在不這麼做，就更擋不住肆意賣藥的趨勢。所以我們呼籲，少數民眾應克服貪小、貪方便的心理，與政府、企業一起構築起防範偽劣藥品的共同責任鏈。不僅為了他人的健康，也是為了對自己的負責。

如何識別藥品的有效期

（1）直接標明有效期為某年某月。國內生產的藥品多數為這種方法。

（2）直接標明失效期為某年某月。如批號031109，失效期2005年11月。即表示此產品是2003年11月9日生產，可服用到2005年11月30日，有效期為2年。

（3）只標明有效期是多少年。此種表示鬚根據批號推算。如批號990714，有效期2年，係指可服用到2001年07月31日。

（4）進口藥品失效期標示。歐洲國家按日一月一年順序排列，如7／9／97，美國是按/月/日/年排列，如Oct.14.01，日本產品按年/月/日排列，如06-7-；蘇聯產品有時用羅馬數字代表月份，如Ⅷ702。國外產品在標明失效期的同時，一般還註有製造日期，因此可以按製造日期來推算有效期為多長。如製造日期21／3／01，即表示2001年3月21日生產。有效期Three Years

From Dated Man Nfacture，即表示由製造日期起3年內服用，亦即表示可用到2004年3月21日。

例：①Expiration Date Jan. 14.1998。表示失效期為1998年1月14日。

②EXP DATE 16 June 2005。表示失效期為2005年6月16日。

③Expiry7／04。表示失效期為2004年7月。

④EXP DATE 27-6-04或27.6.04，表示失效期為2004年6月27日。

⑤Expiration Date Three Years From Date Of Manufacture。表示（即失效期限）從製造日起3年內有效。

⑥USE BEFORE July 2007。表示2007年7月以前服用。

總之，服用藥物時，須注意藥品的有效期，根據藥品管理法，凡過期藥品不得服用。

如何識別變質藥品

目前，大多數家庭都會儲存一定的常用藥品，以備不時之需。但是藥品都是由化學物質構成的，易受時間、溫度光線、空氣等因素的影響而變質失效，誤服後會產生不良反應。因此，學會識別家中儲存的藥品有無變質、失效，是十分重要的。

最簡單直觀的方法就是查看藥品的有效期。正規的藥品都會在外包裝及標籤上印上生產日期（批號）和有效期。如某藥的生產批號為031012，有效期：二年，則表明該藥品的失效期為2005年10月。如果藥品沒有標明有效期，那麼它的有效期也只有五年，超過五年，最好不要服用。如果是到藥局或藥店買用紙袋裝的零用藥品時，最好是讓工作人員在包裝上寫明生產日期和有效期。

如果找不到藥品的外包裝，無法知道藥品的生產日期和有效期的話，可以從外觀上觀察，從而加以識別。如果有以下變化則應判為變質：

膠囊軟化、碎裂，或表面粘連、發黴等；

丸劑變硬、變形、變色，有異樣斑點或發黴；

片劑上有花斑、黃片、發黴或表面有結晶；

糖衣片表面褪色露底，呈花斑或黑色，以及崩裂、粘連發黴；

沖劑（顆粒劑）有結塊、變粉、潮解者或沖服時有沉澱及絮狀物。

口服液無論顏色深淺，一般都應澄清透明，如有較多的沉澱物、絮狀物、甚至於發黴，都應按變質藥品處理。

眼藥水應為澄明液體（混懸液除外），不得混有黑點或纖維，也不得有變色等異常現象。

注射劑如水針應澄明，無顏色變化，特別是靜脈或點滴的針劑如發現顏色變深，均說明藥品質有了問題。像黃體酮等一般呈淡黃色，均勻澄清，如渾濁、沉澱、分層或顏色變深均為變質的徵兆，不能再用。粉針應為乾燥粉末，色澤應均勻一致，搖動時自由翻轉，如有粘瓶、結塊、變色等，則不能再服用。

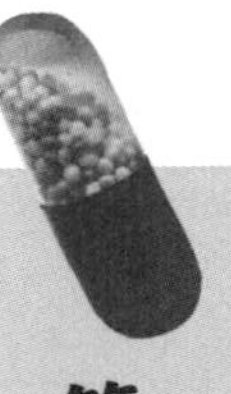

第二節 偽藥

偽藥，是指有下列情形之醫療用原料、製劑及成藥：

（一）假藥

（二）摻假或摻雜之藥

（三）與規定成分不符之藥

（四）含量不足之藥

（五）已失效或已變質之藥

（六）假冒牌號之藥

辨別偽藥的方法：

查三證：即藥品經營許可證、藥品經營合格證、工商管理營業執照三種證件。一般來說，三證俱全的藥店不胡售賣假藥，而如果沒有三證的藥店，那消費者就要當心了。

對批號：省級衛生行政部門批准的藥品文號統一格式為：省簡稱+衛藥准字+（年號）第xxxx號。而且藥品的生產批號一般為六位元數字，有的可在六位後再加一位元數字如030812-6，前面表示生產的年、月、日，後一位則表示批次小組等，假藥一般沒有這些。

看標籤：正品藥必須具有註冊商標、生產廠家、批准文號、品名、主要成分、適應症、用法用量、禁忌、規格、不良反應和注意事項、有效期限等內容；而偽藥很多時候沒有這些內容，或者印刷相當的不清晰。

識外觀：膠囊要看一看是否有破裂或變軟；片劑要看藥片有無變色、發黴、破損；散劑則要注意有無板結、發黴；水劑要看有無混濁、沉澱、變色等；粉劑等也要看有無黴變等

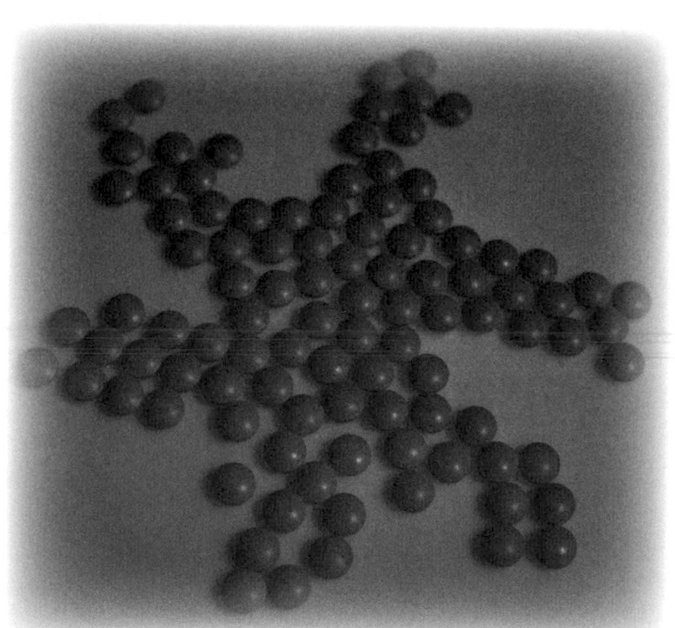

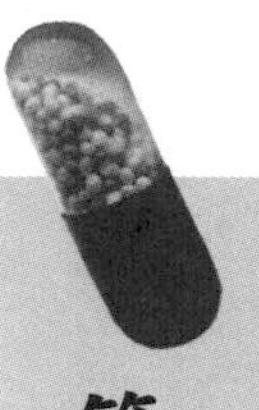

第三節 劣藥

《中華人民共和國藥品管理法》規定，有下列情形之一的藥品為劣藥：

（1）藥品成分的含量與國家藥品標準或者省、自治區、直轄市藥品標準規定不符合的。

（2）超過有效期的。

（3）其他不符合藥品標準規定的。

藥品必須是正式藥廠生產，經衛生行政部門頒發批准文號的正式產品。注意藥品標籤和說明書上必須印有廠家、批准文號和批號，否則即為假藥。藥品批准文號，如為國家衛生部批准的是「衛藥准字」，其後是年度和號碼；藥品標籤或說明書上必須註明藥品名稱、規格、批准文號、產品批號、主要成分、適應證、用法、用量、禁忌證、不良反應和注意事項。醫療單位的自製製劑也有報批文號和註冊號，否則就是非法製劑。

病人無論到醫院開藥，還是在藥店買藥，應注意其是否是正式醫療單位，是否是合法的藥品銷售單位，對所購藥品應按上面所講進行檢查，辨別真假與優劣。千萬不要隨便服用「三無」藥品，謹防假藥，小心上當受騙。

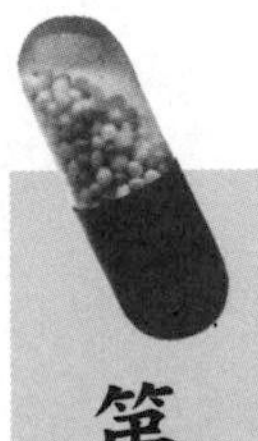

第四節　禁藥

禁藥指：

1．經中央衛生主管機關明令公告禁止製造、調劑、輸入、輸出、販賣或陳列之毒害藥品。

2．未經核准擅自輸入之藥品。但旅客或隨交通工具服務人員攜帶自用藥品進口，不在此限。

由於假藥幾乎可以以假亂真，人們如果不認真注意，真的很可能買到偽藥，因此，政府有必要提升民眾對於偽、禁藥品的基本認知，讓民眾具有辯識偽、禁藥品的能力，有不願意購買來源不明及無中文標示藥品的態度，才能確保人們用藥安全。

辨認合法藥品的方法

藥品只有在經過國家衛生部及相關專家，詳盡審查藥品的適應症、服用方法及注意事項等資料後，衛生部才會核准頒佈發藥品許可證。也就是說，合法的藥物是指經衛生部核准其製造、輸入的藥物，因此選購藥品的第一步驟，就是要檢閱藥品包裝上是否載明藥品許可證字型大小。

此外，根據國家醫藥法規的規定，合法藥品應在藥品外包裝、標籤、說明書上，分別清楚地記載藥品名稱、藥品許可證字型大小、主要成分含量、用量、用法、主治效能、適應症、副作用、服用禁忌及其它注意事項、有效期限、保存期限或製造日期、生產批號、廠商名稱及地址等項目。因此，民眾在購買或服用藥品前，也可從檢視藥品的標示專案、內容是否完整，及是否超過有效期限等資訊，做為安全用藥的參考依據。

當要購買藥品時，假如發現其標示不完全，尤其未標示許可證字型大小，即有涉及偽藥、劣藥或者禁藥的可能。此時應該謹慎小心，必要時可先向醫師、藥師、藥劑生或藥店諮詢，甚至將可疑藥物送請衛生單位查明，來確保用藥的安全，並揪出不法廠商。

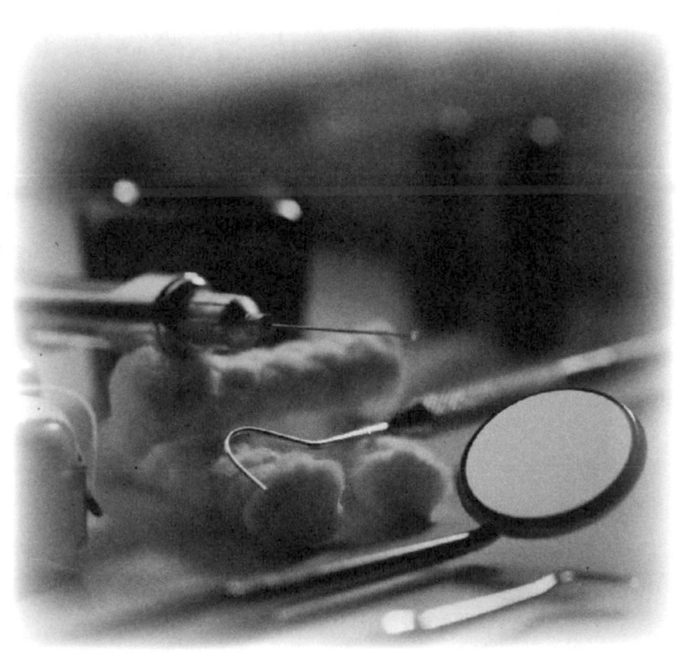

第五節　以毒攻毒類藥

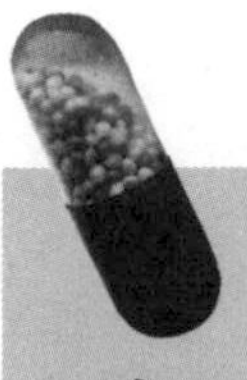

有很多人並不清楚藥物所具有的毒副作用，有一些人在服用藥物時喜歡自行改變藥物的劑量。還有一些藥物，在單獨使用的情況下是安全的，一旦混用，則會產生強烈的不良反應。這種種的錯誤做法，都會加大產生不良反應的機率，因此，本章特地闢出一章以毒攻毒類藥物，教你認清自身的安全用藥指數。

你會安全用藥嗎

俗話說「是藥三分毒」，對於必須用藥的患者來說，合理的用藥無論對病情或者對身體保養都具有相當明顯的作用，良好的用藥習慣，不僅能保證藥物的治療效果，更能保證患者的身體健康。但是，有相當多的人在服用藥物時喜歡自行加大藥物的劑量，認為這樣病可以好得快。但是要知道，用藥劑量過大尤其是長期大劑量用藥，會加大毒性反應的機率，對用藥者造成危害，主要表現在對中樞神經、消化、血液系統，過量濫用藥物的行為，會導致體內藥物濃度過高，嚴重的會在腎臟內發生結晶、免疫複合物沉積等，可見，濫加藥物劑量是導致藥物性肝腎損害的罪魁禍首。為了你的健康，請立即改掉這個壞毛病。

下面是心理醫生對民眾的用藥情況調查後建立的一套檢測的心理測驗。透過下面的測試，你可以檢查自己用藥的安全係數到底有多少。

1．你清楚自己對哪些藥物過敏嗎？

A．知道（3分）B．知道一部分（2分）C．不知道（1分）

2．你是否曾為增強療效而自行加大服藥劑量？

A．經常（1分）B．有時（2分）C．從不（3分）

3．在用藥時，你是否有頻繁更換藥物的習慣？

A．經常（1分）B．偶爾（2分）C．從不（3分）

4．你能夠準確說出阿司匹林、撲爾敏Chlorphenamine Maleate、六神丸這些常用藥品的主要副作用嗎？

A．能夠（3分）B．可以說出一部分（2分）C．不能（1分）

5．你家裏的內服和外用藥品，是否分開存放？

A．分開（3分）B．有的分開了（2分）C．混放（1分）

6．對於過期藥品，你通常是如何處理的？

A．全部扔掉（3分）B．留下外觀完好的（2分）C．繼續服用（1分）

7．當發現廣告中有一種藥品能治療你的疾病，你通常是：

A．馬上買來服用（1分）B．向熟人打聽（2分）C．找醫生諮詢（3分）

8．你能夠讀懂一般常用藥品的服用說明書嗎？

A．能夠（3分）B．能讀懂一部分（2分）C．不能（1分）

9．你是否有乾吞藥片的習慣，或常用茶水、酒、飲料送服藥物？

A．經常這樣（1分）B．有時（2分）C．從不（3分）

10．你經常服用安眠藥或止痛片嗎？

A．經常（1分）B．有時（2分）C．很少（3分）

最後將各題得分相加，得出總分，得分越高，說明你用藥的安全係數也越高。

總分在25分以上者：你具有較好的用藥習慣，你的日常用藥是安全有效的。

總分在19～24分之間者：你在用藥習慣上還存在一些不合理的地方，以後應注意改正它們。

總分在18分以下者：你的用藥習慣令人擔憂，如不立即改正，會嚴重損害你的健康。

藥物服用的目的是為了診斷、治療或是預防疾病。我們最容易理解的藥物作用包括根除病因、緩解症狀、控制或是延緩疾病的進展。因此正確的服用藥物一定要包含下列三大要素：首先是確認用藥原因，透過病人詳細描述病情幫助醫師正確診斷疾病或是幫助藥事人員指示或指導用藥；第二是選擇正確的藥品，依照個人不同的情況選擇最適合的藥物；第三是正確的服用藥物，這是發揮藥物最好效果的關鍵要素，也就是必須在適合的時間用正確的方法服用正確且適量的藥品。

小常識

家庭怎樣識別偽、劣藥品

（1）看標籤：購買整瓶、整盒的藥品時，首先要先看標籤印刷得是否正規，項目是否齊全。藥品的標籤必須印有註冊商標、批准文號、藥品名稱、產品批號、生產企業。特別是商標和批准文號，如果沒有印刷或印刷得不規範，即可視為假藥。

（2）看藥品：無論針、片、丸、粉和水、酊劑以及藥材，凡見有發黴、潮解、結塊或有異臭、異味；片劑色澤不一致者，即可視為劣藥。標籤上都印有有效期，凡超過有效期的藥品，也可視為劣藥。

（3）那些遊醫、地攤藥販售賣的藥物，以及在街頭張貼廣告，吹噓所謂「祖傳秘方」、「包治」的藥物，基本上都是假藥。

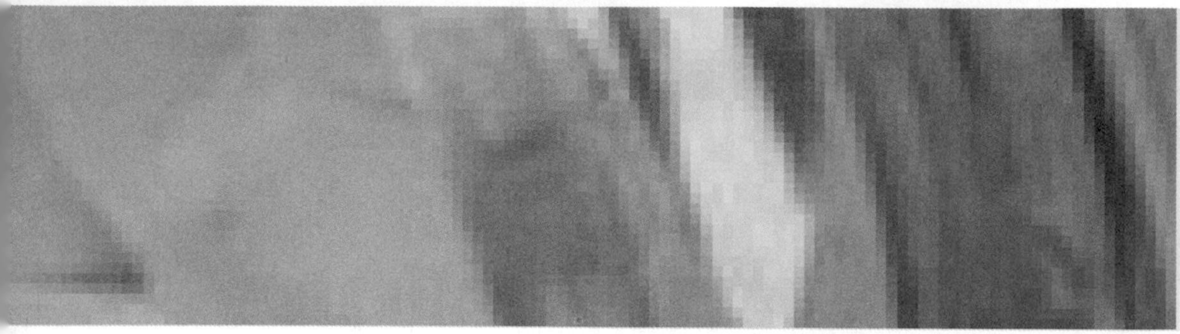

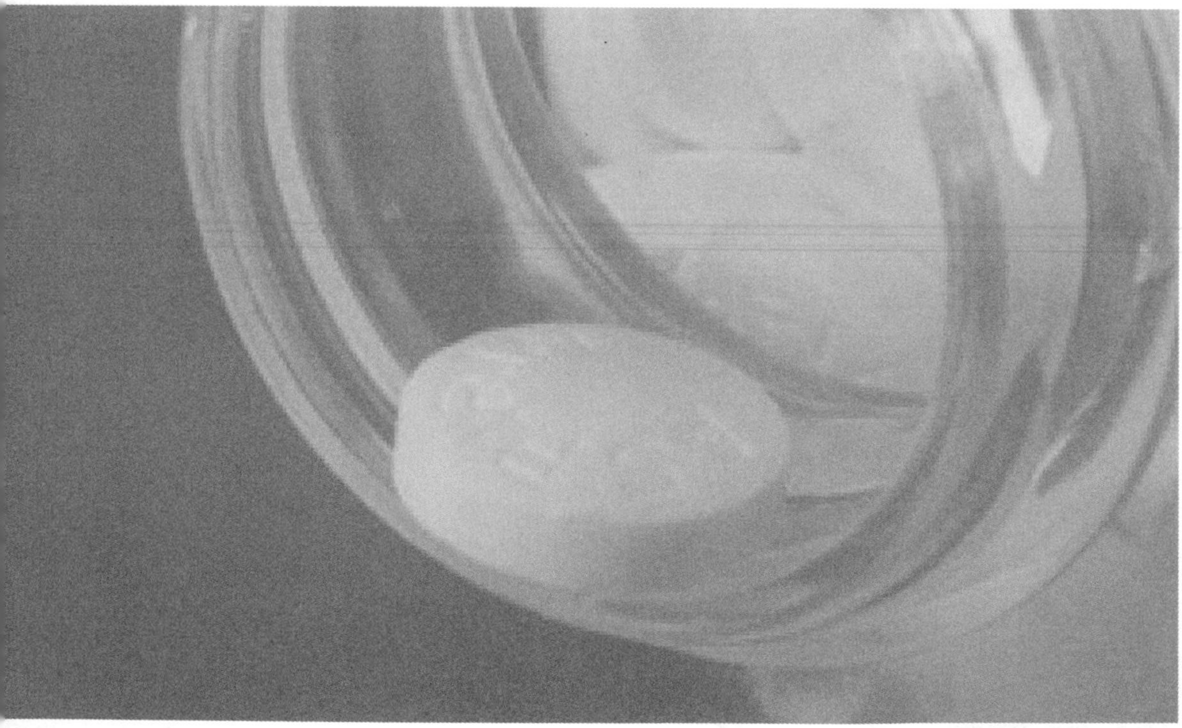

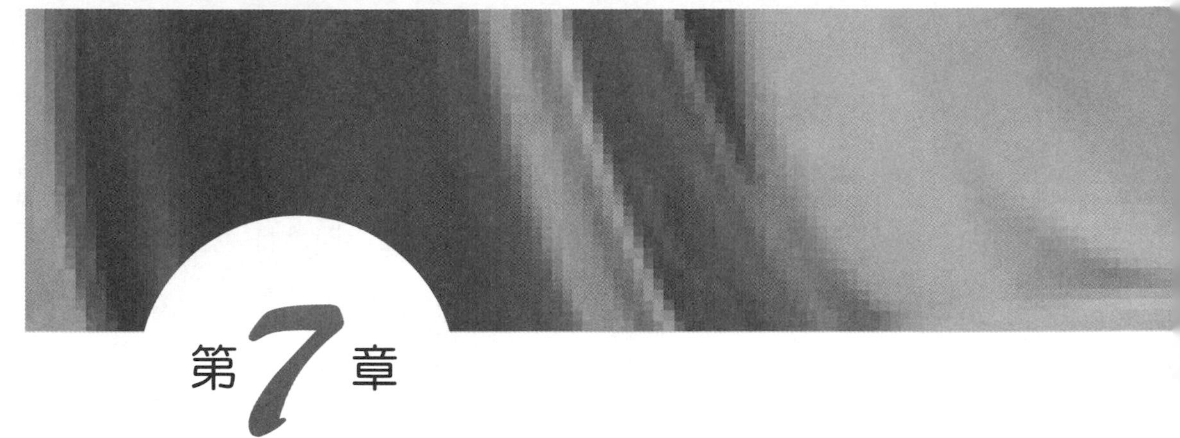

第7章

西藥服用之「亡羊補牢」

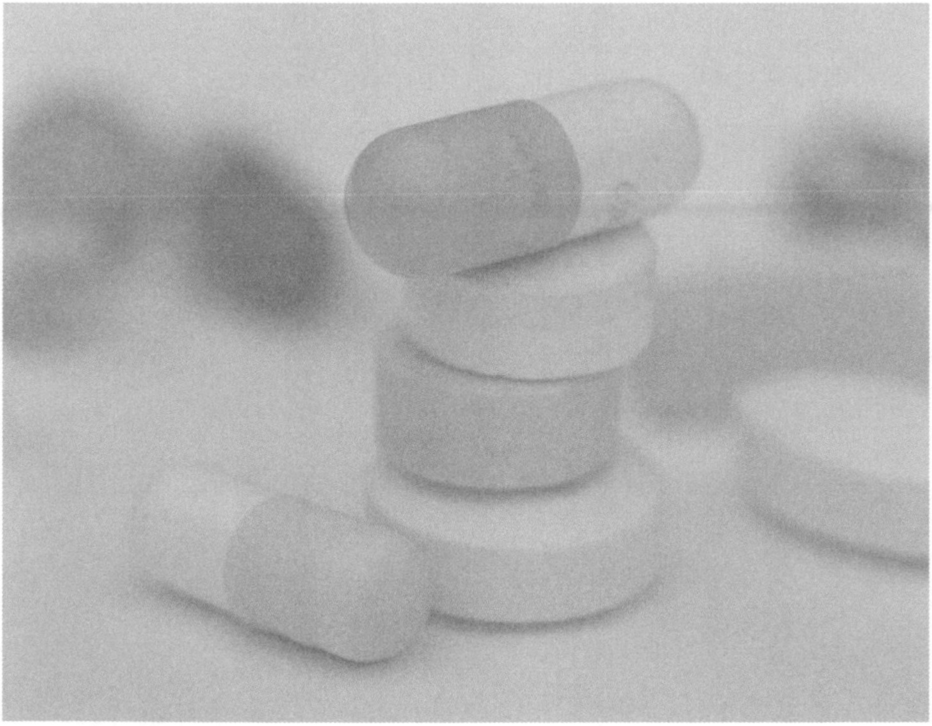

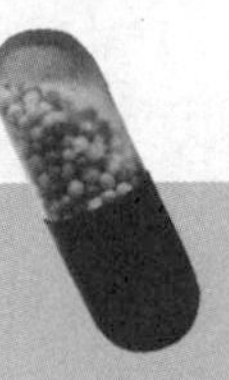

第一節　忘記服藥時的補救辦法

讓我們來看看小張是怎麼服藥的：晚上下班回家，小張忽然想起今天早上忘了吃藥，他趕緊找出藥瓶，說明書上寫著：每天早晨於空腹時服用，小張看看錶，還有十幾分鐘才到7點吃晚飯時間，於是他趕緊補服藥丸，而且為了加速藥效，他還特地把藥丸磨碎才服用。他想，這樣明天8點起床時就可恢復正常服藥了。

你知道小張犯了幾個錯誤嗎？一、他對「空腹」的定義認知錯誤。真正的空腹時間應該是進食前至少1小時或進食之後至少2小時，因此他趕在吃飯前十幾分鐘服藥是錯誤的；二、擅自把藥丸磨碎服用，以為這樣做可以提高藥效，其實把藥丸磨碎或把膠囊打開，不但可能減低藥效，還可能傷害身體；三、這是最後也是本節將要專門講述的問題，小張該不該補服早晨該吃的藥呢？他確實是可以補服的，但是並不是每次忘記服藥都要補服，這應該取決於藥物的種類、服用的次數以及發現忘記服藥的時間。通常應該在想起來漏吃藥的時候立刻補服，但是如果離下一次服藥的時間已頗為接近，那就不需要補服，然後在下一次服藥時間照平常的劑量服用即可，切記不可任意服用雙倍劑量，以免產生嚴重副作用。

藥物在血液中需要維持一定的濃度，才能達到治病的作用，如果忘了服藥，用藥間隔時間過長，那麼就會降低血液中的藥物濃度，會直接導致藥物療效下降，但同時，藥物在血液中的濃度也不是越高越好，如果高於藥物治療的有效濃度時，增加的是毒副作用而不是療效。因此，兩次藥併為一次服是不對的。所以，服藥應注意以下幾點：

（1）服藥的間隔時間一般為4～6小時，如果錯過服藥時間，但發現時間如在吃藥間隔時間的1/2內（即2～3小時內），那麼想起時應立即服用。

（2）若與下次服藥時間相當接近，超過服藥間隔1/2的時間，則不必補服，只需在下次服藥時間服用下次的藥量即可。

（3）忘記服藥時，絕對不要在下一次的用藥時間服用兩次的劑量，以免因藥物過量引起中毒。

（4）如果是抗生素或抗菌劑，務必按時、按量服用，如果錯過服藥時間，則原來每天服用2次者，應該與下一次的服藥時間相隔5～6小時；而每天服用3次者，則應與下一次的服藥時間相隔2～4小時。

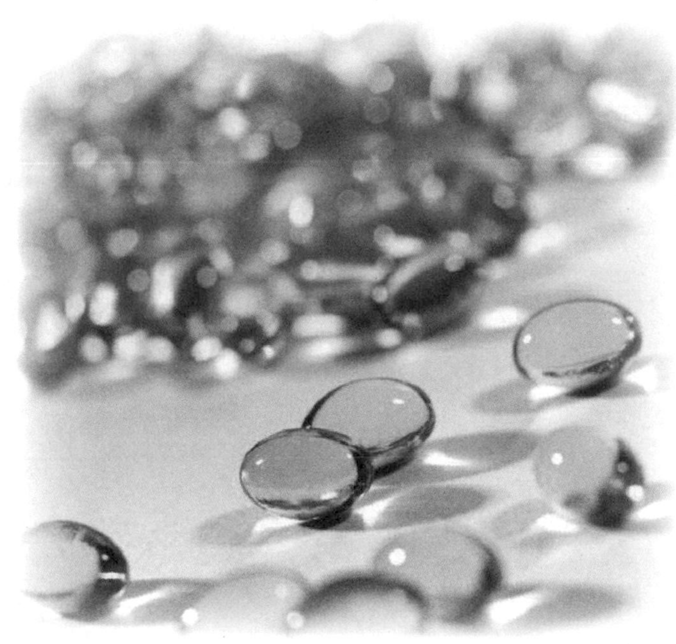

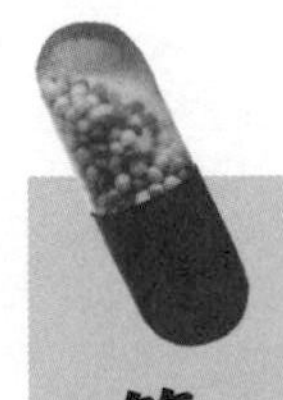

第二節 誤服藥物時的處理原則

吃錯藥怎麼辦

（1）如果錯服的是一般藥物，如維生素、滋補藥、抗生素等，其副作用小，不必做特殊處理（除非大量服用），但應觀察病情變化。

（2）誤服或多服了巴比妥（Phenobarbital）、氯丙臻、阿托品、顛茄、東莨菪鹼等藥物易造成中毒。若是服量在正常用量範圍內，則只需多飲開水促進其排泄即可，但必須注意觀察病情變化。

（3）如果誤服毒、劇藥品，則應採取緊急措施。儘快將胃內毒物吐出是搶救成功與否的關鍵，可用手指、湯匙柄或筷子刺激咽後壁（舌根）引起嘔吐，從而將誤服的毒物吐出，接著再讓病人喝下500毫升涼開水（可加入25克食鹽），再用上法催吐，然後速將病人送往醫院搶救。還要記住應把剩餘的毒、劇藥品收集起來，供醫生參考。

（4）誤服強酸、強鹼或腐蝕性藥物，如來蘇兒（Saponated Cresol Solution）、石碳酸等，應禁用催吐和洗胃等方法。因為它們對食道、胃粘膜有腐蝕作用，故應讓病人喝生雞蛋清、牛奶、豆漿等，能保護粘膜以及中和毒性，然後迅速將病人送醫院搶救。

（5）有條件的家庭，可採用不同的解毒藥，如用肥皂水、氫氧化鋁中和酸性毒物；用高錳酸鉀中和氰化毒物；用醋、桔子汁中和鹼性毒物；用牛奶、濃茶、蛋清等使生物鹼和重金屬毒物沉澱。

藥物中毒經過上述即時處理後，將會為進一步送往醫院救治奠定良好基礎。

誤服藥物時的處理原則

（1）適時予以催吐，再送往醫院急救。但誤服的藥物若是強酸或強鹼，不要催吐。

（2）送往醫院就診時，應該將所誤服藥物的完整包裝、藥物與外盒，攜帶前往就診醫院以協助診斷。

（3）應該將誤服藥物的用量、服用時間及所發生的症狀告知醫師。

（4）如果是眼部、皮膚直接受到藥物刺激時，應該立刻用清水沖洗後再送往醫院。

小孩吃錯藥急救法

小孩吃錯藥不外乎兩種情況：一種是家長粗心大意或忙碌中拿錯了藥；另一種是孩子自己隨便拿藥吃所造成的。

某些藥品如維生素等，副作用（或毒性）較小，即使是吃錯了或多吃了一兩片，問題一般也不大。但有的藥物則副作用及毒性都較大，而且有一定的極量限制，如安眠藥及某些解痙藥，像阿托品、顛茄合劑以及退熱鎮痛藥品等，多吃了會使孩子陷入昏睡、昏迷、心跳劇烈加快（或減慢），甚至導致休克，造成危險。還有一些外用藥品具有毒性及腐蝕性，如果吃錯應趕緊處理。

家庭初步處理方法

可用手指刺激咽部，使藥物被嘔吐出來，然後再抓緊時間送醫院進行觀察搶救。如小孩誤喝了碘酒，應趕緊給孩子喝米湯、麵糊等澱粉類流質，以阻止人體對碘的吸收；錯喝了癬藥水、止癢藥水、驅蚊藥水，應立即讓小孩盡量多喝濃茶水，因茶葉中含有鞣酸，具有沉澱及解毒作用。

如果發現孩子已經吃錯了藥，千萬不要驚慌失措，更不要打罵和恐嚇，如果嚇著孩子，不止無法弄清情況，還會拖延時間，使藥物更快吸收，增加急救的麻煩。此時父母應採取安慰的態度，耐心詢問，以便迅速瞭解情況，有助於醫生對症處理。

孕婦吃錯藥怎麼辦

在醫院，經常會有孕婦來諮詢這樣的問題：在不知已經懷孕的情況下服用了某某藥物，要不要緊？懷孕後服用了有損胎兒的藥物，對胎兒有什麼樣的影響，應該繼續妊娠還是中止妊娠？對於最需要細心呵護的胎兒來說，這些問題顯然十分重要。

其實即使是一些老藥，其對胎兒的影響，迄今也無法完全肯定。而且，由於胎盤屏障可以阻止某些有害的大分子藥物進入胎兒血液循環，因此，藥物對胎兒的實際致畸作用及潛在影響實在是難以確定的。

唯一可以用來預測孕期服藥的影響的方法就是從服藥時間和相關症狀來加以考慮。一般而言，服藥時間發生在懷孕3週（停經3週）以內，稱為安全期，此時囊胚細胞數量較少，一旦受有害物的影響，細胞損傷難以修復，不可避免地會造成自然流產。此時服藥若無任何流產徵象，一般表示藥物未對胚胎造成影響，不會造成畸形兒的情況，可以繼續妊娠。懷孕3週至8週內稱高敏期，此時胚胎對於藥物的影響最為敏感，致畸藥物可產生致畸作用，但不一定引起自然流產，因此此時應根據藥物毒副作用的大小及症狀加以判斷，若出現與此有關的陰道出血，不宜盲目保胎，應考慮中止妊娠。懷孕8週至懷孕4～5個月稱為中敏期，此時胎兒各器官進一步發育成熟，對於藥物的毒副作用較為敏感，但多數不引起自然流產，致畸程度也難以預測。此時應根據藥物的毒副作用大小等因素全面考慮，再決定是否中止妊娠，繼續妊娠者應在妊娠中、晚期做羊水、超音波等檢查，若是發現胎兒異常應予引產；若是染色體異常或先天性代謝異常，應視病情輕重及早終止妊娠，或給予宮內治療。懷孕5個月以上稱低敏期，此時胎兒各臟器基本已經發育，對藥物的敏感性較低，用藥後一般不出現明顯畸形，但可出現程度不一的發育異常或侷限性損害，此時服藥必須十分謹慎。

小常識：

吃錯藥的催吐方法

（1）如吃大量安眠藥或其他毒性大的藥物，要在最短的時間內催吐。方法是用筷子或湯匙壓患者舌根部引吐，吐後灌一大杯溫涼的水再次引吐，直到胃內藥物全部吐出。

（2）誤服碘酒，應立即灌米湯或蛋清，然後催吐，反覆進行，直到嘔出物無碘酒色為止。

（3）誤服腳氣水或皮炎藥水，立即用溫茶灌服，然後引吐。

（4）誤服硫酸等強酸劑，用肥皂水或蘇打水灌服，以中和強酸，然後反覆引吐。

（5）誤服強鹼液，可給病人喝些食醋，然後以醋兌水洗胃。

（6）誤服來蘇兒液，可用溫水或植物油洗胃，並隨之灌服蛋清、牛奶或豆漿，延緩吸收後催吐。情況緊急的中毒，應送醫院治療。

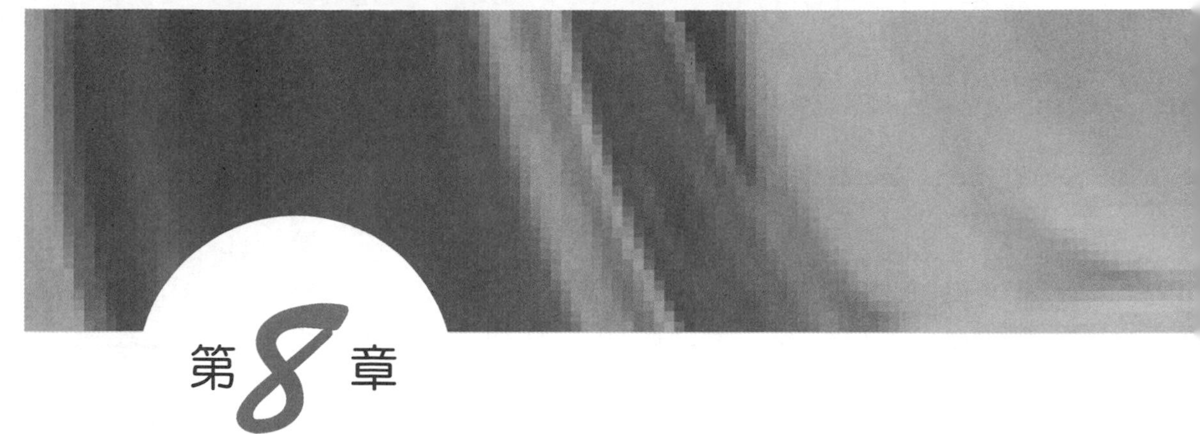

第8章

人群不同　規則不同

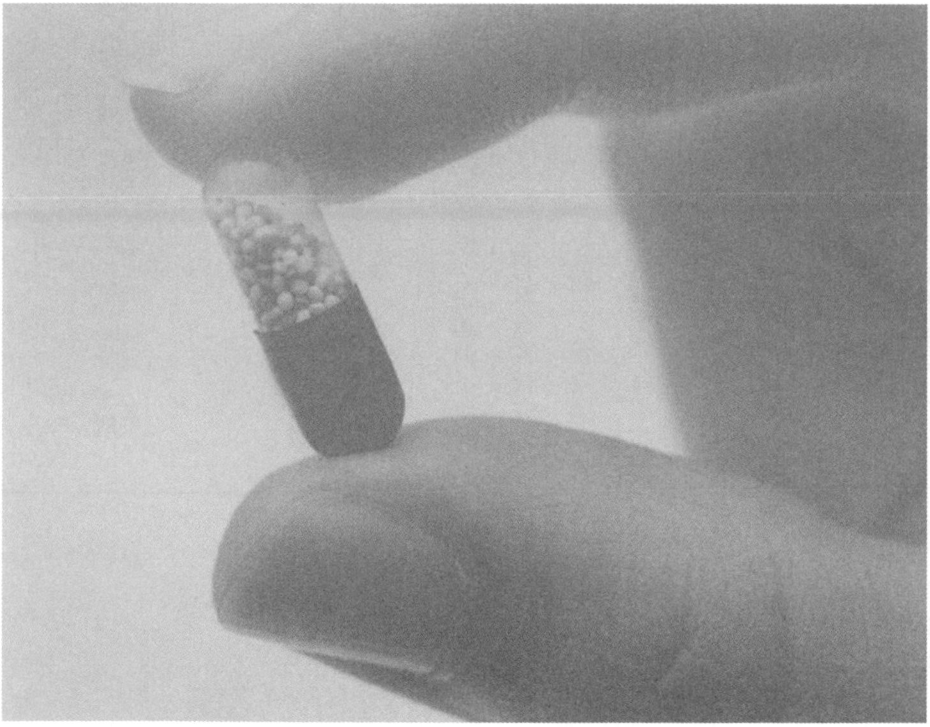

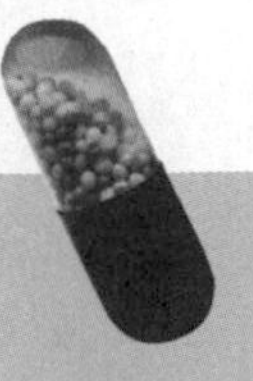

第一節 嬰幼兒、孩童用藥注意事項

小兒用藥有哪些特點

小兒由於生理、生化等方面的因素與成人有量的差別，還有質的不同，這些特點主要表現在以下幾個方面：

藥物吸收多——嬰幼兒的胃酸偏少，胃酶活性較低，胃排空遲緩，腸蠕動不規則，特殊轉運能力弱，因此某些易受胃酸、胃酶和腸道酸鹼度影響的口服藥物，小兒的吸收量較成人多，如新生兒口服氨芐青黴素可吸收60％以上，而成人僅吸收30％。同時，由於兒童的皮膚嬌嫩，血管豐富，所以在皮膚用藥時藥物容易透皮吸收，皮膚破損時吸收量就更多了。就曾經有過有用硼酸溶液濕敷治療尿布皮炎，發生病兒中毒死亡的報導。

血藥濃度高——小兒尤其是新生兒細胞外液較多，這樣就影響了某些胺脂——水分配係數在體內分布的藥物（如磺胺、青黴素、頭孢菌素、速尿等），導致血中藥物濃度增高；另一方面，由於嬰幼兒體內血清蛋白量比成人少，而且與藥物的結合力也較弱，因而造成血中游離藥物濃度增高。易出現多種不良反應。

對他們進行服藥時應注意的事項如下：

（1）孩童的謹慎度較差，有時會將藥粒弄掉了，父母們要小心。

（2）五歲以下的孩童最好服用藥水，因為分解藥丸壓碎會味苦而難吞服。

（3）小孩服藥的順從度較差，如此就變成一種惡性循環。應該耐心勸服，而服藥之後，可以給予味道佳美的東西來蓋過藥的苦味。

（4）有色彩的藥粒常被孩童誤認是糖果，進而誤服後中毒。這些案例經常發生，父母千萬要小心注意！

（5）為嬰兒餵藥時，最好不要將藥粉放入牛奶之中，以免適得其反，造成嬰兒討厭喝牛奶。

（6）餵食藥水時，若說明書上標示以湯匙為單位或以量杯算西西（c.c.）數時，都應注意以水準視線為準，否則劑量就不夠了。

（7）注意藥物擺放的位置，勿與食物放在一起，以免小孩誤食。選用讓小孩不容易打開的容器來裝藥物。一般的營養補充品，例如鈣片、維他命、魚肝油、健康食品，也請存放於小孩不易拿到的地方，因為就算是所謂營養品，同樣可能造成嚴重的中毒症狀。同時也要注意藥物的保存期限，及是否需要避光。尤其成人在服藥過程中，若有事中途停止服藥，要格外小心嬰幼兒、孩童誤認為糖果而誤服。

小兒給藥不只是科學也是一種心理教育，父母應用盡方法，讓嬰幼兒或小朋友，在快樂的心情下服藥，才能使藥物充分發揮療效。

幼兒用藥的做法

幼兒的身體器官尚未發育成熟，醫師處方總會根據小朋友的體重和年齡來計算他們的用藥量，所以千萬不可將成人的用藥私自減量給小孩服用，因為所給藥的演算法不同，會造成劑量過高的現象，從而造成更大傷害。

由於幼兒的生理、心智都還在發展階段，生病服藥時常會有抵抗哭泣的事情，為人父母者也容易不耐煩，從而使得小兒科藥物治療變得更為複雜。針對幼兒用藥，要注意以下幾點：

（1）嬰兒用藥時，小心將嬰兒抱在膝上，支撐他的頭部區，服用有刻度的滴管或口服注射器（一般在藥店可購買），一次飲食少量的藥品，要將藥品滴在口腔的後方或舌兩側，以免哽塞。如果吃藥之後1小時內吐出，請再補充半量，若在2小時之後才吐，則不必再補充。如果每次吃同一種藥都會吐，那幼兒可能對此處方有藥物過敏的現象，就要向醫師與藥師詢問是否有其他藥可以替代。

（2）5歲以下的孩子適宜服用液劑，比如糖漿、懸浮劑，因為他們吞藥片或膠囊的能力還沒有發展良好。孩子到5～6歲以上就可以吞藥片，讓小孩選擇一種舒服的服藥姿勢，其中也可讓小孩選擇服藥次序。叮囑孩子將藥粒放在舌根處，喝水幫助吞服，並要孩子把水吞下去，以便分散孩子的注意力。並用「寶寶最乖了，媽媽給你餵藥！」「寶寶聽話，媽媽最喜歡疼寶寶了。」之類的話語來鼓勵啟發他們，對於孩子聽話的行為，家長應該讚賞表揚，不要哄騙他們。

（3）可用少量食物或飲料改善藥品的味道，但須確定能全部吃完，以避免劑量服用不完全，而影響治療效果。給孩子服藥最好用白開水送服，建議最好不要將藥物放在牛奶中或與牛奶一起喝，服藥後再喝些飲料去除藥味。也可詢問醫師，如果沒有禁忌或被破壞的可能，那就可以把藥品磨碎之後混在可口食物中一起餵服，例如鮮乳酪、果凍或布丁等，對吞服幫助很大。一定要全程親自監督小朋友服藥，不能在孩子哭鬧嬉戲時喝藥。特別強調，千萬不能捏著孩子鼻子強行灌藥，這樣容易將藥嗆入氣管，造成窒息而發生危險。

（4）幼兒病患若遭細菌感染，醫師會加開抗生素治療。一般抗生素糖漿劑都以粉末狀裝於有標示刻度的容器，藥師會指導病患家屬服用時應先加以泡製。乾粉較穩定，加水後須冷藏保存，依規定須在一星期內用完，否則藥品效果會減弱。

（5）對於發熱的病童，醫師會給退燒藥水，以備其發燒到38.5℃（肛溫）時服用。退燒劑一般於30～40分鐘以後開始發揮作用，剛開始會發汗，1小時後可逐漸達到最大藥效。做父母不要太心急，若燒一直沒退下來，可依醫師提示於4小時後再重複給退燒藥劑。

兒童用藥應注意哪些問題

小孩子往往不善於表達自己的病痛，而嬰幼兒不會說話，更是無法表達，因此兒童的診治需要家長和醫生耐心的觀察和細緻的診斷。而嬰兒從離開母體那一天開始，每時每刻都在生長發育，一方面，他們新陳代謝旺盛，血液循環快，吸收、排泄都比大人快；另一方面，他們的器官和組織發育都還不成熟，抵抗力低，容易生病，又對藥物反應非常敏感。用藥稍有不當就會產生嚴重不良反應，因此，兒童用藥需要特別的小心。小兒用藥需要注意以下幾點：

（1）不能隨意用藥。退燒藥不可過量，用藥時間不可過長；三個月以內的嬰兒慎用，因為退燒藥可以使嬰兒出現虛脫；解熱鎮痛藥和抗生素盡量不用，即使服用也必須在醫生嚴格指導下服用；氯黴素可抑制骨髓造血機能，個別的孩子會因應用氯黴素發生再生障礙性貧血，血小板減少，白血球降低；八歲以內的小孩，特別是小嬰兒服用四環素容易引起黃斑牙（四環素牙），個別的還可引起顱壓增高（表現為囟門鼓起，頭疼）；新黴素、卡那黴素、慶大黴素，鏈黴素可引起小兒耳聾，或腎臟損害、血尿等。千萬不要孩子一發燒就用抗生素，尤其是一些傷風、感冒病，服用一些中藥，或是多飲水，好好休息就能痊癒。

（2）藥物劑量要準確。小兒用藥劑量和大人的不同，許多藥如抗生素、退燒藥等都是根據小兒體重計算出來的，但有的家長不按醫囑，覺得燒高了就多吃一點退燒藥，病沒有好，就以為藥量不足，隨意加大服用劑量，或是自己認為病好了，不經醫生檢查就隨意停藥或減少劑量；這都是不對的。

（3）用藥時間和方法要聽從醫生安排。不同的病用藥時間的長短也不同。特別是一些慢性病和一些免疫病在治療期間必須聽從醫生的指導，不能隨意減量、停藥和換藥，如結核病、肝炎等都需較長時間用藥，而且在用藥劑量、療程、方法諸方面都有一定的講究，在疾病的不同時期藥物劑量也有一定的改變，絕不能隨意改變。

兒童忌用土黴素

土黴素（Terramycin）或四環素進入人體後，會與血液中的磷酸鈣結合，沉澱於生長中的骨骼和牙齒，使牙齒變黃。

小兒出生後4～6個月出乳牙前，兒童在5～6歲出恆齒前服用四環素、土黴素危險很大。幼兒即使服藥時間很短，也會引起乳牙變色、牙釉質發育不全，並會發生齲齒。

不要以為這種黃牙齒只是影響美觀，並無大礙，其實身體的發育也會受到影響。四環素或土黴素會造成骨骼生長緩慢，嬰兒服用會引起哭鬧、嘔吐、昏睡等不良反應。孕婦服用這些藥後還會透過胎盤滲透到胎兒體內，影響胎兒的發育。

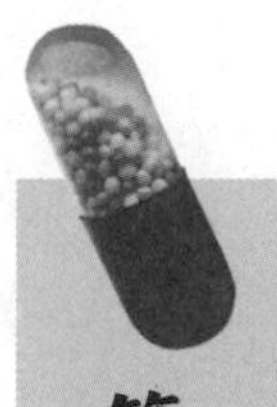

第二節　老人的用藥注意事項

健康是每位老年人所夢寐以求的，但是由於老年人的器官伴隨著年齡的增長而衰退，生理的自我調節能力及免疫系統與年輕時都不可同日而語。約80％以上的老年人或多或少都會有慢性疾病，生病的機會增加，藥也愈吃愈多，有時還會同時患有多種疾病，而隨著服用藥品種類的複雜化，藥物的副作用與藥物之間交互作用的發生機率也隨之增加。對於這個問題，必須靠家人及醫療人員共同努力來解決。

老年人服藥，有三種常犯的錯誤：

（1）看錯服藥指示、錯誤的服藥間隔和忘記服藥。

（2）服用錯誤的劑量，自行額外增減藥劑。

（3）將自己的藥品推廣給親朋好友。

老人用藥的幾大原則

人到老年，各組織器官都會發生退行性變化，從而出現明顯的衰老現象。這是人生的必然規律。人的衰老現象表現在各個方面，如胃腸道功能減退、蠕動減慢，消化液分泌減少，肝臟的解毒、轉化功能減弱，腎臟的排泄功能下降等，這些都直接影響到藥物在體內的吸收、分布、轉化和排泄。

此外，老年人對一些藥物的敏感性增加，耐受力降低，使得藥物的有效量與中毒量接近，安全範圍變小。

所以，老年人用藥比年輕人容易發生蓄積中毒及不良反應，故應特別謹慎。在服用時應注意以下幾點：

老年人用藥劑量比年輕人要適當減少。老年人由於肝臟對藥物的轉化能力弱、排泄慢、藥物在血液中持續時間長，所以用藥劑量要適當減少，一般主張只用年輕人的1/2或3/4劑量。也有人主張，從50歲起，每增加1歲就相應地減少藥物用量的1％。

減少服藥次數，如每日服2次，改為每日服1次。

減少藥品種類。有些老年人往往同時患有好幾種疾病，為圖省事，到醫院去幾個科看病，開藥後帶回家裏同時服用，不僅藥物品種太多，增加心、肝、腎、胃腸的負擔，而且藥物之間還可能互相發生反應，增加毒性或降低療效，因此，同時用藥的品種不宜過多。合理地聯合用藥，即將兩種治療作用相同、副作用相反的藥物合併服用，這樣即可增強療效，又減少副作用。

隨時注意藥物的不良反應。在老年人用藥過程中要隨時注意病情變化，如有新的症狀出現，就要考慮是否為藥物引起的不良反應，這時應即時請醫生診治，以防出現「不治倒還好，越治越糟糕」的後果。要重視藥物的相互影響，如老年人腎功能減退時易引起缺鉀，排鉀利尿藥（噻嗪類等）與其他排鉀藥物（腎上腺皮質激素adreno cortico hormones）合用時缺鉀加重，應盡量避免，非用不可者要注意鉀鹽的補充。不宜應用大寒、大涼、大熱、大溫之藥。老年疾病有其固有的特點，如情緒改變、食慾減退、失眠、頭暈、氣喘、心慌、乏力、便秘、尿頻症狀等，治療要從精神和藥物兩個方面同時著手。用藥也要因人而異，一般說來，體質單薄、瘦弱、貧血、氣虛的老人，切忌大寒、大涼、發散、峻瀉之藥。體質肥胖、壯實或高血壓、高血脂、高膽固醇的老年人，應慎用大溫、大熱、升提滋補之藥。

此外，老年人用藥要掌握這樣一個原則：即可用可不用就不用，可少用就不多用，可單用就不聯用。

針對老年人用藥，有幾點要特別注意及改善

（1）老年人長年多病，對生命的未來充滿無力感，除生理方面的痛楚難以承受外，情緒上也難免消極。家庭成員應該多在精神上給予安慰、支持和鼓勵，不要讓老人家覺得自己是一個藥罐子，要知道心理建設是很重要的，快樂的心靈是身體健康必備的條件。

（2）老年人屬於高危險用藥者，更應小心服用藥物。對於不認識字的老年人，可用簡單明瞭的圖畫和數字提醒，例如早上畫太陽，晚上畫月亮等。另外，對於失智症的老人，應由照顧者在每次服藥前才將藥物交給病人，並且親眼看到病人確實服下藥物。獨居的、大於80歲、記憶力較差的老年人，常有忘了服藥或重覆服藥的現象出現，因而家人及醫療人員，要特別注意老年人的服藥劑量及時間，並定期追蹤病情及加強評估藥物療效。

(3)就國外老人用藥情形統計資料來看，美國65歲以上的老人平均服用4種藥物，在歐洲則是7種。有些老年人的知覺有障礙，行動又不方便，光是藥的種類和服用的時間間隔，就令他們眼花繚亂。因此，醫藥界都盡可能簡化藥種類及給藥率，讓老年人的用藥越簡單越好。領取藥品時，家人、看護者及醫療人員應盡量向藥師詢問自己不懂的問題，不但可以減少重複用藥的問題，更能避免嚴重的藥物交互作用的發生。並且必須遵從指示劑量，不可自行增減藥品與藥量。

(4)老年人容易接受一些偏方，常常過度聽信或誤解報紙、廣播、電視的醫藥新聞或廣告，在一知半解的情形下，擅自服用而造成不良影響。因為有些藥物是來路不明，或未經政府許可的問題藥物，所以家人和醫療人員要特別注意。

世界各國的人口都在逐漸的老化，慢性病用藥已佔醫療費用的大宗，研究報告指出，非處方藥中最常被服用的是鎮痛劑、維他命和營養劑，而老年人也成為了藥物的主要使用者，因為服用藥物種類繁多，我們必須多付出一些耐心與愛心來關愛老年人。

為老年人用藥把好關

(1)老人家視力及聽力都有問題時，家屬就格外小心，多幫他聆聽醫師、藥師指示的事項及多替他注意藥包袋上的標示，以免吃錯藥品的種類、劑量和次數。

（2）可到藥店或商店購買一個「藥盒」，將一天或一週的分量按早、午、晚及睡前一份份的放好，如此一來可提高老人家服藥的方便性，相對的也可以降低老人家服藥出差錯的機率。

（3）老年人伴隨年齡的增長及生理機能的退化，容易同時患有多種疾病，服用的藥物種類及服藥次數會較多、較繁雜，至門診時應告知醫師目前服用的藥物及其它病症，以降低重複給藥的機率和藥品的交互作用。

（4）可以多和醫師討論目前的用藥，減少或降低不必要的藥物，來降低服藥的種類及繁雜度，讓老年人的用藥單純化。

老人用藥八項注意

據有關調查資料表明，人進入老年期，對藥物的耐受性已減弱。因此，老年人在用藥時一定要慎重。

一、宜先就醫後用藥，不宜先服藥後就醫，以免掩蓋病情，延誤診斷，影響治療。

二、用藥方法宜口服不宜立即肌注或靜脈滴注，因為服用藥比注射用藥安全、方便。

三、用藥種類宜少不宜多，藥物用得多容易發生藥物相互作用，產生毒副作用。

四、用藥的劑量宜小不宜大，老年人腎臟的排泄功能降低，肝臟對藥物代謝速度的減慢，容易引起蓄積中毒。

五、用藥的時間宜短不宜長。以免產生對藥物依賴性、耐受性及成癮性。

六、藥性宜溫不宜劇。老年人氣虛體弱，對於劇烈的藥物常因抗不住會發生虛脫、休克等危險。

七、療程宜緩不宜急。急則治其表，緩則治其本，要做到固本扶正，標本兼顧。

八、宜用中藥調養，西藥急救，盡量做到攻補兼施。一般認為中藥比西藥安全，毒副作用要小得多。

老年用藥十二忌

統計表明，老年人平均用藥量約是青年人的5倍以上，是用藥的「主力軍」。但是老年人體內各臟器生理儲備能力減弱，對藥物的應激反應也變得脆弱，導致了藥物的治療量與中毒量之間的安全範圍變小，加上老年人肝腎功能減退，排泄變慢，故容易發生中毒或不良反應，因此老年人用藥需要十分注意。一般說來，老年人用藥有十二忌：

一忌任意濫用。患慢性病的老人應盡量少用藥物，切忌不明病因時就隨意濫用藥物，以免發生不良反應或延誤治療。

二忌種類過多。老年病人服用的藥物越多，發生藥物不良反應的可能也就越大，而且，老年人記憶力減退，藥物種類過多易造成多服、誤服或亂服，所以一次最好不超過3～4種。

三忌時間過長。老年人腎功能減退，對藥物和代謝產物的濾過減少，如果用藥時間過長，會招致不良反應。因此老年人用藥時間應根據病情以及醫囑即時停藥或減量，尤其是對於毒性大的藥物，更應掌握好用藥時間。

四忌用藥過量。臨床用藥量並非隨著年齡的增加而增加，老年人用藥應相對減少，一般用成人劑量的1/2～3/4即可。

五忌生搬硬套。有的老年人看別人用某種藥治好了某種病便仿效之，完全忽視了自己的體質及病症差異。

六忌亂用秘方、偏方。老年病多為長期、慢性病，導致老年人出現「亂投醫」現象。那些未經驗證的秘方偏方，缺乏科學的療效資料，常會延誤病情甚至釀成中毒，產生更大的危害。

七忌濫用補藥。體弱老年人可適當地用些補虛益氣之品，但若盲目濫用，不利反害。

八忌長期用同種藥。一種藥物長期應用，不僅容易產生抗藥性，使藥效降低，而且會產生對藥物的依賴性甚至形成藥癮。

九忌朝秦暮楚。有的老年人治病用藥毫無耐心，今天見人說這種藥好，便用這藥，明天廣告誇那種藥，又改用那種藥，這樣品種不定，多藥雜用，不但治不好病，反而容易引起毒副反應。

十忌濫用三大素。抗生素（antibiotics）、激素（Hormone）、維生素（vitamin）是臨床常用的有效藥物，但切不能當作萬能藥，濫用也會導致嚴重不良後果。

十一忌濫用瀉藥。老年人易患便秘，如為此而常服瀉藥，可使脂溶性維生素溶於其中而排出，造成脂溶性維生素A、D、E、K的缺乏。老人便秘，最好的治療方法是調節飲食，養成每天定時排便的習慣，必要時可選用甘油栓（Ganyou Shuan）或開塞露（Glycerine Enema）通便。

十二忌依賴安眠藥。長期服用安眠藥易導致頭昏、頭脹、步態不穩和跌跤，還可能成癮和損害肝腎功能。老年人治療失眠最好以非藥物療法為主，安眠藥為輔。就算使用安眠藥，也應該交替輪換使用毒性較低的藥物。

老病號別給自己開處方

中國人喜歡說「久病成良醫」，很多慢性病人在長時間的服藥期間確實會瞭解到很多藥物的特點和作用，但是，憑藉這種一知半解或者道聽塗說的粗淺知識就去給自身的疾病下判斷、開藥方，是一種很危險的行為，沒有系統專業的醫學知識，是無法憑藉些許的經驗來進行準確的判斷的。所以我們要提醒患者的是，千萬別自行其是，自己給自己開處方。

七十多歲的白大爺年紀大了，免不了有些老人病。醫生考慮到他的年紀和身體狀況，向他推薦了某種副作用小、見效快的進口藥，果然幾天工夫就藥到病除。後來白大爺的病又反覆了幾次，都是靠這個藥，一吃就好。於是，白大爺乾脆買了不少的藥放在家裏，只要老毛病復發，就立刻服用這種藥，這樣不僅節約，又免於奔波之苦。但到了八十多歲的時候，白大爺發現這種藥失靈了，它不僅治不好自己的老毛病，反而給自己帶來了腹脹、腹痛等症狀，後來在醫生的指導下停用了此藥，這些症狀才消失。特效藥為什麼會失效呢？原來，人體如果長期服用某種藥物，就會產生某種抗藥性，降低藥效的發揮，同時，白大爺已屆八十多歲高齡，身體機能嚴重退化，完全不同於十年之前的時候了，這時候還繼續服用當初的特效藥，副作用會全部表現出來，造成傷害。

所以，為了健康和安全，患病後一定要在醫生的指導下服用藥物，嚴格遵守醫囑，接受正規治療，切忌自行其是，以避免因用藥不當給健康造成不必要的危害。

老年癡呆病人服藥注意事項

經醫生確診的老年癡呆病人，常常需要接受藥物治療，而且一般都是以口服給藥為主。所以，在家照料老年癡呆病人服藥時應注意以下幾點：

（1）癡呆老人因病常忘記吃藥，或忘了已經服過藥又重複服用，所以老人服藥時必須有人在旁陪伴，保證病人將藥全部服下，以免遺忘或錯服。

（2）癡呆老人常常不承認自己有病，或者常因幻覺、多疑而認為家人給的是毒藥，所以他們常常拒絕服藥。這就需要家人耐心向病人解釋，也可以將藥磨碎拌在飯中讓病人吃下，對拒絕服藥的病人，一定要看著病人把藥吃下，還要讓病人張開嘴，看看是否嚥下，防止病人在無人看管後將藥吐掉。

（3）癡呆患者無法表達自身的不適，因此家屬要細心觀察患者有何不良反應，即時調整給藥方案。

（4）對伴有抑鬱症、幻覺和自殺傾向的癡呆患者，家人一定要收藏好藥品，放到病人拿不到或找不到的地方。

（5）臥床病人、吞嚥困難的病人不宜吞服藥片，最好磨碎後溶於水中服用。昏迷的病人要下鼻飼管，應由胃管注入藥物。

60歲以上老年人不宜服用安眠藥

很多60歲以上的老年人患有或輕或重的失眠症，嚴重影響了他們的身心健康，因此，這些老人多數選擇服用安眠藥片來幫助他們獲得更好的睡眠。但是，日前發表在《英國醫學雜誌》上的一篇分析文章卻指出，讓這些老人服用安眠藥物實際上是弊大於利。

加拿大多倫多毒癮及精神健康中心的工作人員對1966年至2003年間實施的24項相關研究進行了分析，旨在判斷鎮靜劑及安眠藥片的療效。分析結果顯示，老年人服用鎮靜劑的不良後果包括頭昏眼花、身體失去平衡、跌倒及喪失知覺等。研究人員稱，他們並不否認人們服用鎮靜劑會有很多潛在的好處，如睡眠不易被打擾、容易入睡以及睡眠時間充分等，但同時要指出的是，老年人並不適宜服用此類藥物，因為他們更容易受到藥物副作用的影響。相比較起來，其他一些不用服藥的方法，如認知行為療法則更適合於老年人用來對抗失眠症。因此我們建議，60歲以上的老年人最好選擇一種非藥物的方式來治療失眠。

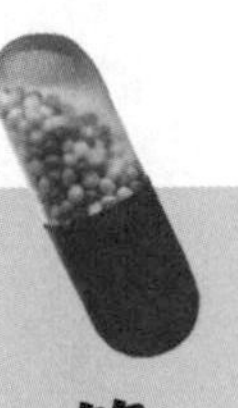

第四節　孕婦用藥的注意事項

孕婦應該謹慎用藥，以免影響胎兒健康，有些藥物會有導致畸胎的可能，更不可疏忽。健康正常的孕婦，除了生病治療外，平時不可隨意亂服藥物（包括所謂的補品），有時，萬一感冒了，也絕對禁止自行購買藥品來服用，以免造成不可彌補的遺憾。

一般來說，妊娠時期的用藥，以懷孕前3個月服用會對胎兒造成的危險性最大，因為此時正處於胎兒器官分化的階段，對藥物的感受性最強。孕婦服用藥物，對母體發生作用後，會透過母體的組織、胎盤、胚胎組織，直接或間接影響到胎兒，而胎兒在各方面的臟器都在剛形成的階段，如果受到藥物的侵害，就容易發育成畸形兒。如果孕婦在懷孕末期作用強烈的瀉劑或解熱劑，其所產生的副作用會使子宮發生收縮，而引起流產或早產。因此，婦女在就醫時，應告知醫師是否正準備要受孕，或可能已經懷孕，或是已經懷孕。這樣醫師在開立處方時，就會更謹慎選擇較安全的藥物。

至於如何選擇安全藥物呢？目前針對藥物的分級，是根據美國食品藥物管理局（FDA）的分級標準，制訂出一套藥物會導致畸胎作用的系統，而依臨床所得的資料，分成A、B、C、D、X五個等級。其區分如下：

等級	對胎兒的安全性
A	目前所有臨床研究顯示，均證實此藥對胎兒沒有危險性，並沒有導致畸胎的作用。
B	根據動物研究顯示，沒有導致畸胎的作用；但是人類臨床實驗中，並無法完全確定對胎兒是否沒有不良反應及會導致畸胎的作用。
C	在動物的實驗中顯示，有出現導致畸胎的作用；但在人類臨床實驗中，並無法證實或否認，危險性無法被排除。
D	在人類臨床實驗中，證實有導致畸胎的危險，對胎兒的危險性已經有確實證據。但在疾病已危及生命，或疾病無法以其他較安全的藥物有效控制嚴重的病情時，服用該藥物的好處仍比壞處多，仍可考慮服用。
X	無論在動物或人體研究均證實會造成胎兒的異常，此藥對孕婦的作用為禁忌，在任何情況下均不建議服用。

就目前而言，醫藥界對於孕婦用藥的處理原則是，A、B、C級都是可以服用的藥物，且大部分的孕婦用藥都屬於C級；D級藥物的服用，則必須視孕婦的個別情況，除非有迫切的救命需求，才有可能服用；至於X級藥物，則絕對不可以讓孕婦服用。

懷孕時飲食及服藥的注意事項

胎兒生長發育所需要的養分皆來自於媽媽的供給，所以準媽媽對食物的選擇與攝取，甚至生病時所服用的藥物，都會直接影響到胎兒的健康與成長。因此，如果想生下健康聰明的寶寶，準媽媽應格外注意飲食營養，勿擅自服用藥物。

孕婦飲食注意事項：

（1）熱量約增加300大卡，即一天應攝取2500大卡的熱量。

（2）應特別增加之營養成分：

鐵劑，可減少孕期貧血的發生，含鐵量高的食物包括牛肉、菠菜等，但是日常食物的攝取可能不夠，所以應專門補充鐵劑。多餘的鐵劑會經由糞便排出，使大便呈黑色，此為正常現象，毋須擔心。

鈣質，東方人飲食缺乏乳製品，加上有許多先天乳糖耐受不良的例子，所以鈣質常常不足。鈣質不夠會使胎兒骨質發育不良外，也會使母親產生骨質疏鬆、腿部抽筋等現象，所以必須補充鈣質。

葉酸，孕前一個月到懷孕三個月期間，每天持續服用葉酸（Folic acid）4毫克，可預防神經管缺陷與巨球性貧血的產生，所以前胎曾有神經管缺陷的母親，應特別增加葉酸（Folic acid）的攝取量。

（3）飲食禁忌：菸、酒、毒品有可能造成胎兒體重過輕、發育不良，甚至先天異常，應盡量避免。辛辣與刺激性的食物會造成胃腸蠕動加速、脹氣、痔瘡發作等不適，也應避免。要多吃魚、肉、蛋、奶、蔬果等天然食品，少吃零食或含添加劑的食物。

孕婦服藥注意事項：

（1）服用任何藥物，應經過醫師的同意，尤其在懷孕六至十六週之間的器官發育期，用藥更要特別注意。過了這段時間，胎兒器官發育已大致完備，對藥物抵抗性也增加，可用藥物的種類與劑量就比較寬鬆，但服藥之前仍應先行諮詢醫師。

（2）如果有任何其他內科疾病，如甲狀腺亢進、氣喘、癲癇、糖尿病、紅斑性狼瘡等等，應該在疾病穩定的狀況下，經醫師同意後再計畫懷孕，因為這些內科疾病，如果在產前控制得越好，懷孕中就越不容易惡化，也較不會影響胎兒的健康。需要在懷孕期間持續服藥控制病情者，也可向醫師請教此藥物是否會影響胎兒的正常發育，切勿因害怕藥物導致畸胎而自行斷藥，這樣不但會使母親病情加重，更會間接危及胎兒的安全，愛之適足以害之。

孕婦不宜服用過量維生素

一項調查發現，大多數複合維生素產品都含有維生素A（vitaminA，又稱視黃醇），如果過量服用這種維生素，可能導致胎兒畸形。但三分之一的產品標籤上並沒有對這種潛在的危害標註警示說明，而且很多複合維生素的產品標籤註明都很簡單，所以很多孕婦都不清楚大量服用複合維生素補劑的危害。

婦女在懷孕期間，應盡量避免食用動物肝臟等含有豐富維生素A（vitaminA，又稱視黃醇）的食物。維生素A（vitaminA，又稱視黃醇）的過量攝入會對發育期胎兒四肢和骨骼的生長造成長期的損害。

孕婦慎用皮膚藥

妊娠婦女可出現一些妊娠期皮膚病，如妊娠搔癢症、妊娠皰疹等，也可能出現一些皮膚病，這時候往往需要服用一些外用藥物。妊娠第5週開始，胎盤即具有在母體與胎兒間傳遞物質的功能，因此服用外用藥物時一定要注意。

哪些皮膚科常用外用藥可能影響胎兒發育呢？一般認為應避免服用外用免疫抑制劑及抗腫瘤藥等藥物（如羥基脲（Hydroxycarbamide）、氨芥、秋水仙鹼（colchicine）、甲氨蝶呤（Methotrexate別名甲氨基葉酸，二水合氨甲嘌呤，氨甲葉酸等）、蒽林軟膏（Dithranol Ointment通用名稱為地蒽酚軟膏）等）；避免服用維甲酸類藥物外用；外用抗真菌藥中應盡量避免外用酮康唑製劑（如霜劑）；有尖銳濕疣時也不宜外用足葉草酸類藥物；外用抗生素藥物中，盡量避免使用氨黴素、四環素軟膏（Unguentum tetracyclini）；外用抗病毒藥中，應儘量避免使用5—氟脲嘧啶（Fluorouracil ,5-FU別名氟尿嘧啶,氟優,夫洛夫脫蘭）、博來黴素（Bleomycin）等製劑；維生素（vitamin）類（如維生素A、

E等霜劑）也不宜過量使用，以免皮膚吸收過量而影響胎兒發育。

此外，一些化學物質吸收後也可能對胎兒造成不利影響，影響胎兒發育；使用外用化妝品時還有可能出現接觸性皮炎、光變應性接觸皮炎等皮膚病，嚴重時可出現全身症狀而影響胎兒發育。

小常識：

三類藥不能用熱水送服

助消化類：如多酶片（MultienzymeTablets）、酵母片等，此類藥中的酶是活性蛋白質，遇熱後即凝固變性而失去應有的催化劑作用。

維生素C（Vitamin C）：是水溶性製劑，不穩定，遇熱後易還原而失去藥效。

止咳糖漿類：止咳藥溶解在糖漿裏，覆蓋在發炎的咽部粘膜表面，形成保護性的薄膜，能減輕粘膜炎症反應，阻斷刺激而緩解咳嗽。若用熱水沖服會稀釋糖漿，降低粘膜稠度，不能生成保護性薄膜。

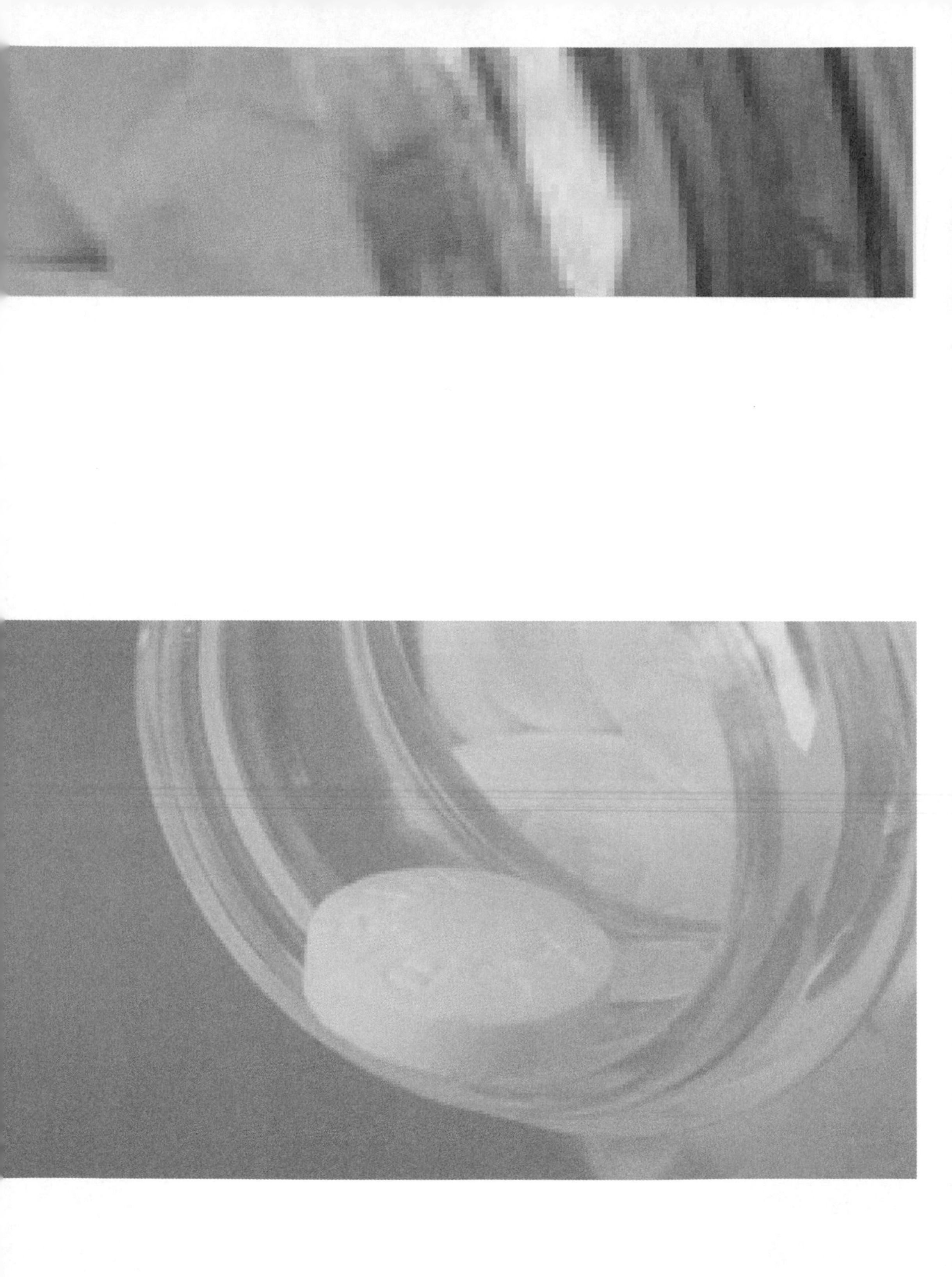

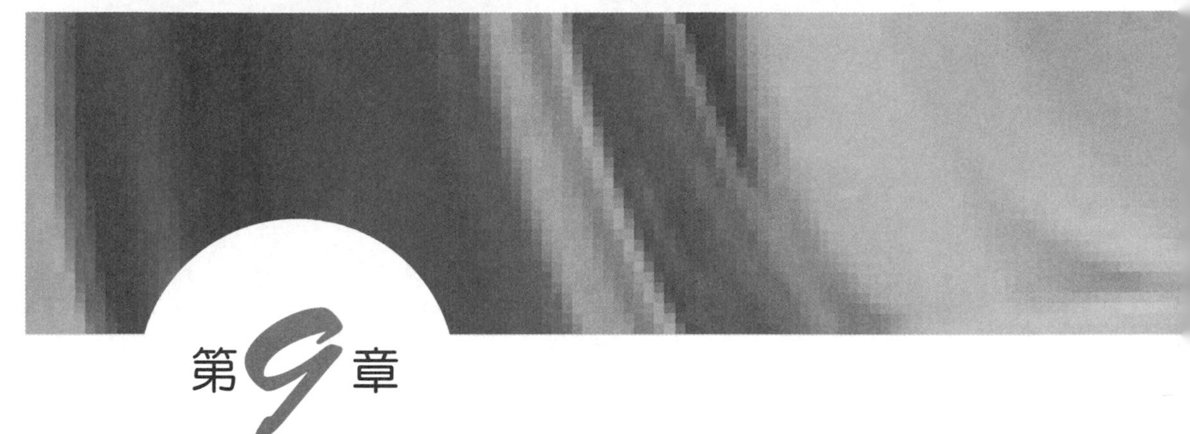

第9章

善加利用藥物劑型種類

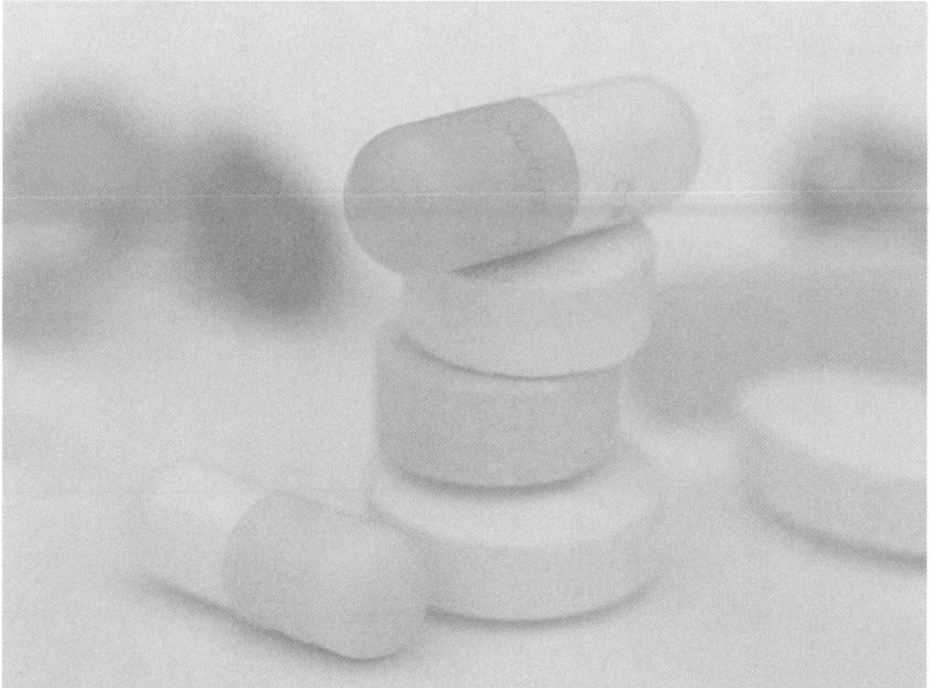

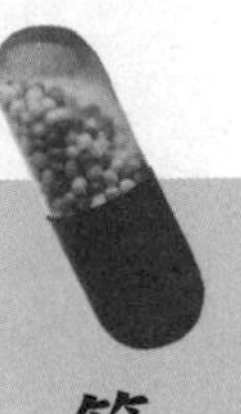

第一節　口服用藥

口服是最簡單而且較經濟方便的給藥方法。服藥之後，藥物大部分都需要先經過崩散再溶解於胃腸液中，才能被吸收。不過，糖衣錠、腸溶衣錠、持續作用錠等，則不可以磨碎或咬碎服用。

一、錠劑

（1）一般壓製劑（裸錠）：若是病人吞不下去的話，可以剝一半或咬碎後再吞下去。

（2）咀嚼錠：藥品的性質若較不怕胃酸破壞，是可以做成咀嚼錠的。只要在配方中添加一些甜美的芳香矯味劑或清涼劑等，就會讓人容易接受。咀嚼錠應該經口腔充分咀嚼之後才吞服，效果會最好。最常見的產品就是幼兒或兒童專用綜合維他命及胃藥，例如立達賜康（Lederscon）胃乳片等。

（3）發泡錠：配方中如果含有碳酸鈉、酒石酸、檸檬酸等發泡的成分，放置於水中，就會產生化學變化，釋放出二氧化碳和發泡現象，使錠劑崩散，藥品能迅速溶解於水中。市面售的維他命產品很多都屬於發泡錠製劑，由於發泡大多含有矯味且釋出二氧化碳後的口感有如汽水般，因此，小朋友和大眾接受度頗高。

（4）舌下錠：這是一種為特殊目的而設計的劑型。放置於舌下部位，可以非常迅速地溶解，釋放出有效成分，並直接經由舌下靜脈吸收，進入血液循環而發揮藥效。例如心絞痛所服用的三硝基甘油（Nitroglycerin,NTG）舌下錠及冠達悅（Adalat；Nifedipine）都屬於舌下錠劑型。由於多於較緊急的狀況下運用，所以藥袋上一般都標示為「需要時服用」，而不是在固定的時間服藥。要注意的是，舌下給藥的作用很快，某些體質的人可能會引起頭痛或暈眩的不適反應，因此，病人在服藥時，應盡量採用坐姿或臥姿才比較安全。

（5）口腔錠：口含錠可以含在臉頰或口腔，藥品會直接作用在口腔部位或喉嚨處。例如最為大眾熟悉的喉片就屬於口腔錠。

（6）糖衣錠：如果藥品本身具有苦味或氣味不佳或是顏色深而容易對口腔、舌頭造成染色，則可以利用糖衣包裹的方式來掩蓋。

（7）腸溶衣錠：為了達到某種目的，例如讓藥品成分不被胃酸破壞，或是藥品本身對胃會有刺激性，或是作用的位置是在腸道等，藥廠就會選用較特殊的材質將藥物包起來，以免藥物成分提早在胃中釋放，而造成對胃的刺激性或是被胃酸物質分解而提早在胃中釋放，而造成對胃的刺激性或是被胃酸破壞。此外，也可利用其化學性質，使其在不同的酸鹼度下，才會溶解並釋放出藥物的主成分。不過，腸溶衣錠不應與制酸劑或牛奶等會改變胃內酸鹼環境的食物或藥物並用，以免導致腸衣崩解。

（8）持續作用錠：這一類的藥品又可分為藥物本身的藥效即為長效型，或者本身的藥效雖是短效型，但是利用製藥技術將其做成持續作用錠。而醫藥界之所以做成持續作用劑型或長效劑型的目的，是為了讓血液中藥品的濃度能夠維持一段較長的時間，並使藥效可以慢慢穩定地釋放出來，而讓藥品作用的時間延長，如此一來，病人一天吃藥的次數就可以減少。例如鎮痛劑或治療高血壓、糖尿病等慢性病的藥品，都已朝這類劑型的產品發展。

二、膠囊劑

（1）**硬膠囊**：硬膠囊雖然容易打開，但最好還是不要自行分量服用。

（2）**軟膠囊**：在部分盛裝在軟膠囊中的都是油溶性藥品。例如魚油（DHA、EPA）、維生素E（vitamin E）與魚肝油（Cod Liver Oil）（維他命A和D）。

（3）**持效性釋出膠囊**：當患者不喜歡一天之內有太多服藥次數時，醫師或藥師有時會給予病患24小時（一天）只要服藥1次的劑型，醫藥界稱之為「持續釋放錠」或「持效釋出膠囊」。持效性釋出膠囊也不可以磨碎或咬碎服用。

三、溶液劑

大家一定都有到牙科治療牙齒疾病的經驗吧！牙醫師通常都會建議患者用漱口水消毒，而漱口水就是一種溶液劑。而一般的溶液劑有以下幾類：

（1）酏劑：這種藥水是透明的，是一種含有效成分、矯味劑而使藥品容易服用的一種甜味又含有水及酒精的溶液。

（2）酊劑：是一種含有揮發性物質的酒精溶液，或含水及酒精溶液。

（3）酊劑：生藥或化學藥品，經濃縮、浸漬、溶解製造出的一種含酒精溶液。

（4）流浸膏劑：是生藥用適當溶劑抽提，所製得的一種含酒精製劑。

（5）糖漿劑：藥品的有效成分和糖漿及矯味劑混合而成。

（6）洗劑；為專供外用的懸液或乳劑。

四、散劑

是可以供內服或外用的劑型，例如強胃散和近期常在媒體出現的「伏冒熱飲」。

五、懸浮劑、乳劑、膠漿劑

（1）是一種混濁的藥水，由有效成分和矯味劑混合而成。服用懸浮劑之前一定要先搖勻，因為有效成分可能會沉澱在瓶底，如果未搖勻，每次的用藥量就會與醫師處方和藥師指示的預期標準治療劑量不同。

（2）膠漿劑一般是應用在治療胃部不適的胃乳產品。

正確掌握口服用藥時間

口服用藥是治療疾病最常用的方法，也是最安全方便的用藥方法。正確地掌握服藥時間和次數，對於發揮藥物的最佳功效，提高藥物的安全穩定性，避免發生不良反應尤為重要。

用藥時間的確定

藥物在人體內經歷吸收、分布、代謝、排泄過程發揮治療效果，藥物劑量和效果隨著時間的推移發生有規律的變化，表現為藥效的顯現和消失過程。大多數藥物的用法是每日3次，在體內消除速度快的藥物用藥次數則略有增加。在體內消除慢的藥物可每日2次（如增效聯磺片）或者每日1次（如吡羅昔康片），甚至也有3～5天服用1次的藥物（如磺胺多辛）。

患者應當遵照醫囑或藥品說明書上對用藥時間的要求正確服用。如果不按時間用藥或用藥間隔時間長短不一，將使血藥濃度忽高忽低，不僅會造成浪費，影響治療效果，而且容易產生細菌耐藥性、機體耐受性、藥物依賴性等不良反應，甚至產生蓄積中毒，發生藥源性疾病。

正確遵守服藥時間

患者應當按照要求的時間分次服用藥品。有的人以為口服用藥每日3次，就是以一日三餐的時間來劃分的，即早上8點、中午12點、傍晚6點，其實這種想法是錯誤的。正確的服藥時間應該是，每日3次服用的藥物即每次間隔8小時，每日2次即每次間隔12小時。

每日用1次的藥物通常分為清晨或晚上睡前服用。例如治療便秘的酚酞片（Phenolphthalein Tablets）（果導片）口服後會刺激腸黏膜，促進腸蠕動起緩瀉的作用，所以適合晚上睡前口服，次日凌晨排便。又比如用皮質激素控制的某些慢性病應隔日早晨8點服用1次，這樣方可減輕皮質激素對體內激素調節系統的抑制，減少不良反應的發生。

除了服藥時間，還有一點需要注意的是，患者服藥後要稍事活動後再臥床休息，服藥時宜取站位，應多用水送下，以免引起藥物性消化道潰瘍。

正確處理用藥與用餐的關係

因為病情和藥物作用的不同，每種藥品服用時除遵守正確的時間外，還要注意與用餐的關係，藥物的服用時間可分為飯前服用（吃飯前30～60分鐘服藥），飯中服用（吃飯過程中服藥），飯後服用（吃飯後15～30分鐘服藥）等，因為食物對藥物的影響、藥物對胃腸功能作用的不同，從而使不同的藥物發揮不同的療效。

1．飯前服用藥物　少數抗生素如羅紅黴素和大多數口服營養藥適合患者空腹時服用，這是因為空腹服用，藥物到達小腸部位時不受食物影響，吸收快而且完全，療效顯著。而胃動力藥多潘立酮（Domperidone）（嗎丁 Motilium）在飯前服用，是因為進餐時藥物在體內血藥濃度正好達到高峰，胃腸道在其藥理作用下開始正常蠕動，可以治療噁心嘔吐、消化不良等。

2．飯中服用藥物　抗真菌藥如灰黃黴素在飯中服是因為油類食品有助於患者的吸收，而助消化藥胃蛋白酶與食物充分混合，則有助於食物的分解與吸收。

3．飯後服用藥物　維生素類藥中的維生素B_2必須飯後服用，因為該藥只在十二指腸吸收，飯後服用胃排空速度慢，到達十二指腸吸收部位的量少且連續不斷，使吸收量增加；大多數抗生素藥物如紅黴素對患者的胃腸道有刺激性，飯後服用可減少刺激作用；保護胃黏膜藥如鼠李鉍鎂（Cascara，Bismuth Subnitrate and Magnesium Carbonate Tablets）（樂得胃）則應在飯後嚼碎吞服，可起中和胃酸和抑菌作用。

口服藥注意事項

（1）有很多藥在服用期間不可飲用酒或含酒精的飲料，如抗組織胺藥、單胺氧化酶抑制劑（monoamine oxidase inhibitor；Monoaminoxidase inhibitor；MAOI）、水合氯醛（Chloral hydrate）、冬眠靈（也叫氯丙嗪，Chlorpromazine）、安眠酮（又叫海米那，甲奎酮，眠可欣，Methaqualone）、氯苯甲嗪（Meclozine）、甲硝唑（Metronidazole），等。

（2）給藥的劑量要準確。需從各方面注意，如量取液體藥物時，需將量杯的刻度與自己的眼平行；如服用藥片不足1片時，要注意分量準確。例如需服半片時，有半片壓跡的可從壓痕處分開，無壓跡或不足半片者，應將全片壓碎為粉末後再按需量均勻分開，絕不可在不等大的顆粒中任意分取或隨手掰一塊，尤其是小藥片，更應注意。

（3）有的藥極苦，這類藥一般均有糖衣，但也有無糖衣的，如黃連素、穿心蓮及某些抗生素。給病人服此類藥時，應先備一杯糖水，讓病人先喝幾口糖水滋潤粘膜後再服藥，最後再服糖水。否則，乾燥的粘膜接觸藥物後將有苦味久久遺留口中，使病人不適，以致不願再服藥。

（4）服用片劑後應多喝水（至少200ml），以保證將藥片沖入胃中而不粘附於食道壁上，以免刺激食道，及延遲轉入吸收部位而妨礙吸收。尤在有膈疝、賁門失弛等情況時更需多飲水。

（5）有的病人不善於吞嚥片劑或膠囊，可將藥片壓碎或拆開膠囊，將藥溶於水中以利吞嚥。昏迷病人及小兒均不可給服固體型藥物。但應注意，腸溶片及長效片不可壓碎服用。

（6）混懸劑及乳劑，服前要搖勻，不可僅服上清液，因藥物在沉澱物中。

（7）在給病人用藥之前，應仔細核對藥名、劑量、時間以及病人姓名、床號、性別等，以保證無誤。取出藥物時，應檢視其形狀、氣味是否正常，藥物的有效期限是否已過，查看有無變質。當有變色、異常氣味，水溶液有沉澱、雜質、雲絮狀物等情況時，不可服用。過期的藥物不可用。

（8）有些藥物（如鐵化合物的液體製劑或酸性液體製劑）可腐蝕牙齒或使之染色。在給藥時應讓病人用吸管吸入嚥下，避免含在口中接觸牙齒。必要時，稀釋後服用。

（9）如病人服藥後吐出，一般應補給1次。如嘔吐嚴重，無法口服時，應考慮改用其他藥物或改用注射法給予。

（10）有的藥用量小（如濃縮魚肝油、複方碘溶液），用量多以滴計，可將藥滴到餅乾或饅頭上讓病人吃下。但應注意選用標準滴管，否則會因滴大或滴小，而致超量中毒或藥量不足，影響療效。

（11）原則上應看病人服下或協助餵服後才能離開病人。尤其是安眠藥之類，應避免病人不服、儲存或拋棄。

（12）注意觀察病人用藥後的反應，即時處理不良反應。

（13）將藥物治療中應注意的事項，詳細向病人說明。如有的藥用後可有體位性低血壓或眩暈反應，需避免意外，尤其是老人。

幾種口服藥服用時間

一、消化系統藥

1．抗酸藥：如鋁碳酸鎂（Hydrotalcite,Talcid,Aluminium Magnesium Carbonate）（達喜）、碳酸氫鈉片（Sodium Bicarbonate）、大黃蘇打片（TABELLAE RHEI ET NATRII BICARBONATIS）等。飯後一小時服，可有效中和飯後分泌的胃酸。

2．H2受體阻斷劑：如泰胃美（Cimetidine ,Tagamet）、雷尼替丁（Ranitidine）、法莫替丁（Famotidine）等。如一日兩次可於早飯後半小時及睡前服用，如一日一次則睡前服用。這樣可以有效抑制夜間及餐後的胃酸分泌。

3．抑制劑：如奧美拉唑（Omeprazole,Losec）。宜早餐前15～30分鐘服用，因此時胃酸濃度高，而奧美拉唑為無活性前體，只有在酸性環境才能轉化為活性形式。早餐前服用可發揮最大抑制胃酸分泌作用。如一日兩次，則睡前加服。

4．胃粘膜保護藥：如硫糖鋁（Sucralfate）、枸櫞酸鉍鉀（Bismuth Potassium Citrate）等。宜飯前半小時至一小時或睡前服用，這樣有利於保護胃粘膜。睡前如與抗酸藥同服，則最少隔開半小時抗酸藥後服。

5．胃腸推動藥：如西沙比利（Cisapride）、多潘立酮（Domperidone）等宜飯前半小時服用。

6．助消化藥：如多酶片（MultienzymeTablets）、康彼身（Combizym tablets）等。宜飯時服，因胰酶易被胃酸破壞。

7．解痙藥：如阿托品（Atropine、Atropine Sulfatis、Atropinol、Borotropin）、顛茄（belladonna）、匹維溴銨（pinaverium Bromide）等。宜飯前或飯時服。

8．瀉藥：鹽類瀉藥（如硫酸鎂（magnesium sulfate）、蓖麻油（Ricinus communis L.）等），植物類瀉藥（如大黃（rhubarb）、番瀉葉（Folium Sennae）等）和果導片等，常於臨睡前服用，約經8～12小時發揮作用，恰好於次日排便。

9．利膽藥：宜飯前服。

二、口服降糖藥

一般降糖藥需飯前半小時服用，但雙胍類（二甲雙胍（Metformin Hydrochloride Tablets））由於強烈的胃腸道副作用，宜隨餐或飯後服用，而拜唐蘋和格列美脲（亞莫利）宜在進第一口飯時服用。

三、解熱鎮痛藥

此類藥物對胃腸道都有不同程度的損害，應飯後半小時服用。

四、抗生素類

除阿莫西林（Amoxicillin）、司帕沙星（Sparfloxacin）幾乎不受食物影響外，其他藥物的吸收均受食物的影響，飯前服用的生物利用度高，但這類藥物大多數對胃腸道都有一定的副作用，故可根據情況選擇飯前半小時或飯後半小時服用；有些藥物如呋喃妥因（Nitrofurantoin）、甲硝唑（Metronidazole）、紅黴素（Erythromycin, EM, EMU-V, Eryc, Ethryn, E-Mycin, Gluceptate, Ilotycin）、乙胺丁醇（Ethambutol）、利福平（Rifampicin）等，因胃腸道副作用大，病人不能耐受時，可以飯後即服。

五、維生素類

維生素A、D、E宜飯後即服，因它們是脂溶性，油類食物有助於吸收。

維生素B_1、B_2宜飯時或飯後即服，它們雖然是水溶性，但因小腸對其有特殊的吸收功能，飯後服用能提高吸收率，而維生素C雖然也是在小腸吸收，但它會破壞食物中的維生素B_{12}，飯後一小時服可有效避免。

六、抗高血壓藥

抗高血壓藥物的吸收一般不受食物影響，可飯後服用。

對於那些半衰期長可每日服用一次的藥物如吲噠帕胺（INDAPAMIDE TABLETS）、非洛地平緩釋片（Felodipine Sustaind-release Tablets）、氨氯地平（Amlodipine）、貝那普利（Benazepril）、雷米普利（Ramipril）、氯沙坦（又叫科素亞，Cozaar）、纈沙坦（Valsartan）等皆應在早飯後服。因為人體血壓有明顯的晝夜節律，在凌晨2～3時處於最低谷，以後逐漸上升，至上午8～9時達到高峰，早晨服藥即可以使早晨的高血壓得到有效控制，又可以避免晚上服用引起夜間低血壓的危險。

七、調血脂藥

人體合成膽固醇的酶系統如HMGCoA還原酶在夜間的活性高於白天，故HMGCoA還原酶抑制劑（hydroxymethylglutaryl coenzyme a reductase inhibitor）如辛伐他丁（Simvastatin）、普伐他丁（Pravastatin）等均應在晚上給藥，以晚上9時給藥為最好。如辛伐他丁、普伐他丁等均應在晚上給藥，以晚上9時給藥為最好。

八、平喘藥

茶鹼緩釋片（Theophylline Sustained-release Tablets）、沙丁胺醇緩釋片（Salbutamol Sulfate Sustained-release Tablets）晚上服用。因為哮喘患者晚上和清晨肺功能下降明顯，血中腎上腺素水準夜

間4時最低，組胺水準夜間最高，故多在清晨發病，晚上服藥以便在凌晨取得最佳治療效果。

九、腎上腺皮質激素

腎上腺皮質激素類藥物在上午8時左右給藥比其他時間給藥對腎上腺分泌的抑制作用要小得多。每天早晨給藥的方法適用於短時間作用的皮質激素（如可的松、氫化可的松等），隔日早晨給藥方法則適用於半衰期較長的皮質激素（如潑尼松（Prednisone），曲安奈德（Triamcinolone Acetonide）等）。

家庭口服藥 杜絕壞習慣

在家庭用藥中，絕大部分是口服用藥。為了保證藥品發揮藥效，在服藥過程中有很多問題都是需要注意的。

一、不要用除白開水以外的其他水送藥。口服用藥一定要用白開水送藥，茶水、果汁等都不適合，因為茶水中含有咖啡因、茶鹼等物質，屬於偏鹼性的水溶液，如果用茶水送藥，會使之與某些藥物發生化學反應，影響藥效的發揮。例如，我們經常服用的止痛藥是酸性的，如果用茶水送服，就會使酸鹼中和，失去藥效；果汁則是酸性的水溶液，它可以使許多藥提前溶解，不利於胃腸道的吸收，而且果汁中含有大量的維生素C（vitamin C），它是一種氧化還原劑，會影響到部分藥效的發揮。

二、緩釋製劑不要分解藥劑後再服用。一些片劑的藥或膠囊比如止痛藥的茶鹼、治療心臟病的硝苯吡啶都屬於緩釋藥劑，在服用時把膠囊打開或把藥片磨碎都是不正確的服藥方法，因為這樣會破壞藥品原有的藥效，使服藥當時吸收的濃度過高，而且也達不到一天平穩地釋放藥效的作用。

三、服中藥時不能隨意加糖。一般來說，中藥，特別是湯藥都比較苦，服用時患者往往要加點糖，但有一些中藥是不適宜加糖後再服用的。我們吃的糖可以分為白糖和紅糖，紅糖為溫性；白糖為涼性，兩者完全不同，所以，加糖服藥前應首先瞭解藥物的性狀，才能知道能不能加糖，加什麼糖。中藥的成分比較複雜，可能會與紅糖中的鐵、鈣等起作用而影響療效，不能加糖，還有一些中藥，正是利用苦味來達到藥效的，所以也不能加糖。而能加糖的中藥也要分清楚，涼性的藥物可適當加一些白糖，熱性的藥物可加適量的紅糖，這樣才不會影響藥效。所以，服用中藥時可否加糖，最好詢問醫生，不要擅自做主。

四、不要強行給小孩灌藥。小孩子往往都不願意吃藥，於是很多家長為了讓孩子吃藥，經常都捏著孩子的鼻子，強迫孩子張口灌藥，殊不知這樣是很危險的。小孩子的鼻子被捏住時只能靠嘴巴呼吸，這樣溶液易嗆進氣管和支氣管，輕則引起劇烈咳嗽，重則發生吸入性肺炎，導致藥片堵塞呼吸道引起窒息，危及生命。

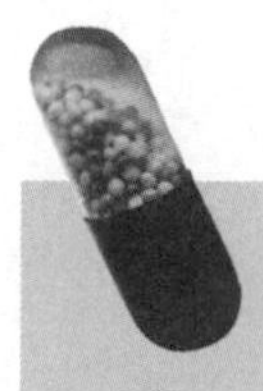

第二節　舌下用藥

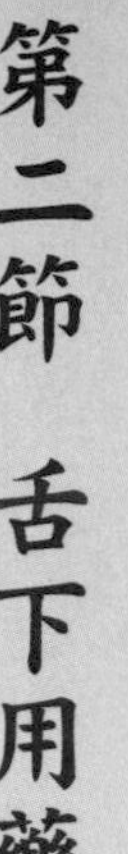

為什麼要舌下用藥

人們往往都習慣於口服用藥，但是口服藥物須經過胃腸吸收，經過肝臟截留，再進入體循環，這樣，藥物起效時間長，對一些急症卻難以立竿見影。注射用藥作用快，但需要有專業醫護人員操作，普通患者如果遇上急症也無法採用，於是，一種起效快且操作簡單的方法——舌下用藥，開始逐漸被人採用。

舌下用藥就是將藥物放在舌下，使之被舌下黏膜吸收，進入頸淋巴管到達心臟，又隨血流進入靶器官。這樣，一則使藥物儘快進入靶器官，起效迅速；二則躲過了肝臟的首次透過代謝效應，保證了藥效。要知道，藥物口服後，首先需經胃及腸道中的消化液和酶的作用後被血液吸收入，然後隨血液流經靜脈進入肝臟，在肝藥酶的作用下經過轉化，最後進入全身血液循環發揮藥理作用。但有些藥物在進入體循環前，會首先在胃腸道或肝臟被各種酶吞噬，使實際進入體循環的藥量減少，醫學稱之為首關消除。例如硝酸甘油的首關消除高達92％，口服用藥生物利用度僅為8％。但如果改為舌下用藥，藥物經口腔黏膜吸收入血後，直接進入體循環，就可以避免藥物的首關消除，從而保證藥效。

同時，藥物吸收的速度按快慢排序依次為：吸入—舌下—直腸—肌肉注射—皮下注射—口服—經皮吸收，口腔黏膜對藥物吸收很快，僅慢於氣霧劑，但卻快於肌肉或皮下注射。但舌下用藥藥效持續期比口服用藥短，所以舌下用藥方法一般僅用於急救。

需要注意的是硝酸甘油可引起顱內壓和眼壓升高，因此，顱內高壓和青光眼患者不要服用本藥。

舌下用藥方法

服藥時應取坐位或半臥位。因為硝酸甘油、消心痛等在擴張心臟冠狀動脈的同時，也會使周圍的動脈得到擴張，此時如果站立服藥，會因重力因素而使大量血液淤積於下肢，造成相對血容量不足而使血壓下降，導致腦供血不足而發生意外。採取平臥位服藥則使回心血量增加，心肌耗氧量也隨之增多，反而不利於病情的緩解。所以只有採用坐位或半臥位時，才會減輕心臟負擔，從而快速緩解心絞痛。

藥片應直接置於舌下或嚼碎置於舌下，這樣藥物可快速崩解或溶解，透過舌下黏膜吸收而發揮速效作用。如果口腔太乾燥，可以口含少許水，這樣有利於藥物溶解吸收。但有一點需要注意的是，不可像吃糖果似的僅把藥物含在嘴裏，而應置於舌下，因為舌表面的舌苔和角質層很難吸收藥物，而舌下黏膜中豐富的靜脈叢才利於藥物的迅速吸收。

具體的含化步驟是：仰臥頭部，下頜抬起，張口用舌尖舔上牙床，將藥物掰開，分別放置在舌下的舌繫帶兩側凹窩內。然後，舌尖放下，舔在下牙尖。為加速唾液吸收，避免吞嚥，須張口深呼吸，隨著深呼吸，藥物自黏膜吸收進入淋巴管，一般經10～50次深呼吸，口中藥物被含化完畢。患者用舌下含化法通常會因唾液分泌過多，漫到舌上，從而難以控制吞嚥動作，而採取深呼吸的方法就可以解決這個問題的。張嘴深呼吸，使會厭關閉食管，吞嚥動作停止；同時細長的深呼吸，加速了淋巴循環，促進藥物自舌下黏膜吸收，又能自心臟送達靶器官。

部分心肺急症舌下用藥方法

硝酸甘油（Nitroglycerol）：用於防治各種類型的心絞痛，口服無效。發作時舌下含服1片，約2～5分鐘即發揮作用；初次用藥可先含半片，以減輕頭脹、心跳加快的副作用；心絞痛發作頻繁的患者在大便前含服，可預防發作。

硝酸異山梨酯（Isosorbide Dinitrate）（消心痛）：作用與硝酸甘油相似，舌下含服後約2～3分鐘見效，藥效持續2小時；口服30分鐘見效，藥效持續4小時；患者用於急救時應舌下含服，用於

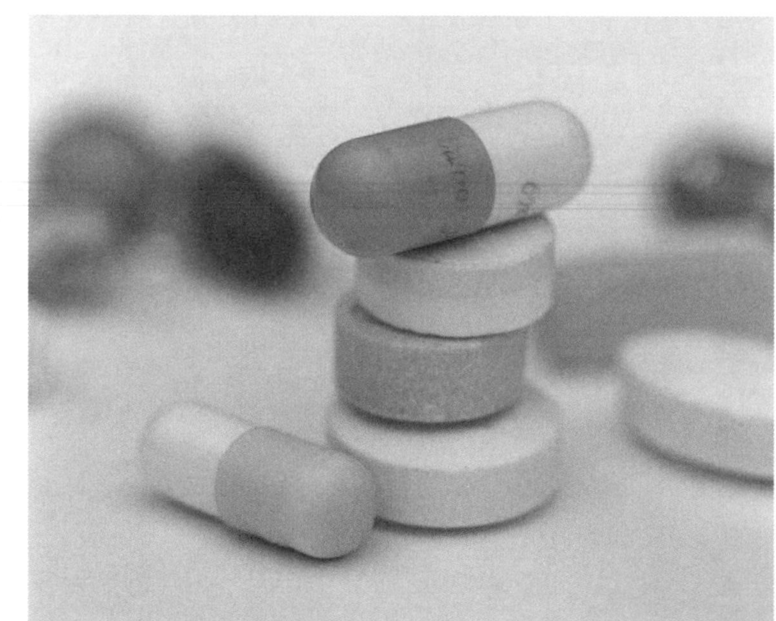

長效時應口服。

硝苯地平（nifedipine）（心痛定）：用於高血壓和變異型心絞痛，舌下含服降血壓效果較口服迅速。

複方丹參滴丸和速效救心丸：用於胸中憋悶、心絞痛，舌下含服。

異丙腎上腺素（Aludrine、Isonorin、Isoprenaline Hydrochloride、Isopreterenol、Isoproterenol、Isoproterenol Hydrochloride、Isuprel、Medihaler-Iso、Norisodrine）（喘息定）：用於支氣管哮喘，口服無效。舌下含服宜將藥片嚼碎含於舌下，否則達不到速效。

克侖特羅（Clenbuterol）：用於哮喘，先舌下含服，待哮喘緩解後，改為口服。

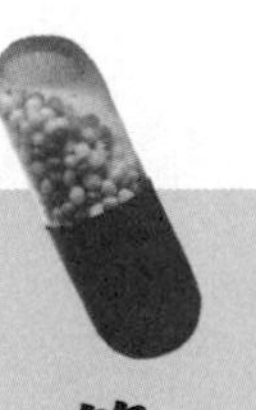

第三節　注射用藥

注射劑合理使用的原則是什麼

注射劑屬處方藥。所以患者使用注射劑，必須持有醫生處方。

凡是口服可以有效的就不需注射，能夠肌內注射的就不應靜脈注射，心須注射的應盡可能減少注射次數。

應嚴格掌握注射劑量和療程，如果使用一週無效，應考慮停藥或換藥。

應盡量減少注射劑聯合使用的種類，以避免不良反應和相互作用的出現。

哪些情況必須注射給藥

一般有以下情況者需注射給藥：如吞嚥困難，存在明顯的吸收障礙（如嘔吐、嚴重腹瀉、胃腸道病變）或潛在的吸收障礙；口服明顯降低生物利用度的藥物，沒有合適的口服劑型；透過口服給藥不易達到有效治療濃度；疾病嚴重、病情進展迅速、需要緊急處理等情況。

藥物注射方式：

（1）靜脈注射：注射液必須要求澄清透明，而且為水溶液，否則會有刺激性。

（2）皮下注射：水溶液或油溶液藥。

（3）肌肉注射：水溶液、油溶液或懸浮劑皆可。

（4）其他注射給藥：包括動脈注射、腹腔注射、髓鞘注射等。

靜脈注射藥不宜口服

有些患者不願意打針，又覺得口服藥物沒有針劑起效快，所以就將靜脈注射藥物改為口服服用，他們覺得，既然能輸入血液中，那口服肯定也是安全的，而且針劑效果好，完全可以用來口服。其實，這種想法和做法是完全錯誤的。要知道，靜脈用藥與口服藥是有著相當大的差異的：

（1）靜脈用藥與口服用藥在化學結構、代謝特點及服用劑量上都有所不同，如果將靜脈用藥直接口服，當藥物進入人體消化道後，就可能會被胃酸或消化酶迅速解離、沉澱、變構以致喪失其藥效，或者迅速經消化道蠕動排出體外而無法發揮作用，兩者根本無法通用。

（2）代謝過程不同。口服藥經口腔、食管進入胃腸道後開始分解，其有效成分是透過消化道黏膜吸收進入人體血液循環再進一步分布到各種組織發揮藥效。而靜脈用藥則是直接進入組織或血管，不需經過消化系統和肝臟代謝，因此具有劑量準確、作用迅速、藥效可靠等優點，適用於急救和胃腸道功能障礙患者。

（3）製劑不同。一般靜脈用藥成分單一，不存在較多的添加成分。但口服製劑為了達到如改變口味、減緩吸收、減少胃腸刺激等目的，一般需要透過如果味藥物、緩釋劑、控釋劑等特殊工藝製造，有較多的添加成分。

（4）劑量設定不同。靜脈用藥劑量的設定往往高於口服用藥，因此不能混用。如臨床上常用的抗菌藥物頭孢呋辛（Cefroxime）（（西力欣），口服常用劑量是0.25克，每日2～3次，而靜脈常用劑量則為1.5克，每日2次。

（5）吸收程度不同。部分靜脈用藥物不能經消化道吸收，只能透過靜脈給藥，如各種氨基糖苷類抗生素（鏈黴素（streptomycin）、慶大黴素等）。

（6）耐受性不同。口服藥需要具有耐胃酸、耐消化酶、不受胃腸蠕動影響的化學特性，所以凡不能耐受胃腸道理化作用的靜脈藥物均不宜口服，如干擾素、胰島素等。

（7）還有一些靜脈用藥可以口服，但其適應症已經發生了改變。如慶大黴素水針劑，口服後在胃腸道並不吸收，因此僅能殺滅胃腸道內致病菌，而對人體其他部位感染無效，所以口服主要用於外科手術前清潔腸道。

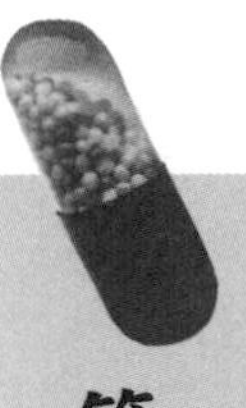

第四節 黏膜用藥

粘膜因嫩薄及血管豐富而吸收較好。粘膜用藥的劑型除一般皮膚用藥的劑型外，還有栓劑（Suppository）（用於直腸、陰道）、糖錠（用於口腔）、片劑等。由於吸收好，毒性反應也較強，因而比皮膚用藥更需謹慎。

（1）粘膜用藥主要用於局部效應。如消毒（含錠、噴霧、漱洗）、抗菌（霜、栓劑）、減輕充血（滴鼻或噴吸）、抗痔瘡（肛門注入）、治療（陰道放入）等。

粘膜用藥也可取得全身效應，如避孕（陰道用藥）、擴張心血管（舌下含化抗心絞痛藥）、通便以及直腸用藥（如開塞露（Glycerine Enema）、紅黴素栓（Erythromycin Suppository）、消炎痛栓（Indometacin Suppositories））等。

（2）用於口腔粘膜或舌下時，應告訴病人將藥放在齒頰之間或舌下，不要嚥下，不可飲水，任其自然溶解，流入咽內，或自舌下吸收。這類藥（如硝酸甘油（Nitroglycern, Nitroglyn, Glyceryl Trinitrate）舌下含片）一般在2～3分鐘內即可顯效，如不見效，應讓病人告訴醫師。

（3）用於鼻內時：①讓病人取臥位，頭向床邊下垂，與軀幹呈90°角。如為坐位，頭需後仰至最大限度，向鼻孔內滴入藥液2～3滴（滴前先將鼻孔擦淨）；②滴時勿使滴管接觸鼻粘膜，避免因刺激而噴嚏。滴藥後，將滴管內的餘藥捏淨，空滴管放回瓶中；③不可用油劑滴鼻，因吸入肺中可嚴重刺激呼吸道或致脂肪性肺炎；④抗充血、使粘膜血管收縮的藥（如麻黃素（ephedrine）、鼻眼淨）不能常規長時間用，一般不超過3～5天，否則，可出現耐藥性使效果不佳，或出現反跳性充血，使粘膜的充血水腫加劇；⑤這類藥不可用於高血壓或心臟病人，因此類藥經鼻腔吸收後，可使血壓增高、心悸不適。

黏膜給藥可以達到局部作用或全身作用的用藥目的。

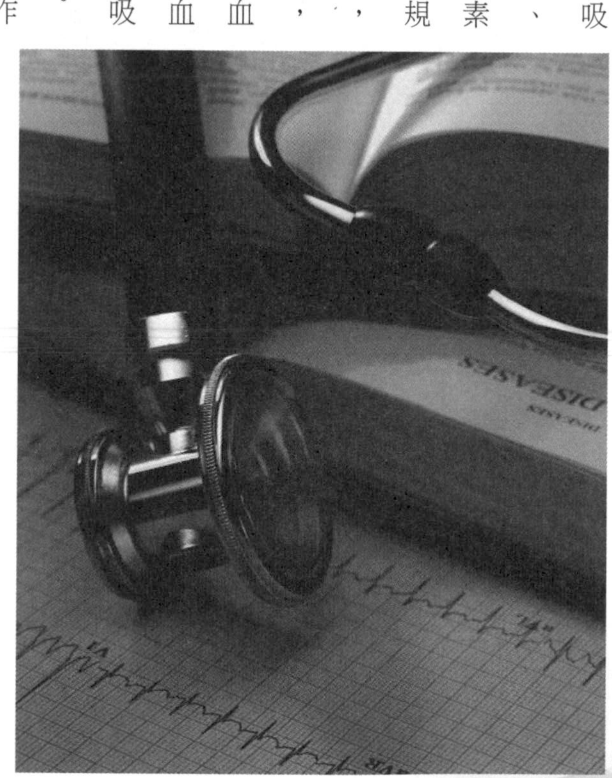

口腔黏膜

舌下錠：心絞痛發作時，常服用的三硝基甘油（Nitroglycern, Nitroglyn, Glyceryl Trinitrate）就是製成舌下錠，來急救或緩解心絞痛所造成的不舒服。

直腸黏膜

肛門栓劑（塞劑）：大部分就像子彈圓錐狀，可以很方便地塞入肛門。而栓劑只要遇到人體體溫，就會被溶解吸收，所以，目前正廣泛使用在痔瘡、退燒、鎮痛、止吐、止咳或便秘等領域。

陰道黏膜

陰道栓劑（塞劑）：形狀可分為球形或卵圓形。一般是應用在女性分泌物的感染治療，例如陰部搔癢、白帶等。方法是直接從陰道給藥，而藥品會被陰道吸收，然後發揮藥效。

眼結膜

點眼液、眼用軟膏：以減菌藥品在嚴格無菌過程的操作之下，製造出專供眼睛部位使用的點眼液、眼用藥膏。

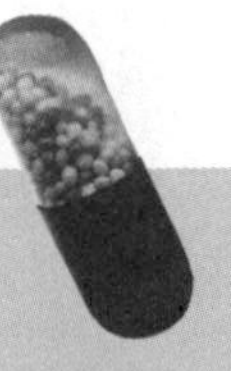

第五節　鼻腔用藥

《醫學起源》中有嗅藥一節，提出了「藥氣從鼻孔中直達肺，通經貫絡，透徹周身，卒病沉屙，從症用之，以助服藥所不及」，而《瘡瘍全書》中也曾經說過：「鼻孔為肺之竅，其氣上通於腦，下行於肺」，「納鼻而通六經」，也就是說藥物可從鼻而入，上通於腦，下達於肺。現代研究也表明，鼻腔給藥，是一種極其有效的給藥途徑。

鼻腔看似小，但其內襯的粘膜面積可達120平方釐米以上，而且鼻腔粘膜下血管豐富，小靜脈、動脈、毛細血管、淋巴管數量眾多、縱橫交錯，鼻腔粘膜還具有多孔性特徵，因此對藥物向血液和組織滲透起著良好的作用。當藥物粘附於粘膜後，很容易透過粘膜進入血液，並很快透過顱內靜脈和頸靜脈進入全身血液循環發揮作用，或是透過霧化吸入，直達氣道、肺靜脈等處吸收。另外，鼻腔呼吸區各細胞上有數不清的絨毛，它與小腸絨毛一樣具有很強的吸收功能。這樣就使藥物吸收的有效面積增加，生物利用度也隨之增加。同時，人的嗅覺細胞也相當多，所以當芳香氣味分子吸入鼻道時與之發生作用，嗅細胞會將化學信號轉化為電信號，而傳入大腦的嗅覺系統，去感應呼吸、循環、消化、生殖等神經，從而調整全身各器官系統的功能平衡，產生不同的生理與藥理作用。

鼻腔給藥不需要經過胃腸道、肝臟的代謝，所以藥物不會遭到胃酸的破壞，從而能夠提高藥物的治療效果；另一方面它能夠避免藥物對胃腸道的刺激，不會出現噁心嘔吐、食慾不振等不良反應，因此鼻腔給藥的範圍已經越來越大了。比如以往治療糖尿病的胰島素一般多採用注射法，這種方法極不方便而且吸收較慢，如今美國加利福尼亞一生物製劑公司已研製出胰島素滴鼻劑，在滴鼻後15分鐘內即可見效，比原先肌肉注射法見效所需時間明顯縮短。

鼻腔給藥的基本方法

（1）塞鼻法：將藥物製成適宜劑型塞入鼻孔。使用時要掌握塞鼻深度，過深容易引起打噴嚏，影響藥效，且容易滑入鼻腔深部而誤入氣道；同時，若塞鼻藥物刺激性較強，需用紗布包裹，以減少刺激。塞鼻法不宜用於兒童，以免引起不測。

（2）吹鼻法：將藥物研為極細末，用小竹管或小紙管、噴藥器把藥粉吹入鼻中。但吹藥時需要讓患者口含水或暫時摒氣，以防藥物深入氣道，引起嗆咳。若吹鼻後鼻部感到嚴重不適，應停止使用。

（3）搐鼻法：將藥物研成極細末，用時將少量藥末放於手指尖，按於鼻孔，將藥輕輕吸入鼻內。此法使用時忌用力過大，以免藥物吸入咽喉引發嗆咳。搐鼻時用藥量需適宜，太多易引起打噴嚏，影響療效。使用前可先口含溫開水，以防藥物誤入氣道。

（4）滴鼻法：將藥物溶液用微滴管或注射器均勻地滴在鼻腔粘膜上。如果藥物用量較多，可分次點滴。一般每隔5分鐘滴藥1次，不宜點滴過多、過急，以免藥液來不及吸收，流入呼吸道或消化道而出現不良反應。

（5）嗅聞法：透過鼻孔嗅聞藥物氣味或吸入氣霧劑、煙霧劑。

鼻腔用藥在劑型選擇上，一般急性病宜用水劑、氣霧劑，吸收快，奏效亦快；慢性病宜用粉末及丸劑，因其滯留在鼻腔內的時間長，藥效的持續時間較長。在使用方法上，用於頭痛、牙痛、眼病等疾患，一般左側患病採用右側鼻孔給藥，右側患病採用左側鼻孔給藥，效果較好。

要注意的是，滴鼻液一般要求等滲或略高滲，這樣的刺激性最輕；藥劑的PH值一般要求在6～8之間，過酸、過鹼都會引起對鼻粘膜的刺激。

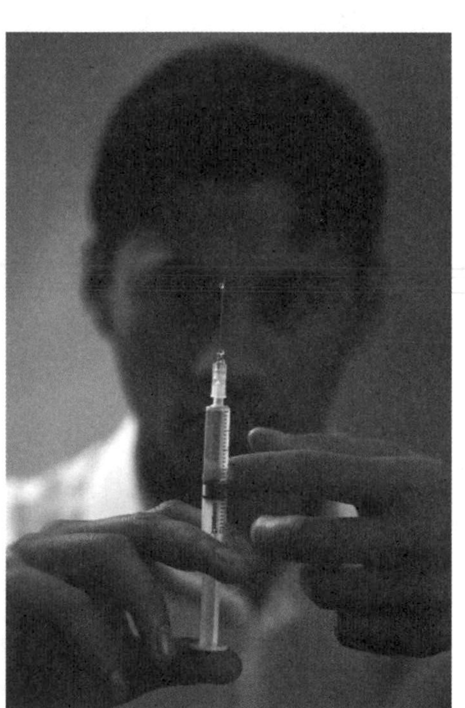

第六節　皮膚用藥

皮膚被覆於體表。皮膚除了可以保護機體，抵禦外界侵害外，還有感受刺激、吸收、分泌、調節體溫、維持水鹽代謝、修復及排泄廢物等功能。對保障人體的健康起著重要作用。

皮膚用藥的主要目的：

①消毒、抗感染，如抗生素、抗真菌藥、乙醇（ethyl alcohol；ethanol）、六氯酚（Hexachlorophene）等。

②抗炎，如皮質激素類（膚輕鬆、膚樂等）。

③收斂，如醋酸鉛（lead acetate）、氧化鋅（Zinc Oxide）。

④止癢，如低濃度苯酚溶液、止癢洗劑。

⑤潤滑，如甘油（glycerol）、羊毛脂（Lanolin）。

⑥角質軟化，如水楊酸、雷瑣辛（RESORCINOL）等。

⑦治療皮膚病，如皮炎平（Compound Dexamethasone Acetate Cream）。

⑧保護皮膚，如防曬霜。

此外，皮膚用藥還可做為保護劑以避免物質刺激、脫皮、腐蝕，如凡士林，或去除損傷及壞死組織，如過氧化氫。

皮膚用藥的劑型

有乳霜、油膏、噴劑、液劑、粉劑等，用於各種不同部位及目的。皮膚用藥，一般不會全身吸收，僅產生局部作用。但當皮膚損傷、破裂時，則可從損傷處吸收。若用油脂或抗角質物質做為載體的製劑，則此二類物質可溶解皮膚角質或使角質碎裂而增加吸收。

皮膚用藥前的處理

先將上藥處用水和肥皂洗淨，去除污垢。上藥時只搽薄薄的一層（小量），僅用於病變處。為病人搽藥時，用棉棒或棉球之類蘸藥，避免用手指接觸藥物或污染藥物。如藥物為油膏或能染色，應加以包紮，以免污染衣物。如皮膚有破口或損傷，應避免在該處用一般的外用藥，除非有特別醫囑。對破損處用藥，應以無菌操作將傷口洗淨，敷以無菌藥物及敷料包紮。敷藥後應注意局部有無過敏反應，如皮疹、蕁麻疹或紅、腫、癢等表現。如有，應立即將所敷藥物除去，並停止用該藥。局部應用皮質激素時，如有局部感染，應同時用抗生素，以免炎症擴散。

如何使用皮膚病外用藥

皮膚病外用藥一般是在打針、吃藥之外所配的外用藥，而這種藥的使用往往都是要病人自己進行的，如果不懂得正確使用外用藥，疾病不但難以治癒，甚至還容易造成皮膚病惡化，因此，掌握好皮膚外用藥的使用方法，是相當重要的。常用的皮膚病外用藥有以下幾種：

一、**溶液** 常用的溶液有40％硼酸溶液，1:5000～10000高錳酸鉀溶液，0.1％利凡諾爾溶液等。使用這些溶液的目的，大多是濕敷。皮膚病的濕敷，以冷敷為主，透過紗布的虹吸作用，使創面上的滲液全部被紗布吸收，再加上不斷冷敷，使皮下擴張的毛細血管收縮，新的滲液減少，達到創面清潔的目的。這種情況主要適用於急性濕疹、皮炎、二度燙傷後皰潰破的滲液面。濕敷的方法是：使用比創面略大的消毒紗布4～6層（普通消毒口罩也可代用），浸透上述某種濕敷溶液，略擰乾，以不滴水為度，放在創面上，根據創面滲液情況，平均每隔15分鐘到30分鐘更換紗布一次，要保持紗布清潔和潮濕。

要注意的是，大面積濕敷要考慮到藥物吸收中毒的可能性，冬天使用則要小心感冒。

二、**洗劑** 洗劑就是水和粉的混合製劑，平時水在上層，粉劑沉澱在瓶底。皮膚科常用的洗劑是爐甘石洗劑、硫磺洗劑等。它的藥理作用除了洗劑中所加的消炎、殺菌、止癢藥作用外，主要是透過洗劑外用後，蒸發水分，降低皮膚溫度，以達到治療作用。

使用前必須先搖均勻，後用毛筆或棉花棒塗用，塗用洗劑的次數，每天必須十次以上，這樣才能使局部溫度不斷降低。

需要注意的是，在毛髮部位，可能和毛髮粘在一起，所以不宜應用。

三、**酊劑** 是一種將藥物溶解於酒精中的製劑，常用的有止癢酊劑、癬藥水等。酒精蒸發較快，而酒精製劑中含有止癢、脫皮的藥物，便可達到治療作用。

但是此種藥物有一定刺激性，所以面部、黏膜部位及嬰幼兒不宜應用，特別是癬藥水有強烈的刺激、脫皮作用，所以必須在醫生指導下進行。

四、**冷霜製劑**　冷霜製劑是皮膚科最常用的一種製劑，它外觀細膩、潔白，所以很受患者歡迎。常用的冷霜製劑，除了加有止癢藥物的止癢霜劑（如必舒膏（Compound Camphor and Menthol Ointment））、防止皮膚水分蒸發的尿素霜（urochrome）（治裂膏）外，最常見的就是各類皮質類固醇類激素霜劑（如膚輕鬆（Fluocinolone Acetonide）、地塞米松（dexamethasone）、去炎松（Triamcinolone）、膚樂等）。這種藥物一般情況下每日使用兩次即可。

近年來激素冷霜製劑應用廣泛，但也發現了不少不良反應。比如長期、大面積地使用激素外用製劑造成皮質類固醇激素吸收而引起的柯興氏征（如肥胖、滿月臉、血壓增高、糖尿病等），過度使用激素外用製劑，也會造成局部皮膚萎縮、多毛、毛細血管擴張，以及色素沉著等，所以最好還是在醫生的指導下應用。

五、**軟膏**　常用的軟膏有複方苯甲酸軟膏（Compound Benzoic Acid Ointment）、硫磺軟膏、芥子氣軟膏等。它的主要成分是羊毛脂、凡士林。由於軟膏比較油膩，已逐步為冷霜製劑所取代，但它塗用後，能使皮膚軟化，藥物易於深入吸收，對某些角化、慢性皮膚病（如斑塊型銀屑並重度皸裂等）的效果要優於冷霜製劑。

不過都必須注意，千萬不要把一般軟膏劑拿來內服，或抹在靠近眼睛四周及眼睛內，除非是眼睛專用的眼用藥膏。

六、**硬膏、塗膜製劑** 它是把藥物加入膠布或薄膜製劑中，塗用後薄膜與外界空氣隔絕，便於藥物吸收，同時也可避免因衣服摩擦而使藥物損失的弊病，是近年來改良的外用藥製劑。常用的製劑如膚疾甯、紫桂治裂膏、氫可塗膜、療膚膜等。

需要注意的是，部分患者有可能發生膠布過敏，同時，含有皮質類固醇的製劑比其他製劑更易於吸收，因此要注意因吸收過量而引起的副作用。

為何許多皮膚病需要忌口

很多皮膚病患者在就診後都會被醫生告知，治療期間需要忌口。為什麼皮膚病需要忌口呢？其實，像濕疹、蕁麻疹、異位性皮炎、神經性皮炎、銀屑病、玫瑰糠疹、扁平苔癬、紅皮病、脂溢性皮炎等常見病、多發病，其發病原因本身就與飲食有著極其密切的關係，皆可因吃刺激性食物或發物而使病情加重，因此對這些有食物過敏因素的患者，在發病期間或疾病痊癒後，應限制或禁食魚、蝦、蟹、羊等腥發之物，雞、鴨、鵝等禽類食物以及蔥、薑、蒜、辣椒、芫荽、酒類等刺激食物或油炸等難以消化的食物。

皮膚用藥小常識

治療皮膚的外用藥物很多，從藥物作用分類有：角質溶解藥、止癢藥、清潔藥、角質增生藥、消毒抗菌藥、保護藥、收斂藥等，從劑型上分類大致有：軟膏劑、洗劑、溶液劑、油劑、糊劑、酊劑、霜劑和外用散劑等。

在選用皮膚外用藥時，應根據病因和病損的不同階段和不同情況加以選擇。用藥適當，能使症狀減輕，促其痊癒，反之，如果應用不當，會使病理過程加劇，增加病人的痛苦，因此應用皮膚外用藥時，要注意針對不同的情況做出不同的選擇。

（一）根據發病的原因及病理改變的程度選擇藥物及劑型

1．急性期：炎症表現有紅、腫、丘疹、皮疹、水泡而無外溢者，用粉劑或洗劑為宜，因為這類劑型有安撫、冷卻、止癢及蒸發作用，可改善皮膚的血液循環，消除患處的腫脹與炎症，使患者感覺較舒適。

急性開放性皮炎則宜用濕敷，如大片糜爛滲液則選用適當的水溶液濕敷，促使其炎症消退，如3％硼酸溶液具有散熱、消炎、清潔作用，可用於急性皮炎，但配成軟膏只能用於治療慢性皮炎，否則阻礙局部散熱，使滲出液更多，炎症更重。

要注意的是，急性時不能用糊劑及軟膏劑，因能阻滯水分蒸發，增加局部的溫度，可使皮疹加劇。

2．亞急性期：炎症表現為小片的糜爛，伴有少量滲出，也有為分散的丘疹或出現鱗片和痂皮，一般用糊劑，如無糜爛滲液，可用洗劑、霜劑等，有痂皮時先塗以軟膏，軟化後拭去，再用外用藥物，使藥物易吸收。

3．慢性期：表現為乾燥、增厚、粗糙、苔蘚樣變或角化過度，此期應選用軟膏或霜劑、硬膏等。苔蘚樣變也可用酊劑，能保護滋潤皮膚，軟化附著物，使其滲透到病損深部而起作用。

感染化膿性皮膚病，應選用適宜的抗感染藥物。皮膚瘙癢病由於有瘙癢的症狀，應注意選擇使用止癢藥物。止癢藥一般可分為兩類：一類為揮發性物質，如樟腦、薄荷腦、冰片等，另一類為有局部麻醉作用的藥物。如石炭酸、地卡因、苯佐卡因等。可配成粉、搽、洗、酊、溶液劑等，用於皮膚的瘙癢性治療。

要注意的是膚氫松軟膏千萬不可任意使用。

（二）根據皮膚發病的部位選擇用藥方法

外用藥的用法，一般有塗擦和貼敷兩種方法，不同的個體和皮膚的部位，對各種外用藥的適應性通常會有一定的差異，用藥的原則應根據藥物的濃度由低到高，面積由小到大，視病情病損程度而定，如無副作用，再逐漸普及全身用藥。同時，不同部位的皮膚滲透速度也有一定的差異，而且吸收藥物的量也會隨藥物在賦形劑中的濃度增加而增加，這些都需要注意。比如小兒、婦女、成人面部、口腔附近及股內側等部位皮膚都較柔嫩，不宜採用刺激性強的藥物，濃度也應降低。

如有過敏或刺激現象，應立即停藥或改用藥物治療。一種外用藥久用後，作用往往會減弱，應經常輪換性質相似的藥物，以提高療效。

治癬哪能「一次淨」

癬病，是由真菌感染引起的一類皮膚病，按發生部位不同可分為體癬、股癬、手足癬、甲癬（灰指甲）。而夏季因為氣候炎熱潮濕，是各種癬病的多發季節。癬病具有傳染性，不僅可以自身傳染，也可能傳染給他人，讓患者十分頭大。其實癬病是可以治癒的，但必須注意以下幾點：

（1）使用敏感、高效的抗真菌藥。以前，治癬多用外用藥，但目前國內外公認的癬病治療方案則是以口服抗真菌藥物和外用藥物同時進行；而對於比較淺表輕微的癬病，仍以外用藥為主。

（2）應用足夠的療程。癬病治療療程是按照真菌的生長繁殖規律和皮膚、指（趾）甲的生長速度決定的，和使用的產品療效並無關係。無論何種藥物治療癬病，均需一定的療程，一般來說，體癬、股癬需要2週，頭癬、手癬、足癬4～6週，而甲癬則需用12週以上。所以，期望癬病「一次淨」是不現實的，千萬不要相信那些宣稱用一次就能除根的藥，而應該堅持足夠的療程。

（3）注意局部皮膚清潔衛生，防止再感染。感染過癬病的皮膚在治癒後會變粗糙，顏色加深，局部皮膚抵抗力較低，一旦再有真菌污染，容易使病情反覆，因此，應保持局部皮膚乾燥衛生，防止再次感染。

皮膚要健康 維生素不可少

美白、抗老、防皺是女人對肌膚的最大要求，也因此，市面上充斥著各種各樣的化妝品，果酸、水楊酸、魚蛋白等，都是為了滿足女人們的魅力肌膚夢想，但不論何時，維生素在現代人的肌膚健康保養上，仍然佔有著不可動搖的地位，尤其是維生素A、C及E，最具有美麗肌膚的功效。下面就簡單介紹一下這三種維生素。

維生素A（vitamin A）

維生素A可調節表皮及角質層之新陳代謝、保護表皮、粘膜，使細菌不易侵害，因此，它在抗老化、去皺紋、使皮膚斑點淡化、光滑細嫩及預防皮膚癌等的臨床運用上都相當廣泛。其在黃綠色蔬菜及水果、內臟、肝臟、蛋黃、人造奶油、牛奶及魚肝油中的含量皆相當豐富。

但是，維生素A須其先質在人體內經轉化作用後，才可發揮作用。近年來，化妝品、美容業廣為採用的維生素A酸（簡稱A酸），就是維生素A轉換所形成的衍生物，與維生素A有著相似的效果。

要注意的是，維生素A若服用過量，會產生頭痛、噁心、嘔吐及骨骼病變；尤其是孕婦，需特別注意其安全用量，以免造成胎兒畸形。

維生素C（vitamin C）

而維生素C的美白作用，主要是基於抗發炎作用，因它可防止曬傷，避免過度日照後所留下的後遺症，同時，由於維生素C涉及膠原蛋白與粘多醣的合成，所以也能促進傷口的癒合。如果缺乏維生素C，則會影響到結締組織的功能，容易受到自由基（Free Radical）的侵襲而造成變性。維生素C正是修補這些傷害的重要抗氧化劑。因此，近來廣泛的運用於抗老化、修補日曬傷害的用途上。

維生素E（vitamin E）

維生素E的作用，可減少維生素A及多元不飽和脂肪酸的氧化、控制細胞氧化、促進傷口的癒合、抑制皮膚曬傷反應及癌症之產生。維生素E在穀類、小麥胚芽油、棉子油、綠葉蔬菜、蛋黃、堅果類、肉及乳製品中含量豐富。

一般來說，維生素E及維生素C若能合併服用，二者可相輔相成，增強其作用。但需要注意的是，維生素E為脂溶性，若長期服用超過安全用量，則會導致靜脈炎、肺栓塞、血脂肪過高等副作用，因此須謹慎服用。

三種維生素皆為良好的抗氧化劑，能清除皮膚不當日曬後所形成的有害自由基，它們功用相似，彼此間可相輔相成，起到更好的呵護肌膚的效果。

神經性皮炎能治癒嗎

神經性皮炎，又稱慢性單純性苔蘚，是一種與精神神經因素有明顯關係的慢性皮膚病，與生活壓力過大、精神緊張、焦慮、抑鬱、過度疲勞、睡眠不足、食用辛辣刺激的食物、粗硬衣物的局部摩擦、長期搔抓等諸多因素有關。

一般來講，患神經性皮炎，可使用一些含薄荷樟腦或皮質激素類的藥物，如皮炎平（Compound Dexamethasone Acetate Cream）、去炎松尿素軟膏（Triamcinoloneand Urea Cream）、樟腦酯（Camphor spirit）等。但是，激素類的藥物一般都有副作用，無法起到根治性的作用，並且具有依賴性，當病症出現時使用見效，而一旦停止服用，病症又復發，所以關鍵還是要注意保證生活規律、睡眠充足，不要有太大壓力。當患者睡眠有障礙或焦慮情緒較重時，可在皮膚科醫生的指導下臨時服用一些思諾思、安定等促眠藥物，還可以口服一些穀維素、複合維生素B等調節神經功能的藥物。

皮膚異常是患癌先兆

中老年人皮膚異常很可能是機體內部癌變信號，應即時就診進行防治。

老年蜘蛛瘡：數群密集的小水泡呈帶狀形分布在身體一側。如果水泡呈全身性分布，劇烈神經痛，持續半年甚至更長時間，應小心內臟器官惡性腫瘤病變的可能。

手掌角化：手掌角化分為兩類。一種為彌漫性角化，整個手掌及指腹幾乎全部角化變厚，略呈黃色，此時應對食管進行檢查；另一種為點狀角化，即手掌突然出現較多丘疹樣角化小硬節，用手撫摸角化部位較硬。可以根據自身的情況，對乳腺、子宮、膀胱、結腸等部位進行仔細檢查。

老年性黃疸：如果老年人出現黃疸，應警惕體內有關臟器有癌變的發生，其常見癌症主要有肝癌、胰腺癌、膽囊癌三種。

國外還有專家指出，如發現臉上忽然間長出了許多白色柔軟的汗毛，必須立刻就醫檢查身體，因為，在1945年至1989年間，全世界發現了29例汗毛增多症，此後病人都無一例外地患上了癌症。

小常識：

用藥五步驟

生、老、病、死是人生旅程必經的過程，因此，每個人難免都會生病。生病治療時，大多都需要吃藥，藥物可以救人，卻也可以害人，所以，應切記用藥安全的5個步驟：

（1）看醫生時一定要講清楚。

（2）拿藥時一定要聽清楚。

（3）藥品標示一定要看清楚。

（4）吃藥前要再看清楚。

（5）用藥疑問一定要說清楚。

如此，有了更多的正確用藥資訊，才可以讓自己在健康的道路更有保障。

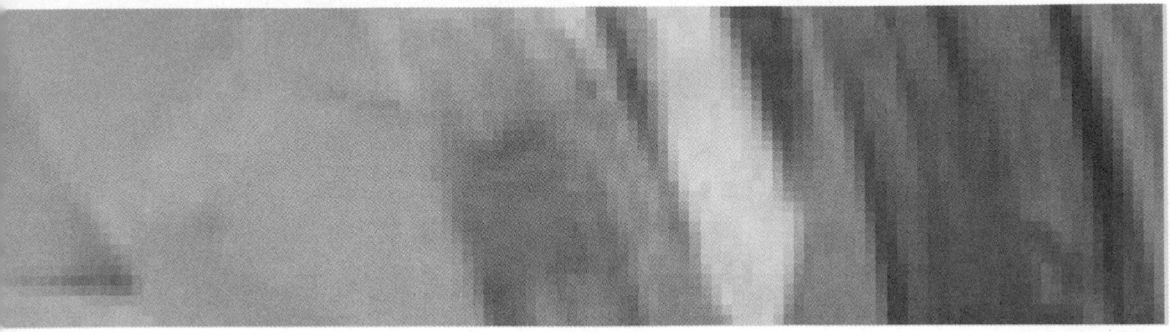

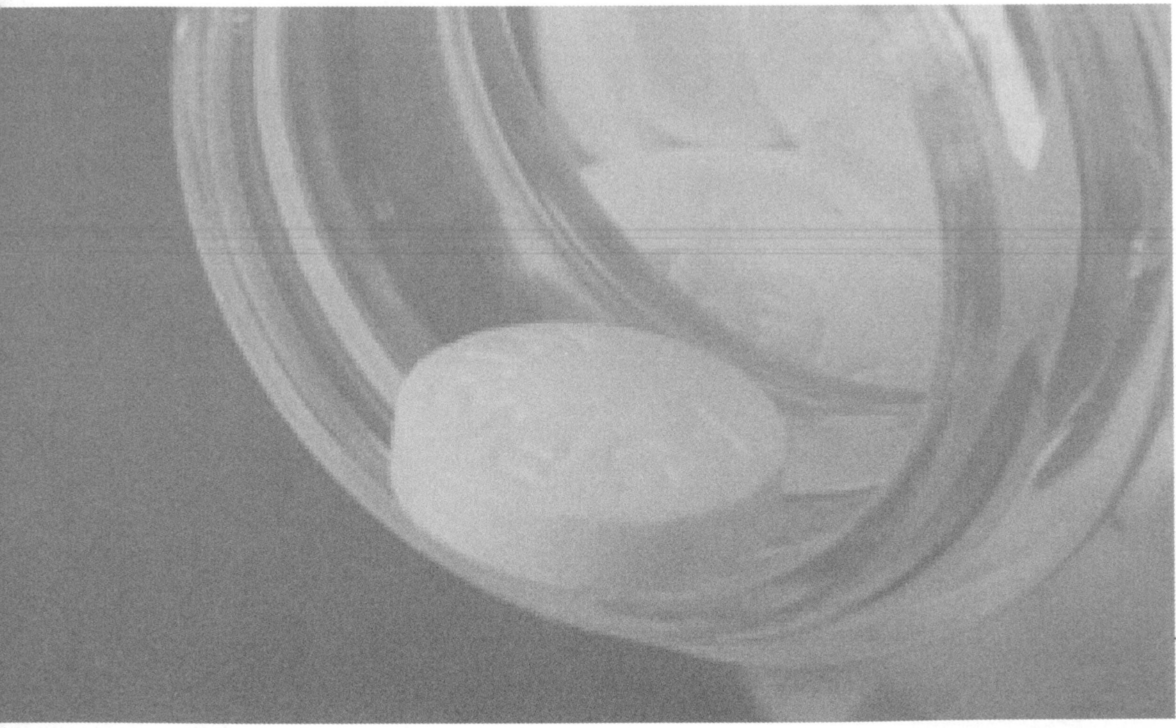

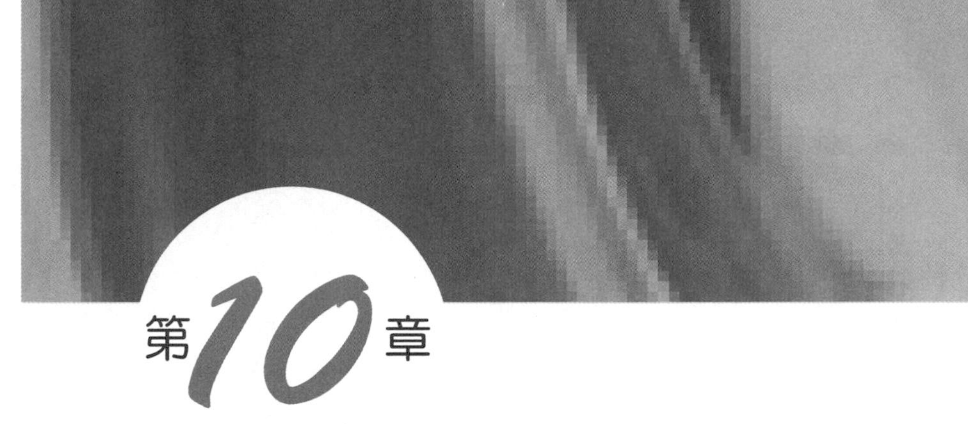

第10章

五把最危險的「雙刃劍」

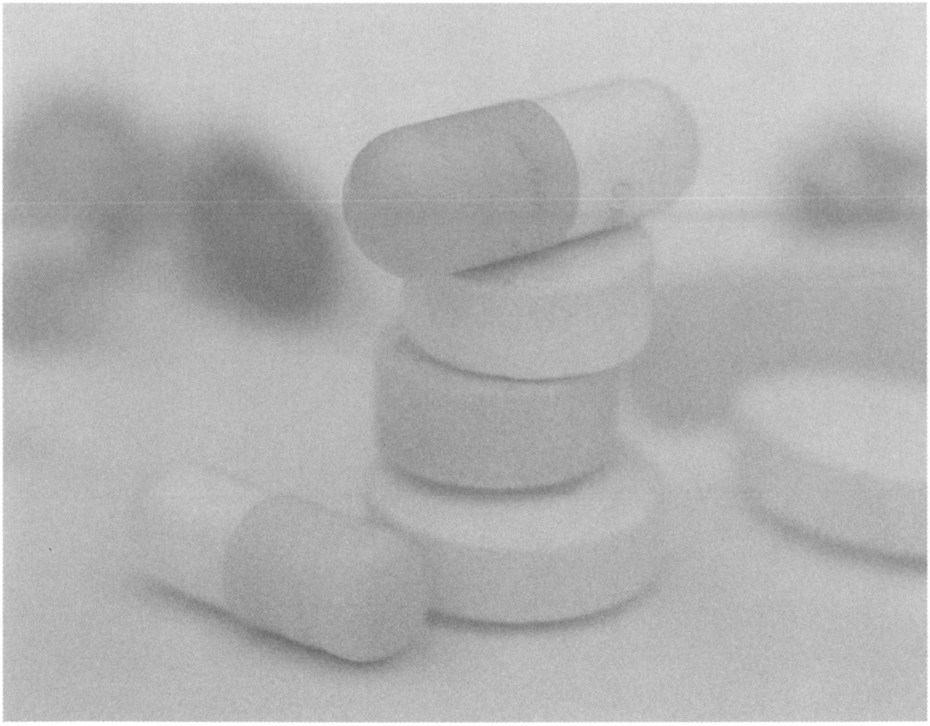

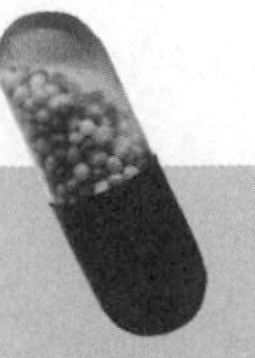

第一節　治療憂鬱症的藥物

在講述治療憂鬱症用藥之前，先讓我們簡明的說一下什麼是憂鬱症。憂鬱症，指一種持久性的心情低落，常伴焦慮、軀體不適和睡眠障礙。憂鬱症被認為是21世紀人類的重大病症之一，根據世界衛生組織的研究中發現，平均每１００人中就有３～５人患憂鬱症，是繼癌症、愛滋病後，世紀三大疾病之一。

雖然憂鬱症相當常見，但很可惜，多數未被診治。根據國外統計顯示，全球人口中約５％罹患憂鬱症，但會主動尋求精神醫療的憂鬱症患者，僅佔全球人口的３％，憂鬱症病人接受精神醫療的比率只有６％。

由於憂鬱症患者的自殺率是一般人的８倍，而自殺已成為近年來十大死因之一，因此，憂鬱症所導致的自殺問題，更值得我們注意。

你有憂鬱症的症狀嗎

要如何判定一個人的抑鬱是否足以成為一種疾病呢？現代醫學已以大量的統計資料及臨床觀察，提供了一套實用的憂鬱症分類及診斷標準。而中國醫學界目前對於精神疾病的分類與診斷，主要是根據兩大參考系統：DSM-IV（採自美國精神醫學會，精神疾患診斷統計手冊，第四版）和ICD-10（世界衛生組織的國際疾病分類）。

例如DSM-VI對於重鬱症（Major depressive disorder）的診斷，就要求必須符合下述9項症狀的5項，且這些症狀中至少有一項是幾乎佔病人大半天的情緒憂鬱，而且幾乎每天都有。這九項症狀包括：

（1）情緒憂鬱。

（2）精力喪失。

（3）主要且明顯的體重減少或食慾喪失。

（4）精神運動性的遲滯或過激。

（5）失眠或睡眠過多。

（6）對活動明顯降低興趣或愉悅感。

（7）無價值感或愧疚感。

（8）集中注意的能力下降。

（9）一再出現死亡或自殺念頭。

其實，憂鬱症並不只是個性抑鬱、內向寡歡者的專利，臨床經驗發現，平日工作狂熱、深獲人緣的人，同樣有可能得憂鬱症，因為面對真真假假的現實社會，長期送往迎來，過於配合周圍的人、事、物，在不知不覺中就逐漸失去了自我。醫學界從前對憂鬱症的定義較嚴格，患者多半具有體質特異的內在因素，但現在的憂鬱症患者通常都是外在因素所導致。

憂鬱症有哪些種類

憂鬱症又稱為「心的感冒」，患者常會感覺悲傷、焦慮冷漠和意志消沉，是一種慢性、常復發的疾病，可以使人功能喪失，甚至危及生命。依據臨床表現，在此簡要的介紹3種常見的憂鬱症類型，但在這些類型中，又有多種不同嚴重程度且持續變化中的特徵。

1．重鬱症（Major Depressive Disorder）：至少持續2星期以上，並有深深的沮喪，人生態度消極，對生活提不起勁，及有反覆的自殺傾向。若為常態性，就會對一生造成重大的影響。

2．輕鬱症（Dysthymic Disorder）：是輕度及慢性的重憂鬱症，較不嚴重的類型，介於長期不喪失能力的慢性症狀以及一個心情很好的狀態下。許多人為此類型，但也同時具有重鬱症的症狀特徵。

3．雙極性障礙（Bipolar Disorder）：也稱為躁鬱症（Manic-Depressive Disorder）：它並不同於一般的憂鬱症，躁狂症及抑鬱症輪流在患者身上出現，一時間情緒低落，一時間又情緒高漲，起落十分大，且有過分活躍的情況。症狀有持續性和不正常的情緒高漲，急迫地說話、計畫多、好管閒事、愛幻想、擁有超多的能量、精力旺盛。

其他還有產後憂鬱、季節性憂鬱、酒精或藥物濫用引起的憂鬱、青春期抑鬱症、更年期憂鬱症、內因性憂鬱症、外因性憂鬱症、停經期憂鬱症等。精神科或心理科醫師都會仔細的予以瞭解、判斷、分類，進而為病患改善治療。

治療憂鬱症有方法

憂鬱症因為未被大家全面的瞭解而被忽略，加上又被冠上「精神」疾病兩個字，使得有些人害怕精神病的負面標籤，對前往就診有所疑慮，而寧可求神問卜，尋求民間療法，這樣不僅延誤治療時機，又勞民傷財，而患者面對這一連串的折騰，憂鬱症不但沒有改善，反而更加沒有信心，時間一久反而還有慢性化的趨勢。

對於一個只患有輕微憂鬱症的病人來說，心理治療已經足夠；而對於一些比較嚴重的患者，精神科醫師通常會建議兼用抗憂鬱症藥物和心理輔導，或單靠藥物加以治療。

1. **精神療法**：心理治療的目的，是讓患者有機會抒發自己的感受和煩惱，包括心理治療、認知治療、行為治療、放鬆技巧訓練等，可針對病患的個別狀況，提供一定程度的幫忙。

2. **腦電盪治療法**：就是俗稱的「電擊療法」（即ECT，或休克治療），能很成功地治療憂鬱症，可以說是最有效的治療方式。由於要經過麻醉後進行，通常用於嚴重病情及有強烈自殺傾向的患者，尤其是藥物頑抗型憂鬱症病人治癒的成功率可達85％。

3. **藥物治療**：患者可以在精神專科醫生處方下，服用抗憂鬱症藥物，改善病況。一般而言，抗憂鬱症藥物，需要至少6～8週以上的時間，才能發揮藥效，即使病症很快消失了，也要繼續服藥，因為療程長些，可減低抑鬱症復發的機會。而治療會導致失敗的主因，最常見是因為病患服藥不規則，其次則是太早停止服藥。通常80％以上病患，經過適當時間的治療後，情況都能好轉。

憂鬱症治療藥物大揭密：

市面上有很多不同種類的抗憂鬱症藥物，我們必須知道它們有別於鎮靜劑或其他精神藥物。而抗憂鬱症藥物與其他藥物同樣會帶有副作用，所幸它們不會令服用者上癮，反而可以幫助病患者在治療過程中，重拾對未來生活的信心和希望。

抗憂鬱症藥物是藉由阻斷神經元再回收特定的神經傳導物來改善憂鬱症狀。接著這些被阻斷的神經傳導物能延長後來的神經衝動，如此就可以幫助保持正常神經元間的聯繫。

抗憂鬱劑

一、三環、四環抗憂鬱藥（Tricyclics and Tetracyclics Antidepressants，TTA）

（1）命名依據：因為以3或4個苯環為主要結構，而得名。

（2）種類：

分類	學名	常見商品名
三環抗憂鬱藥	Amitriptyline	Pinsaun、Saroten、Tryptanop
	Clomipramine	Anafranil、Clomine、Pashin
	Doxepin	Quitaxon、Sinequan
	Imipramine	Emiranil、Imimine、Tofranil
	Protriptyline	Vivactil
四環抗憂鬱藥	Maprotiline	Ludionmil、Retionyl
	Mianserin	Tolvon

（3）重要性：此類藥物是最早開發出來的抗憂鬱藥物，所以也是過去服用最久與最廣的藥物；對於憂鬱症治療的基本理論，也是依照此藥物推論出來的。

（4）作用：主要是在抑制如血清素（Serotonin）和正腎上腺素（Norepinephrine）這兩種單胺，神經傳導物質於突觸的作用，因此改善憂鬱的症狀。

（5）副作用：因為三環、四環抗憂鬱藥物的作用較不專一，同時具有抗組織胺及抗膽鹼作用，會出現如頭昏、鎮靜、口乾、便秘、排尿困難、心跳過快、視線模糊、姿勢性低血壓、性功能障礙等副作用，因此，對有心臟傳導障礙、前列腺肥大的老人、青光眼或有甲狀腺亢進患者，服用時要特別小心。

二、選擇性血清素再吸收抑制劑（Selective Serotonin Reuptake Linhibitors，SSRLs）

（1）種類：最有名的SSRLs類的抗憂鬱劑是百憂解（Fluoxetine），問世後成為憂鬱症者的新救星。

學名	常見商品名
Citalopram	Celex A、Cipram希普能
Fluvoxamine	Luvox無憂寧
Fluoxetine	Prozac百憂解、Sinza C、Zactin
Paroxetine	Seroxat克憂果
Sertraline	Zoloft樂複得

（2）重要性：由於選擇性高，副作用小，可稱得上是較好的治療選擇藥物。因為每天只要服用1次，有助於服藥的方便及病人的配合度。SSRLs在10年前就被引進醫療保健市場時，已被證實比傳統三環抗憂劑要來得安全、有效且較少副作用。今日大部分的精神專科醫師，都將SSRLs用在第一線重憂症的治療。

（3）作用：這一類的藥物能選擇性地抑制神經傳導物質血清素的回收，而不影響正腎上腺素的再吸收。其中，百憂解可有效治療憂鬱症，對於強迫症與暴食症的療效也很顯著。服用時間以清晨為佳，且藥效作用時間較長，通常在服用2～4週後，才能逐漸看到療效。至於Fluvoxamine，目前只適用治療強迫症，對於憂鬱症的治療則還在研究中。

（4）副作用：包括噁心、腹瀉、頭痛、顫抖、性功能障礙、影響睡眠，及血糖異常等，亦有些病患會有想睡覺的感覺。但相對於三環或是四環抗憂鬱藥物的副作用，副作用算少且程度較為減輕。

三、血清素—正腎上腺素雙重再吸收抑制劑（Serotonin-Norepinephrine Reuptake Linhibitors，SNRLs）

（1）種類：

學名	常見商品名
Venlafaxine	Effexor

（2）重要性：1994年美國食品藥物管理局（FDA）批准Venlafaxine（Efexor）用於憂鬱症治療。根據研究報告，Venlafaxine對服用其他抗憂鬱藥物均無效的病人有顯著的效果，Venlafaxine在治療嚴重憂鬱症時，產生療效的時間經SSRLs類藥物更快，約一星期到10天就會發揮作用。

（3）作用：主要是能選擇性對血清及正腎上腺不再吸收，產生雙重抑制作用。由於Venlafaxine較不會抑制或誘導肝臟酵素增生，因此與其他會經過肝代謝藥物並用時，比起百憂解（Fluoxetine）有較低的藥物交互作用，所以，老年人服用比較安全。

（4）副作用：臨床常見的副作用與SSRLs差不多，而其產生噁心的副作用比SSRLs高，但此副作用可經由慢慢調整劑量的方式來減少發生。不過，根據報告顯示，Venlafaxine也會引起憂鬱症人食慾減低及體重下降，因此，對於正在發發育的青少年病患，要謹慎服用。

另外，有一種選擇性正腎上腺素再吸收抑制劑（Selective Noradrenaline Reuptake Linhibitors，NARL）Rrboxetine（Edronax Vestra），雖然機轉有些不同，但是療效很接近Venlafaxine，而且病患在

服用Reboxetine之後，較沒有自殺的念頭。

四、多巴胺－正腎上腺不再吸收抑制劑（Dopamine-Norepinephrine Reuptake LInhibitor）

（1）種類：

學名	常見商品名
Bupropion	Wellbutrin威博雋、Zyban耐煙盼

（2）重要性：Bupropion（Wellbutrin）和其他抗憂鬱劑比較，Bupropion所產生的性功能障礙副作用最低，但在焦慮的治療上卻不是那麼有效。根據醫藥界最近的研究顯示，Bupropion對於戒菸具有療效，能有效減輕菸癮，其效果比目前在市面上被廣泛服用的尼古丁貼片還好，可為想戒菸的老菸槍族群提供新的方法。所以Zyban已經是一個被行政院衛生部及美國食品藥物管理局批准用來戒菸的藥品了。

（3）副作用：Bupropion會引起癲癇，通常與服用劑量成正比，所以，每天劑量盡可能不超過450mg。尤其用於有癲癇病史者，更必須格外小心。Bupropion由於較不會引起血壓變化、心臟傳導障礙及性功能障礙等，但會引起中樞神經系統副作用，例如激動、焦慮、睡眠障礙、手抖等，孕婦及哺乳都不建議服用。

五、單胺氧化酵素抑制劑（MAOI）

（1）種類：例如對單胺氧化酵素A及B都會產生不可逆性抑制作用的Phenelzine、Tranylcypromine、Lsocarboxzid等，而Moclobemide（常見商品名Aurorix歐蕾思、Manerix）及Toloxatone為可逆選擇性A類單胺氧化酵素抑制劑。

（2）作用：抑制單胺類神經傳輸物質的代謝，提升這些單胺類的濃度。因為正腎上腺素及血清素的代謝受到抑制，血中濃度提高以達到治療憂鬱症的效果。

（3）副作用：常會有暈眩、神經過敏、胃腸障礙、心跳速率和節律障礙的副作用。正在服用單胺氧化酵素劑時，就必須主動告知醫師，因為身體可能要2～3週才能造出新的胺氧化酵素。尤其近來發現，不可逆性單胺氧化酵素抑制劑與某些和含Tyramine的食物（例如乳酪、發酵及醃製製品、臘腸、啤酒等）或藥物（例如氣喘吸入劑、減肥藥、解鼻充血劑等）並用時，會產生一些僵硬、心悸、噁心、嘔吐、收縮壓及吸舒張壓增加等藥物中毒情形，甚至導致死亡。因此，現今臨床上已不用傳統非選擇性的不可逆性單胺氧化酵素抑制劑來治療憂鬱症，醫師使用上得十分謹慎。

六、（血清胺—Sedrotonin）調節抗憂鬱劑（Modulator Antidepressant）

（1）種類：主要有Trazodone及Nefazodone。

學名	常見商品名
Trazodone	Mrsyrel
Nefazodone	Serzone

（2）作用：具有阻斷神經細胞血清素（5-HT1 A、5-HT1 C、5-HT2）的再吸回作用，也就是能使神經傳導物質恢復到正常的含量，使病人的心情漸漸恢復到開朗與自信。再者，由於二者的抗膽鹼作用較小，所以適合老年人及前列腺肥大或有青光眼的憂鬱症患者服用。

（3）副作用：常見的副作用為口乾、肌肉酸痛或疼痛、思睡、便秘或拉肚子、排氣增多、噁心、視線模糊、頭暈目眩等。這些副作用，通常在服用藥物一陣子後，應該會漸漸地消失。而較嚴重的副作用，為手指及腳趾發麻或顫抖，小便困難或疼痛，心跳不正常或突然加快，幻覺，皮膚有不正常的淤傷或塊狀的青紫色，皮膚起紅疹或發癢，耳鳴，呼吸困難等，通常這些副作用發生的機率較低。基於Trazodone（Mesyrel，美舒鬱）同時具有輔助勃起的副作用，泌尿科醫師常運用這點，將其當作治療陽痿或早洩等男人性功能障礙的藥物。

七、情緒穩定劑

（1）種類：如Carbamazepine、Lithium Carbonate、Valporic Acid、Clonazepam等。

（2）作用：

藥名	功效
Carbamazepine	常服用的抗癲癇藥物，也可以服用於治療三叉神經痛的疾病。在精神科的服用，主要用於治療躁鬱症的患者。
Lithium Carbonata	目前是在治療及預防躁鬱症發作藥物中，最常被服用的藥物。
Ativan、Stilnox、Xanax、Imovane、Serenal、Anxinil、Lexotan、Rivotril	主要治療憂鬱症常合併出現的焦慮、失眠等症狀。

（3）副作用：常見的副作用有嗜睡、明顯的手抖、走路不穩、協調性變差、口乾、輕微多尿、噁心、腸胃不適等，長期服用有可能對腎臟有影響。因為它的治療範圍較小，如果患有先天性甲狀腺、腎臟、心臟失調或癲癇者，就不建議服用Lithium Carbonata。本類藥劑在白天服用時，可能會有思睡的情況，若出現此現象，則應該避免開車及操縱機械。

八、其他抗憂鬱劑：

（1）種類：美國食品藥物管理局2001年批准上市的抗憂鬱藥Mirtazapine（Remeron）的口含溶解片劑。此藥劑是第一種可在30秒鐘內於舌面上溶解的抗憂鬱藥物，也可以咀嚼、吞嚥，不必和水服用。

（2）作用：具多重作用機轉，包括有很強的中樞神經α2-腎上腺不受體阻斷作用，間接增加正腎上腺系統功能；另外會增強血清素釋放。此藥也具有阻斷5-HT2及5-HT3接受器作用，造成5-HT1傳導系統的增加效果。Mirtazapine只需一日服用1次，也較不會引起性功能的失調，具有鎮靜作用，可用在有失眠現象的憂鬱症人身上。

服用抗憂鬱藥的注意事項：

國家食品藥品監督管理局每年公佈的上百餘種消耗量最大的處方藥，精神科用藥常名列其二或其三，佔據了1/5的領先排行榜，讓醫藥界人士對整個社會的「精神病化」感到憂心忡忡。

已經被衛生單位列為疾病重點防治工作的憂鬱症，其最有效的治療就是抗憂鬱藥物；另外，也有不少人服用抗憂鬱藥物來減肥，例如百憂解近年來被瘦身減肥人士奉為「聖品」，所以，抗憂鬱藥物可說是現在醫藥界的當紅炸子雞。

一般憂鬱症患者服藥幾個月後可望復原，但有形態的憂鬱症患者其用藥反應比較差，也許治療時間會更長，而這類患者已愈來愈多，這正是治療憂鬱症的醫藥人員要正視的課題。

不過，病患在準備接受抗憂鬱症藥物治療前，其實是有幾點事項必須先瞭解與注意的。

（1）如果是預備懷孕、懷孕的孕婦及哺乳者，請告知您的醫師。

（2）憂鬱症患者在開始接受治療時，應該詳細地說明自己的病情，醫師才能開立適當的處方藥物來治療。有部分的憂鬱症患者，則宜採用認知、人際或較深度心理療法，以免影響作用。

（3）避免喝濃茶、咖啡、酒精性飲料，以免影響作用。

（4）抗憂鬱症藥物不會成癮，服用時應該要有持續性，而不是「需要時才服用」，也絕不可隨意停用，以避免影響病情及治療效果。因為導致抗憂鬱藥物無效的常見原因，就是劑量不足或用藥時間不夠長。

（5）根據美國食品藥物管理局（FDA）統計，約50%～75%的憂鬱症病人，對抗憂鬱劑都有良好的反應，通常最先改善的是睡眠習慣和活力，經過一段服藥期間之後，將可以感覺到心情開朗。

（6）精神科醫師通常會給予憂鬱症病人兩種或兩種以上的藥物，因為病患常會伴隨有焦慮症。

（7）大部分的抗憂鬱症藥物對肝臟、腎臟都不會有太大的影響，在醫師的指導下服藥也相當安全。一般抗憂鬱症藥物治療效果，大抵要在服藥的數天甚至數週後才會呈現出來，但副作用卻是很快就會出現。所以，接受治療的病人應該要保持耐心且持續性按時服藥。

（8）抗憂鬱藥物的副作用隨著不同的藥物、病人對同一藥物的不同反應以及病人對副作用的忍受程度不同，而有相當大的差異。

（9）在開始治療時，也應告知醫師服用過哪些藥物，包括了處方藥及成藥。當憂鬱症患者合併有其他疾病或並服多種藥物時，應主動告知醫師或藥師，以便調整抗憂鬱藥物的劑量或種類。

例如「百憂解」一類的抗憂鬱劑，若和麻醉劑、止咳感冒劑及止痛藥並用，可能會發生嚴重的藥物交互作用，其症狀包括不明原因的高燒不退、頭痛、躁動、肌肉跳動、抽筋等症狀。

（10）停藥或換藥，皆應請教醫師和藥師。例如抗憂鬱藥物一旦服用習慣，使腦及神經的調節機構發生作用，會變得不可無它，這時突然停藥當然會造成一連串的戒斷症狀，包括嘔吐、失眠、焦慮、流汗、顫抖，以及類似感冒症狀等。

（11）憂鬱情況如果未見好轉，或每況愈下，且副作用非常嚴重並難以忍受，甚至站立時會感到頭暈眼花，此時，無論是吃哪一種抗憂鬱藥物，都應立即回診告知醫師。

（12）除了與醫師、藥師合作，並以藥物支持外，日常生活中也應盡量保持身心愉快，並做適度的運動，這對憂鬱症的治療亦有助益。

（13）當有了想殺害自己的念頭時，應尋求幫助，可打電話給自己的精神科醫師或藥師尋求幫忙，或直接到爭論室，或者打電話給自殺防治中心、生命線、親朋好友。當然，如果上述情況都不可得，最好打電話給警察局。

濫用抗憂鬱藥物，變成性功能障礙：

百憂解近年來被瘦身減肥人士奉為「聖品」，但是研究發現，用藥者除了噁心、嘔吐等腸胃不適及失眠等副作用外，由於血清素上升可能使得一氧化氮（NO）無法釋出，進而產生肌肉收縮，就會造成無法正常勃起、達到性高潮的問題。所以，這項副作用儼然成為憂鬱症患者的另外一種負擔。專業醫師及藥師應該提醒患者，切勿濫用。

其實，只要停藥即可改善此症狀，但是，部分精神病患是無法停藥的，就算要換藥、改變劑量，仍有3～4成的患者有性功能障礙，嚴重影響患者的生活品質。

國內醫藥界多選用的抗憂鬱症藥物是Bupropion，此藥是藉由加強腎上腺素神經系統的活性，及有選擇的抑制血清素回收，來達到治療憂鬱症的功效，而其最大特色就是可避免性功能障礙，是所有抗憂鬱劑中引起性功能方面副作用最少的藥物。此外，目前的泌尿科醫師有些是給予威而鋼或犀利士來輔助，使性功能恢復正常。

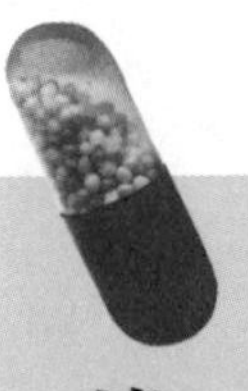

第二節　性病及治療性病的藥物

性愛的和諧與否可以說是人生的一件大事，尤其當人們的口腹之慾飽足後，性愛大事便逐漸被重視。這一點，我們可由各大醫院的性福門診常常人滿為患，還有各大藥店助性產品的熱買就可得知。所以，你若想獲得真正的性福，本篇所介紹的黃色性福藥罐是你非看不可的性福寶典。

人類基本的性慾求

著名心理學家馬斯洛（Maslow）大師提出的需求層次理論，認為人類有五大需求，分別為生理的需求、安全的需求、愛與歸屬的需求、自尊的需求以及自我實現。其中最基本的，就是生理的需求，包括飲食、睡眠、性愛慾望等。只有在生理需求滿足之後，高一層的需求才能相繼產生。所以，性愛慾望本來就是最基本的渴望。

國內不少婚姻問題諮詢單位及心理醫師也表示，許多在經濟收入、婆媳相處、小孩教育等方面完全沒問題的家庭，依然會出現不和。追根究底，發現問題應是出現在性生活的不協調上。許多家庭失和或婚姻諮詢個案裏，夫妻因性生活失調而前往救助者佔1/3以上，因此，「花房性事」在夫妻相處上絕對是扮演著極重要角色的。而找出性生活不協調的問題，徹底解決性生活障礙，才是維護夫妻正常婚姻的基石。

為什麼會喪失男性雄風

性命是珍貴的，自古以來「性」就被放在「命」之上，可見陰莖無法勃起或是「兄弟」垂頭喪氣的性功能障礙，都是男人最深的痛楚及煩憂。美國杜蘭大學性學教授Wyane Hellstrom醫師曾提到，現今在美國，因勃起功能障礙而困擾的男士，粗估約有3000萬人，但求助於醫師者竟然只有10％。其實國內的就醫率也相差無幾，僅約一成左右。醫學會的統計資料也指出，全球約有1億5200萬名男性有勃起功能障礙，無法完成正常的性交，但願意接受治療的卻不到2成。

勃起功能障礙（Erectile Disfunction）一般稱「陽痿」，是指男性在勃起時，因為陰莖硬度或勃起時間不足，以致不能達到圓滿的性交，之前稱為「性無能」，現在醫學界以較適當的「ED」稱之。會有下列的狀況：

（1）陰莖完全無法勃起。

（2）陰莖勃起時硬度不夠。

（3）陰莖勃起時間太短。

（4）陰莖未射精就消軟。

雖然勃起功能障礙的比例會隨著年齡上升而增加，但不是必然的現象。除了年齡以外，根據臨床統計發現，國人發生性功能障礙，有四、五成是因為自然因素，也就是生理機能老化，其餘五、六成則與疾病有關。

另外，有許多藥品也都已經被證實會引起勃起功能障礙，例如治療高血壓、心絞痛的藥物、降膽固醇藥品、治療消化性潰瘍的Tagamet、治療攝護腺肥大的波斯卡（Proscar）和抗雄性賀爾蒙的藥物等，而長期服用鎮靜劑、安眠藥等，也都會影響勃起功能。特別要提醒的就是成癮性藥物例如嗎啡（Morphine）、大麻（Cannabis）、古柯鹼（Bump, Coke, Flake, Snow, Candy）、海洛因（heroin）等毒品，也都會導致陽痿。

重振男性雄風

其實治療勃起功能障礙的方法已經不斷改良，有多種或供患者服用，包括：

（1）藥物治療：利用口服藥物療法、陰莖塗抹藥物治療及陰莖海綿體自我注射療法。

（2）物理療法：利用真空吸引器輔助陰莖勃起。

（3）手術療法：血管手術及陰莖海綿體支撐器植入法。

（4）婚姻諮詢、家庭協助及個人心理重建。

理想治療的第一步：藥物治療

1．口服藥物治療

以前醫界主要採取注射、手術及其它方法來進行治療勃起功能障礙，雖有一定的效果，但這些方法令患者既感到疼痛又讓患者非常尷尬。而威而鋼的誕生，堪稱是男性性醫學發展史上的重要里程碑。

威而鋼

威而鋼（Viagra，也稱偉哥），化學名為Sildenafil，俗稱藍色小精靈，本品由輝瑞公司研發製造。1998年美國藥品食物管理局（FDA）核准該藥物成為第一個治療陽痿的口服藥。同年，中國大陸也核准上市販買。

（1）作用機轉：威而鋼是作用於海棉體內的一種酵素，間接促使平滑肌鬆弛及讓血液注入，造成壓力上升而增加陰莖的血流量，以恢復患者的自然勃起反應。威而鋼因為可抑制第五型磷酸二指酶（PDE-5）的作用，達到讓陰莖可以持續勃起的效果。換言之，威而鋼發揮作用不是在發生勃起，而是在於持續勃起。因此，威而鋼既不是春藥、也不是壯陽藥，也無法提高性能力，正常男性吃了一點用處也沒有。再者，威而鋼不能使陰莖挺立，必須是服用者在性刺激下或有性慾時，藥效才會發揮。

（2）用法：威而鋼的吸收迅速，空腹狀態下口服本藥可以在30～40分鐘開始勃起，效果最好是在120分鐘之內，不過，也有能達到4小時之久的個案。所以一般建議，在性行為前1小時服用，每天以最多服用一次為原則。本藥與高脂肪食物一起服用時，其吸收速率會減慢，達到最高血中濃度的時間平均延遲60分，血中最高濃度最高也降低了近30%。

（3）副作用：一般藥物的服用，引發副作用較常見的有頭痛、臉部潮紅、消化不良與骨骼肌疼痛，其他還有鼻塞、尿道感染、暫時性的藍綠色盲與對光反應遲鈍、腹瀉、頭暈等。某些人服用之後，還可能會持續勃起，無法消退。然而，威而鋼並沒有重大的副作用和後遺症。不過，長期服用有導致心理依賴的可能，如果不用就不能行房，所以需特別注意。

（4）服用禁忌及用藥注意事項：

A、威而鋼會加強心絞痛患者服用藥物一硝化甘油的降血壓作用，所以服用硝化甘油的病患不可服用威而鋼。另外，高血壓或低血壓（血壓低於50～90 mmHg）、心臟血管疾病，與遺傳性退化性網膜病變者（如色素性視網膜炎），糖尿病、前列腺手術、心臟病等病患，及最近曾有中風或心肌梗塞的患者等，都不建議服用威而鋼。

B、陰莖勃起超過4小時，應馬上尋求醫療上的協助。因為如果未馬上治療，可能會導致陰莖組織的永久損傷及永久喪失其能力。

C、威而鋼目前的用途是做為成年男性勃起功能障礙用藥，此藥目前並不適用於女性與小孩（若有其他用途，請詢問醫師或藥師）。

D、若是服用抗菌抗生素、抗黴菌藥物或抗愛滋病毒藥物時同時並用這類勃起障礙藥物，會因為藥物間的交互作用而引發潛在的危險。此外，服用此類藥物時，亦不能以葡萄柚汁配服。

犀利士、樂威壯

繼威而鋼之後，還有兩種口服陽痿治療藥物，一種是犀利士（Cialis；Tadalafil），另一種是樂威壯（Levitra；Vardenafil）。其中性行為頻繁者，最適用藥效長達35小時的犀利士，至於樂威壯則是最不會受到飲食影響的陽痿治療藥物。

（1）禁忌：犀利士（Cialis；Tadalafil）、樂威壯（Levitra；Vardenafil）的服用禁忌與威而鋼的基本一致

A、心肌梗塞、心臟衰竭病患者或有在服用心臟用藥硝化甘油舌下含片或貼片的心絞痛病患者，是絕對禁止使用的。有心臟功能受損的病患要求服用時，也必須建議先做運動型心電圖評估心臟功能。

B、若有未受到控制的心律不整或高血壓、低血壓患者，也不建議服用。

C、應告知醫師及藥師現在正在服用的藥物，因為某些治療藥物如Erythromycin、Ketoconazole、Itraconazole、Teldane、Hismanal、Cimetidine、Prepulsid、Indinavir、Ritonavir等屬於勃起障礙藥物，如果與之同時服用會因為藥物間的交互作用而引發潛在的危險。而樂威壯還可能與治療攝護腺肥大的「a-阻斷劑」作用，引發低血壓的不適。所以，兩者應至少間隔6小時才能服用。

D、洗腎的病患，也應經過專科醫師評估才能服用。

（2）副作用：三種藥品共同的副作用，都為臉部潮紅和頭痛。少部分人有短時間的心悸現象，其中服用樂威壯者頭痛比例較高，服用威而鋼者潮紅較多，吃犀利士的人則較易有肌肉疼痛的困擾。

（3）超級比一比：

商品名	威而鋼（Viagra）	犀利士（Cialis）	樂威壯（Levitra）
成分名	Sildenafil	Tadalafil	Vardenafil
開發商	輝瑞藥廠	禮來藥廠	拜耳與葛蘭素史克藥廠合作
藥粒顏色	藍色	黃色	桔色
劑量	50、100毫克	10、20毫克	10、20毫克
作用方式	三種藥物均是口服用藥，作用機轉都十分類似，都是可以抑制第五型磷酸二指酶（PDE-5）的作用，主要是促進陰莖平滑肌放鬆，達到充血勃起的作用。		
勃起成功率	70%～80%	70%～80%	70%～80%
性行為之前多久服用	30～60分鐘	30分鐘～12小時	25～60分鐘
與食物的交互作用	服藥必須空腹或避免油膩食物	較不受食物影響	較不受食物影響
作用時間	4～8小時間皆能保持最佳堅挺狀態	3天內接受刺激皆能隨心所欲勃起	4～8小時間皆能保持最佳堅挺狀態
優勢	勃起硬度夠	藥效時間長	藥效比較快

副作用	臉部潮紅、頭痛、暫時性視力模糊	臉部潮紅、頭痛、背痛、肌肉疼痛、鼻塞	臉部潮紅、頭痛、暫時性視力模糊
服用禁忌與安全性	三種藥的服用禁忌大致一致		
建議服用者	需要一次性愛就能滿足的服用者	3天內想享受多次性愛的玩家	需要一次性愛就能滿足的服用者

繼威而鋼（Viagra）、犀利士（Cialis；Tadalafil）、樂威壯（Levitra；Vardenafil）三種陽痿治療藥物在市面上出現後，新藥Uprima（暫譯「威而猛」）也隨之問世，它由美國雅培製藥廠（Abbott Laboratories）與日本武田藥石合作的民間研發生產。威而猛與威而鋼的作用機制完全不同，它是舌下含片，藥效很快，因為舌頭離大腦最近，就會直接作用在大腦中樞，刺激腦中多巴胺接受器，進而引發陰莖勃起。但Uprima與威而鋼一樣，患者服用之後會出現頭暈、嘔吐的副作用，不過，較沒有心血管疾病、糖尿病患者不能服用的限制。

其他治療勃起功能障礙的口服藥物

其他可以治療勃起功能障礙的口服藥物還有不少，能提供給泌尿科醫師及病患多種選擇。

（1）增加血管末梢循環、提升陰莖海綿體血液供應：常採用的藥物有血小板凝集抑制劑Pentoxifylline（商品名Trental或Ceretal）或天然銀杏萃取物（如Cerenin、Tebonin），可惜效果並不是相當顯著。

（2）精神科藥物：如Fluoxetine（Prozac百憂解）及Trazodone（Mesyrel，美舒鬱），其中Trazodone雖

然是抗憂鬱藥物，但同時具有輔助勃起和延遲射精的雙重效果，而且療效較令人滿足的。目前的泌尿科醫師常利用這點，當作治療陽痿或早洩等男人性功能障礙的藥物。此類藥具有阻斷神經細胞血清素的再吸回作用，效果可達5成以上，而缺點則是要服用數星期才能產生藥效。

有些女性常把陽痿藥當作催情禮物送給情人，以為吃完藥後就能馬上「雄糾糾氣昂昂」，其實這完全是誤解。服用治療陽痿的藥物並不會讓性慾變強，如果沒有性刺激，還是舉不起來的，陽痿藥只是幫助勃起困難的人比較容易「硬起來」而已。一般服用陽痿藥後，想要有性慾，仍必須有性愛刺激才能發揮效能，所以，若要持久或當「一夜多次郎」，就得靠自己的體力，藥物其實是很難幫上忙的。

2·藥物塗抹治療

藥物局部塗抹治療是醫藥界正在努力的方向。目前已有藥廠將前列腺素E1製成經皮膚吸收的乳膏劑型，只要局部塗抹在尿道內即可，但效果仍有待觀察。

（1）治療的方式：將能起到血管擴張作用的藥物，直接塗抹在龜頭或陰莖，讓陰莖海綿體擴張、充血而導致勃起，並防止早洩，延遲射精。

（2）優點：使用方便、不痛而且可減少全身性的副作用。

（3）缺點：目前的醫學研究，雖有部分成效，但卻未能令男士滿意。將來在這方面要攻克的難題，就是藥物的劑型、藥品的種類，以及如何控制吸收濃度的溶劑等。

理想治療的第二步：陰莖海綿體自我注射與真空吸引器

3．陰莖海綿體自我注射

陰莖勃起是陰莖動脈舒張、海綿體舒鬆及靜脈收縮的結果，而很多的陽痿都是由於血管性障礙引起的，因此，直接在陰莖注射血管擴張劑，是近年來解決陽痿的新方法。只要在專科醫師嚴格教導訓練，並找出適合的劑量之後，患者就可自己以小針頭，將Alprostadil（屬於前列腺素藥Prostaglnadin E1，PGE1的衍生物）注入陰莖海綿體，使陰莖勃起一段時間，而其硬度、脹度也都理想。

另外，直接注射罌粟鹼（Papaverine）及Phentolamine進入陰莖海綿體中，也是一種安全且有效的治療方式。二者均是強力的血管擴張劑，經常被合併服用產生協同效果。不過，服用陰莖注射藥劑的患者要注意的是，長期服用後，陰莖會有纖維化現象，最大的副作用則是勃起異常，這通常是藥劑過量所引起，需緊急請醫師解決，而注射部位的疼痛感燒灼感，則也經常會發生。

4・真空吸引療法

對於前述治療方法無效的勃起功能障礙病患，則可考慮真空吸引療法。它的原理是用真空吸引器放在陰莖，將血液吸入陰莖內，等陰莖勃起堅挺之後，然後以橡皮圈緊束陰莖根部，防止血液回流到身體，以保持性交時的持久堅挺，如此在勃起的30分鐘內，都會像一條活蛇，待性交完後再將環套解開即可，其成功率在90％以上。

如今，先進國家的泌尿科醫師已著手研究基因治療陽痿，方法是移入、移除某些基因，使得陰莖海綿體的纖維活化、年輕化，或促進陰莖血管充血，增進勃起功能，達到治療的目的。

5・人工陰莖植入或血管手術

對於上述療法全都無效的病人，則可再嚐試人造陰莖植入手術，這是外科手術治療陽痿中最重要的步驟，但最好是在其他治療方式失敗後才考慮使用。對病人來說，人造陰莖對他們幫助很大，他的性伴侶也能接受。另外還有靜脈手術，可修補受損的血管，進而恢復血流供應，讓陰莖再度勃起。

此外，市面上具有強壯補身效果的藥酒非常多，雖無威而鋼、犀利士、樂威壯三種陽痿治療藥物有立竿見影的功效，但也稱得上是好的「日常養生品」。藥酒乃是中醫師精心處方設計而將藥材浸入酒中，放置一段時間後，藥材便會釋出所含成分，融入酒中，形成具有治病強身的液體。適度飲用，不但可以促進血液循環、改善虛弱體質、補充體力、消除疲勞，而且還可防止老化，提高新陳代謝的功能，有強精補腎功效，但是勿逞一時快感，導致傷身。

醫藥學家在男性性功能這個領域耗費的心血是非常的龐大，光是由性功能障礙治療藥物所佔的上百億美金市場金額，就可以看出「小弟弟」問題真的很重要。可惜一般人缺乏正確性知識，總是諱疾忌醫。再加上電視臺廣告和色情錄影大行其道，真的讓很多男人對自己越來越沒有信心，認為自己不如人，可能有問題。因此，專家建議要建立下列正確觀念：

（1）其實性功能障礙並不是性無能。

（2）性功能障礙治療不能僅靠壯陽藥物。

（3）只有讓身體健康，培養愉快心情，如此才能保持最佳狀態。

不管是春藥或壯陽藥，都只是一個開頭，真的想要強化男性魅力，一定要從培養健康的體魄做起。因此，有心體貼另一伴的新好男人，應先向泌尿科或精神科醫師請教，同時調整個人生活起居，培養愉快心情，如此才能與另一半共享魚水之歡。

羞於啟齒的女性性功能障礙

我們談到性功能障礙，多數人都直接聯想到男性，其實女性由於更年期及其它生理、心理所衍生的問題，也有「羞於開口」的性功能障礙。這是因為女性性功能的表現，常受到風俗民情、環境、心理情緒與婚姻關係的影響；在生理方面，例如老高血壓、糖尿病、血脂肪異常及骨盆腔手術，也都會造成女性性功能障礙。因此，女性性功能問題是橫跨了泌尿科、婦產科與精神科三大領域，只是女性求醫的數量遠低於男性，這完全是由於女性天生對於性事較難啟齒所致。而隨著這些年女性性功能障礙的問題逐漸獲得重視，醫學界才發現，女性性功能障礙的問題原來也如此複雜。

一般來說，下列原因常是導致婦女產生性功能障礙的禍首：

（1）生活失去興趣或感到焦慮：可能是服用藥物、情緒因素或更年期所導致，或缺乏性慾引致個人憂鬱、缺少性刺激、對性生活缺乏興趣，如果先生的性能力不足，容易早洩、陽痿，也經常會使婦女提不起性趣。

（2）分泌濕潤不足：當男女相互產生激情時，外陰部會有濕潤的液體，這佈滿陰道口的粘液來自左右巴氏腺。若巴氏腺不分泌粘液或分泌不足，不只會發生插入困難，而且女方也將有不適感、性交疼痛、甚至造成陰道的傷害。至於會導致巴氏腺粘液分泌不足的原因則有：1、性交前戲不夠或激情不足。2、久而乏味的性交。3、巴氏腺管阻塞。4、雌性激素賀爾蒙不足。

（3）性交時疼痛：女性在一生當中雖都偶有性交疼痛的經驗，但如果在性愛期間陰道或腹部經常感到痛楚，就會阻礙正常性行為的進行。至於會引起性交不快或疼痛的原因，最常見的是陰道發炎、膀胱炎、尿道炎、骨盆腔發炎，以及子宮內膜異位症等，此外，陰道痙攣、伴侶過度粗暴的行為或手術後癒合不良等，也會造成性交疼痛。

（4）不能達到高潮：當受到刺激及有亢奮感覺後，仍難以或不能達到性高潮，這也包括高潮延遲，或性高潮程度不足。例如精神的創傷以及醫療因素，包括藥物或做手術期間損害腹部神經，都會引致性機能障礙。

（5）心理因素：不和諧的夫妻關係或激動的情緒，也是部分的原因。通常，性功能障礙會夾雜著心理和生理的因素。

找回女性潛伏的性趣：

由於患性功能障礙的女性大多同時存在兩種或兩種以上的障礙，因此治療時，必須先尋求致病的原因，才能對症下藥。而面對複雜的性功能障礙病因，首先要有勇於求醫的觀念，如此才能找到合適的治療模式。至於治療的方法，可從心理以及賀爾蒙等方面下手：

1．心理療法

溝通是夫妻保持良好性關係的基礎。近年來，性治療專家也不斷闡述溝通在性關係中的重要作用，事實也證明，能夠經常進行溝通的夫妻，他們的性關係大都比較和諧。所謂溝通技巧，就是夫妻之間能夠言語交流、性生活中表達各自的感受與意願，使性生活更加協調美滿。

2．藥物治療

（1）女性賀爾蒙補充治療：手術切除或停經後卵巢分泌的賀爾蒙突然下降，會造成陰道萎縮或性交疼痛；而糖尿病與甲狀腺功能低下等疾病，也會引起性慾下降。因此補充女性賀爾蒙適用於停經後的婦女，除了可改善更年期症候群外，還可增進性器官的敏感及情慾，減輕行房時的疼痛與燒灼感。常用的女性賀爾蒙，有動情素（Premarin、Progynova）、黃體素（Provera、Duphaston）、大豆異黃酮素（Isoflavones）等。

（2）男性賀爾蒙：婦女要享有健康的性生活，是需要兩種激素，就是雌性激素及睪丸固酮激素。雌激素的作用是首先增加潤滑及血液流量，而睪丸激素則是一種產生慾望、健康情緒及精力旺盛的賀爾蒙。停經婦女，若有情慾低落、行房疼痛或陰道濕潤不足的情況時，混合男、女性賀爾蒙的治療，將可改善這些症狀，只是會有體重增加、陰蒂增大的副作用。

（3）L-精氨酸（L-Arginine）：男人有威而鋼助性，而威而柔的問世，也為女性帶來性福。其實，威而柔的命名，是由「女性的威而鋼」演變而來。威而柔的主要成分為L-Arginine（L-精氨酸），是一種天然氨基酸。它的主要功能是能夠滲透細胞膜組織進而促進女性陰部的血液循環，提高陰核（蒂）的敏感及改善女性達到高潮的機會，威而柔是局部性的凝膠，並不是處方藥。目前市面上的威而柔種類繁多，顯然已經成為一種最新的「情趣用品」，至於是否需要服用，得看個人的需要，而在服用上，則必須小心是否引起過敏的現象。

（4）其他：如果適當地服用市面上的滑潤凝膠製劑，對陰道的潤滑也有助益，如KY凝膠（Kelly Jelly）。根據金賽性學報告，大約10%的女性無論用什麼方法都達不到高潮，並且有50%～75%的婦女無法只用陰莖的動作達到高潮，必須同時運用其他的技巧，例如按摩陰蒂之類的刺激行為才會達到高潮。

隨著女權運動的推廣、女性受教育機會的提高、性知識的開放，婦女對性功能障礙的診治需求將會逐漸增加。尤其低落和高潮困難，往往是多重因素混雜在一起的，這需要配偶雙方的積極治療意願，加上各種專業人員的通力合作，才能撥雲見日。

男生女生：認識避孕藥

國內性觀念日漸開放，根據最新的調查發現，15～19歲的小女生，嚐過禁果的比例高達五成四，而且20歲以下的年輕男女，幾乎有80％的性行為是不避孕的，由此可見，大家對於避孕的概念仍相當缺乏。因此，教導他們如何避孕，以預防不必要的懷孕，是必須加強的課題。

避孕的方式不少，諸如子宮內避孕器、口服避孕藥、週期避孕法、輸卵管結紮法、輸精管結紮法、保險套、人工流產法、墮胎手術等。其中，避孕藥是很多人採用的方法，但有不少的負面報導及傳言提到，口服避孕藥會引起例如癌症、心臟血管疾病、體重增加等問題，因此不少婦女十分擔心。其實避孕藥並沒有那麼可怕，它的好壞利弊，只要認識清楚了就可以好好把握。

揭開口服避孕藥的面紗

口服避孕藥主要是由雌激素（Estrogen）與黃體素（Progesterone）兩種賀爾蒙成分，以不同的比例混合，或以單一成分製造出的避孕藥。

目前的口服避孕藥，一種是動情素與黃體素的綜合製劑，另一種則是單純黃體素的製劑，二者的作用機轉與服用方法並不完全相同。動情素與黃體素兩種成分混合而成的綜合製劑，可再分為「單用型」和「多相型」兩種，其中，每粒藥劑量固定者，稱之為單相型；另一種劑量呈二或三階段變化，則稱為多相型。至於只含單一黃體素的口服避孕藥，俗稱「迷你丸」，現在較少服用。

因為口服避孕藥可以抑制卵巢排卵，如果沒有卵，即使有再多的精子，也都一無所用，它還能使子宮膜產生變化，讓受精卵無法著床，所以，這是一種方便、有效、簡單的避孕方法。此外，避孕藥也可以增加子宮頸分泌物的粘稠度，使精子難以穿過粘液，進入子宮腔內。因此，口服避孕的成功率相當高，根據研究資料顯示，失敗率大致只有1%～2%，而之所以發生避孕失敗，絕大多數是發生在服用的第一個月，以及在錯誤的服用方式下產生的。

口服避孕藥該怎麼吃

口服避孕藥一定要配合自己的月經週期，才能發揮藥效。一般是從月經來經的第1天開始，每天定時服下一粒，避孕效果是從吃藥的第一天就生效，然後每天服用，必須持之以恆。避孕藥一般分為21及28粒裝兩種。由於它們的服用方法不同，因此在第一次服用之前，務必請教醫師及藥師，瞭解其服用的方法。

21粒裝避孕藥的服用方法：

（1）月經週期的第1天或第5天（記住！不論月經是否已停止）便開始服用，每天一粒，最好是同一時段服用（以免忘記服用），直到服用完整排為止。

（2）服用完第21粒，隔1～2天便會來經。

（3）停藥7天後，不管月經來了沒有，也不論月經乾淨了沒有，第8天一定要開始服用新的第二排，如此週而復始。

（4）有時停藥的那個禮拜，月經不會來，而下個月停藥的那個禮拜，月經又會正常的來，其實，月經沒有來，是因為低量的賀爾蒙製造很少的經血，但並不堆積在裏面。

28粒避孕藥的服用方法：

月經週期	服藥方式
1、2、3、4、5～17、18、19、20、21	不論月經是否已停止，每天1粒，同時段服用。
22、23、24、25、26、27、28	服用額外的鐵劑、維他命或乳糖安慰劑。

（1）月經週期的第1天或第5天（不論月經是不已停止）便開始服用，每天一粒，且最好是同一時段服用，直至服用完整排為止。

（2）在服用完第一排後，要立即開始服用第二排。通常藥廠會在28粒外，額外再加入7顆鐵劑、維他命或乳糖藥安慰劑。

服用口服避孕藥的優點：

（1）安全、便宜、費用低廉，服用方法簡單。
（2）最有效的避孕方法之一。
（3）不影響性生活，房事前不必做任何的準備。
（4）停止服用後，可再懷孕。
（5）減少經痛及月經量減少，可避免貧血，並有調經功能。
（6）減少臉部長痘痘。
（7）減少子宮外孕、減少卵巢癌、子宮內膜癌。
（8）改善類風濕性關節炎、增加髀密度。

服用避孕藥可能有的副作用

服用避孕藥時，依照不同體質，有一些人可能會發生輕微的副作用，但會隨著服用時間而改善。包括服用初期，在非經期時有輕微陰道出血、乳房漲痛、過敏或頭痛、體重增加等症狀。但是這些現象在體內適應賀爾蒙的濃度之後，會在數星期內消失。如果症狀持續出現或愈來愈嚴重，就需要請教醫師。此外，有些人則會發生噁心想吐或拉肚子的現象，由於服用的藥量很輕，症狀應該不會很嚴重，可以吃點東西降低這種感覺，或是在晚上睡前吃，一陣子之後就會適應。

口服避孕藥是一種設計給人長期服用的藥品，即使有排卵時間延遲的現象，但並無證據顯示它會增加不孕的比率。此外，目前也沒有任何資料支援服食避孕丸會引致任何癌症，反而避孕藥對卵巢癌、子宮內膜癌有著間接的保護作用。根據醫學研究表明，服食避孕藥的婦女，患卵巢癌子宮內膜癌的機會較一般婦女低4～5成，且對乳房較有警覺性，因此較能早期發現，反而死亡率較低。所以，健康的婦女如果能正確的服用口服避孕藥，其好處還是遠超過害處的。

激情過後的補救措施：談事後避孕藥

事後避孕藥（Aftermoning Pills）亦稱為緊急避孕藥（Emergency cantraceptive pills），例如后安錠（Norlevo）、后定諾（potinor-2）。

一夜激情的快樂代價是必須面臨可能懷孕的結果，這對男女雙方而言，無疑是一種莫名的擔憂。因此，下列情況就需要服用事後避孕藥：沒有採取避孕措施或避孕方法失敗（例如保險套破裂、滑掉或忘記服用避孕藥、性交中斷法失敗、遭受性侵害等）的情況下所發生的性行為。

事後避孕藥的避孕原理：

劑別	服用時機
第1劑	在性行為之後，最好在12小時之內，最久不超過72小時（3天）內服用。
第2劑	第一劑之後，隔12～24小時再服用。

事後避孕藥最主要的成分是黃體素，有代謝排出人體外，其主要作用是在抑制排卵、干擾黃體功能、影響輸卵管、抑制胚胎著床，其避孕效果可達90％以上，但無法保證絕對成功，尤其已經著床（即受精5天後）就完全無效了。

服用事後避孕藥仍要小心有子宮外孕的可能，一旦月經一直沒有出現或有異常腹痛與出血，就要儘快就醫。不過，只有一成多的人會出血，絕大多數是不會出血的。有些人也只是引起頭痛、噁心、嘔吐、疲倦、頭暈、乳房脹痛等副作用，有些人則毫無感覺。不過，由於它會干擾體內賀爾蒙的正常動作，如果常常服用，則易有月經不規則的問題，造成許多不便與緊張，所以，還不如有計量的避孕方式。因此，事後避孕藥只能偶爾為之。

服用事後避孕藥之後，若有性行為，還是要採取其他的避孕措施。其實，正規的避孕方法仍是最好的，如果每個月平均性行為有超過3次，就應該固定每天服用一般避孕藥或採用其他避孕方法，而不要採用事後避孕。

忘記服用避孕藥怎麼辦

避孕藥必須定時服用，才能達到避孕功效，而間歇性服用，則會減低避孕效果。因此，務必要提醒自己每天按時服藥。萬一真的忘記，請依照以下原則補救。

忘記天數	補救原則	搭配方案
1天	隔日補吃一粒（也就是要吃兩粒）	絕對不可以服用超過兩倍的藥量。
2天	接下來兩日每天吃二粒（也就是連續兩天吃兩粒）	最好也配合服用其他避孕方法。
3天	這個月份的避孕藥已經沒有避孕效果，把剩下的避孕藥丟掉，等下次月經來的第一天，再新開一包從頭服用。	當月應再加上另外的避孕措施（例如保險套）。

墮胎藥：RU-486

RU-486學名為Mifepristone（美服錠），RU是醫師名字Roussel Uclaf的縮寫，而486是其測試的藥物中，第38486編號的化學物質。RU-486會佔領母體內黃體素的接受器，使得子宮內的前列腺素濃度增加，因而加強子宮平滑肌收縮及子宮頸出口的擴張，胚胎於是隨著子宮內膜自然崩落，達到人工流產、終止妊娠的目的。

RU-486為現階段最安全又有效的藥物型墮胎藥。根據婦產科門診統計，懷孕週數在7週以下的婦女，服用600毫克的RU-486，可達85％的墮胎成功率；如果在服用RU-486的36～48小時後，再加上前列腺素Misoprostol來誘發子宮的收縮，則可達到96%的墮胎成功率。不過，有半數以上的婦女會感到強烈的腹痛，為防止最嚴重副作用的發生，在服用前列腺素後3小時內，病患應留在醫療院所觀察，比較安全。

至於服用RU-486的副作用，除了容易有噁心、嘔吐、暈眩、腹痛（比月經稍痛）、出血（因為流產性出血）、頭痛等不症狀之外，造成的最大危險就是流產不完全，因為RU-486一定要在婦產科醫師的監督指導下服用，之後也一定要回診，由醫師確認流產成功。

同時，RU-486是不能由自己私下買來服用的，因為RU-486只適用於子宮內孕者，嚴禁使用於子宮外孕、氣喘、心血管病症、對前列腺素過敏及35歲以上有抽煙習慣的婦女，所以，服用RU-486之前，一定要由醫師用超音波檢查，確定是子宮懷孕才可服用，因為若是子宮外孕服用RU-486，將可造成腹中出血。

由於RU-486比起傳統人工流產手術更為簡便，因此不少年輕女孩在偷嚐禁果意外懷孕後，會選擇RU-486來墮胎，造成RU-486的濫用現象。優生保健法嚴格限定，僅婦產科醫師可對懷孕7週內的孕婦選用此藥治療，因為懷孕時間越短，服用此藥的成功率就越高，不舒適感也就越少，若超過7週，則會導致不完全流產或大量出血，如果胎兒繼續成長，就有形成畸形兒的可能。

RU-486的使用，雖然是一種亡羊補牢，猶未為晚，但是如果事先做足準備，保證避孕措施的萬無一失，才是更好的選擇。

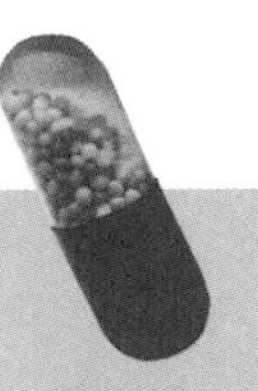

第三節　肥胖及治療肥胖的藥物

在經濟發達的國家或地區，肥胖病的嚴重程度已經僅次於愛滋病、高血壓、糖尿病和腫瘤。在中國，目前約有七千萬人受到肥胖病的困擾，而據專家稱，這僅僅是保守估計。目前減肥產品已佔據全國保健品市場的半壁江山，年產值將近一百億元。肥胖，已經成為了大家無比關心的一個話題。

還在斤斤計較自己到底有多胖嗎

要知道自己是否過胖，可以利用下面理想體重的計算公式得知：

男（公斤）＝（身高[公分]－80）×0.7

女（公斤）＝（身高[公分]－70）×0.6

若是上下10％，都算正常。超出理想體重10％，是為超重，而超過標準體重20％或以上時，就稱為肥胖症。

恢復身材的減重原則：

減重是一輩子的事，為了健康，要循序漸進，控制熱量，關鍵是要找出導致肥胖的真正原因，再擬定減肥計畫，然後逐步地實行，而且減重方法一定要兼顧「運動、飲食控制、營養、健康」幾項原則。

研究肥胖的學者指出，最安全的減肥速度是每週減肥不要超過1公斤，即每個月最多只可減去身上4公斤的脂肪，因為每週減重2公斤以上時，水分會流失，而且減重越快，水分流失就越多，此時必須接受專業醫療人員的監督，以確保安全。

此外，正在減肥者，都比較憂鬱、心情不好及壓力大，這也常是減肥失敗的主因之一。所以，保持輕鬆心情也是有助於減肥成功的原則之一。

健康減肥辦法：

雖然減肥的方法可說是千奇百怪、名目眾多，但其實減肥的方法不管如何變化，都跳脫不出的四大項目，即飲食控制、規律運動、藥物治療及手術治療。可以選擇單獨採用其中的一種，也可以將2～3種混合採用，因為節食並不是減肥的最好方法，服用減肥藥或抽脂手術更是有風險，而運動瘦身若不能持之以恆，也難有效果。因此，若能在專家（醫師、藥師及營養師）的指導下，將各種方法適當地配合起來應用，就更容易達到符合健康需求的正確減肥效果了。

飲食控制法：

節食控制減肥並不是要餓肚子，而是低熱量、均衡的飲食。事實上，根本不必硬性規定要吃什麼東西才能減肥，只要符合營養要求，在營養師或營養專業人員的指導下調整食物的種類及營養的分配，一樣可以吃到飽而不肥胖，同時減少可能的併發症發生。

一般來說，節食減肥剛開始的2星期，體重下降得最快，但隨著節食時間越久，減去的體重就越來越少。等到節食減肥滿6個月後，人體的基礎代謝率（指細胞的工作效率）會滑落3－4成，人體內脂肪燒得越來越慢，體重越來越難下降。此時，若能配合運動，就能提高基礎代謝率。

運動減法：

運動是有效減重及維持體重的主要方法之一。運動是能提高基礎代謝率，使體內脂肪迅速燒燃燒，每次運動後，人體基礎代謝率升高的時間可持續24小時。所以，2天運動一次（或每週運動3次），每次半小時以上，使身體燃燒掉300卡以上的熱能，就能使人體的基礎代謝率不至減緩，此時又一面節食，人體內多餘的脂肪才能有效燃燒掉。

藥物治療：

如果以飲食控制、運動及生活習慣修正3～6個月，仍無法達到減重目標，而其失敗的原因又無法改善，且同時有兩種以上的合併症時（例如高血壓、血脂異常、糖尿病、冠心症、睡眠呼吸中斷症等），才考慮給予減重藥物。服用藥物治療肥胖時，則必須考慮藥物的副作用，尤其不應長期服用。

掀開減肥藥的神秘面紗

在歐美國家，每隔一段時間就會有一種新的減肥藥問世，而且新藥一出來都會造成轟動及流行。從50年代的安非他命到喝減肥茶，以及當前流行的減肥藥PPA、諾美婷（Reductil）、羅氏鮮（Xenical）或數種藥物混合服用的雞尾酒減肥法等，一直都是醫藥界的焦點。而減肥藥物作用的機轉主要有三大方向，即抑制食慾的藥物、作用於胃腸道影響脂肪吸收或代謝的藥物、影響營養素吸收或代謝的藥物。

一、抑制食慾的藥物：

可再細分為作用於正腎上腺素藥物、作用於血清胺藥物及同時影響兩系統的藥物。

1、作用於正腎上腺素的藥物

（1）安非他命（Amphetamine）就是一種作用於中樞神經系統的強效興奮劑，主要作用是釋放去正腎上腺素與多巴胺，能明顯地減少饑餓感和抑制食慾。但由於安非他命能抑制飲食中樞和提高情緒，極容易上癮，造成耐受性及戒斷症狀，並產生精神上的依賴，引發妄想型精神分裂症，造成了藥物的濫用，因此早已被各國政府禁用，當作違禁藥品管理。與安非他命類似的藥物有芬他命（Phentermine）、Mazindol、Methamphetamine等。

這類藥物的副作用，應從著名的「芬芬（Fen-Phen）」減肥藥談起，它的主成分是Fenfluramine及Phentermine，由於該藥伴有再發性高血壓和心臟膜損傷這兩大嚴重的副作用，因此，美國食品藥物管理局已於1997年下令對該藥進行回收。但是還是有不少消費者透過黑市購買這種藥品，所以在服用上千萬要謹慎。

（2）PPA（Phenylpropanolamine Acutrim）：它是這類藥物中，國內第一個被衛生部核准用於減肥的合法上市的食慾抑制劑。PPA可以促進體內的新陳代謝率，提高體溫、血壓，從而加強新陳代謝及能量的消耗，是作用於中樞的食慾抑制劑，比較不會刺激中樞神經的興奮作用。與PPA類似的藥物就是麻黃素（Ephedrine）、產熱劑，借由興奮，心跳加速，提高新陳代謝消耗能量。

PPA在複方感冒藥中做為鼻塞解除劑，但其劑量較低（每粒25毫克）；而用於減肥藥是單方，所以劑量較高（50～75毫克）。它的副作用一般都是服用過量所引起，但如果是高危險病患，如高血壓、甲狀腺機能亢進、糖尿病、心臟血管病症、狹心症、青光眼、攝護腺肥大等病患，則不可給予。

美國耶魯大學研究發現，服用PPA的劑量有可能造成出血性中風，目前美國食品與藥品管理局

（FDA）已下令禁用PPA。我國衛生署傾向於不禁用，但是規定PPA的服用劑量，每天不可超過75毫克，也不可連續服用超過3次。

2、作用於血清胺系統的藥物

血清素可造成體內飽足感，這類藥物可透過血清素（Serotonin）作用於神經中樞進而抑制食慾，例如Dexfenfluramine 、芬芙拉命（Fenfluramine）及選擇性血清素再吸收抑制劑；SSRI類的抗憂鬱藥則包括Fluoxtine、Sertrlline等。

著名的百憂解（Prozac）主成分就是Fluoxetine，由於選擇性高，美國食品藥物管理局（FDA）核准Fluoxetine可使用於暴食症、抑制症、強迫症，療效十分顯著。不過可能的副作用包括噁心、失眠、流汗、腹瀉、顫抖、發育不良、性功能障礙等。（詳細資料請見前面「藍色─憂鬱藥罐」單元）

3、同時影響正腎上腺素與血清胺系統的藥物

諾美婷僅會作用於正腎上腺素和血清胺素，而不會作用在多巴胺，因此不會有過去中樞神經興奮劑導致的心臟瓣膜異常及原發性肺部高血壓的危險。只是諾美婷仍會有口乾、失眠、便秘、血壓和心跳速率升高等副作用，不過諾美婷的確較溫和而且安全很多。

二、提高基礎代謝率及加速脂肪代謝的藥物：

藉由增加能量消耗、興奮及提高血壓、體溫來加強新陳代謝及能量的消耗的藥物。包括上述抑制食慾的藥物和甲狀腺素、神經興奮劑（例如麻黃素、咖啡因（Caffeine）、茶鹼）等。

甲狀腺素。由於甲狀腺素分泌過高的病人，臨床上常表現出吃得很多，卻胖不起來的情況，於是一些人便把甲狀腺素拿來當作減肥藥服用。雖然由此可以提升基礎代謝率而燃燒消耗能量，從而減少身體儲存，但臨床適應症其實只適用於患有甲狀腺賀爾蒙分泌過低症的病人。如果應用於分泌正常的人身上，會使人情緒緊張、失眠和引致驚悸、心律不整、手抖、腹瀉等症狀。

神經興奮劑。咖啡因是廣泛服用的中樞神經系統與興奮劑，主要是它富含於咖啡、茶和很多的非處方用藥中。我們其實可以用輕鬆的心情來看咖啡因及含咖啡因的飲料，因為少量攝取咖啡因，對不少人來說可幫助刺激醣類及脂肪分解，也能加速新陳代謝、提神、集中注意力、延長腦部清醒的時間、使思路清晰、敏銳。此外，咖啡因具利尿作用，因而上廁所的次數增加，連帶水分都會一併流失，讓以此為正餐的人，誤以為自己真的瘦了。不料，那僅僅是短暫的假象，補充水分後，體重又會回升。

過量攝取咖啡因，可能影響精神狀態及內分泌代謝，例如每天喝咖啡量超過2000cc，將會造成手發抖、心悸、焦慮的後果，甚至無法入眠，而出現顫抖、失眠、心律不整等不良反應。

三、作用於胃腸道影響脂肪吸收或代謝的藥物

包括脂肪酶抑制劑羅氏鮮Orlistat（Xenical，俗稱讓你酷）、甲殼素（Chitosan）與澱粉酶抑制劑醣祿Acarbose（Glucobay）。三者都作用在消化道，前二者抑制脂肪的吸收，而Acarbose則是抑制澱粉的分解及吸收。此外，離子交換樹脂（Cholestyramine）也能夠在小腸中與膽汁結合，降低膽固醇吸收，而深海魚油、橄欖油、大豆油、月見草油等所謂的多元不飽和脂肪酸，也都是影響脂肪吸收或代謝的食物。

1、甲殼素（Chitosan）

在自然界中的昆蟲、螃蟹、烏賊軟骨等，以酸鹼處理，除去鈣質及蛋白質的產物就是幾丁質（Chitin），幾丁質再經強鹼處理後才得到甲殼素（Chitosan）。甲殼素在腸道中會與膽酸結合，阻礙膽汁的再吸收，臨床上也證實它能降低血中三酸甘油脂並降低膽固醇，進而可以減重或預防心血管疾病。根據國外的研究資料表明，甲殼素吸附脂肪的效果，大約每一克的甲殼素平均可吸收8～12公克的各種脂肪，相較於時下的高纖產品，它的確用有更多的優點，所以也就成為了健康食品市場上的新寵。

作用機轉：甲殼素分子帶有很多的正電，正好可以和脂肪的負電結合，所以有很好的吸附能力，讓脂肪隨著糞便排出體外，就能達到降低脂肪的目的。加上其不會和重要營養素的蛋白質結合，所以不會對人體造成危害，讓想減肥的人可以安心服用，又不影響養分吸收的效用。

不過，給予肥胖而且有高膽固醇血症的人吃甲殼素，4～5個月後，雖然血中的高密度脂蛋白（High Density Lipoprotein，HDL）有提高的好現象，但體重也沒有什麼變化。也就是說，雖然甲殼素對增加血中好的高密度脂蛋白膽固醇、減少壞的低密度脂蛋白（Low Density Lipoprotein，LDL）有幫助，但是如果沒有飲食控制，只想憑著服用甲殼素（Chitin）來減肥，效果是有限的。

服用甲殼素者的注意事項：

1、甲殼素是降低膽固醇及三酸甘油脂、減少體內重金屬積蓄的機能性食品，所以，中老年人且身材肥胖者（膽固醇、三酸甘油脂過高者）是最適合服用甲殼素的族群。

2、最好在用餐前約半小時內食用甲殼素，以便分布在消化道預備吸收油脂。

3、建議每天服用量不超過30公克，服用時最好喝300cc的開水，避免造成腸道阻塞，甚至有排便不順的現象。

4、服用甲殼素若是超過2個月，要留意會造成脂溶性維生素（A、D、E、K）的缺乏，應該適時地補充綜合維他命。

5、孕婦、授乳婦女，或對甲殼類食物有過敏經驗者，還是建議不要食用。

2、醣祿錠（Acarbose，Glucobay）

醣祿錠（Acarbose）是一種由微生物質萃取而得到的偽四多醣。醣祿錠是一種澱粉酶抑制劑，對以飲食、運動及減輕體重仍然不能控制血糖之非胰島素依賴型（第二型）糖尿病有良好的治療效果。

（1）作用轉機：作用在腸道中，主要是抑制腸道內負責分解雙醣、寡醣及多醣的酵素，可延遲、減少醣類的分解及吸收。最重要的是，其能延緩碳水化合物分解成葡萄糖進入全身循環，進而降低血糖，所以對於糖尿病患者有不錯的療效。

長期服用醣祿錠可以降低血糖，並且不會造成高胰島素症，影響病人體重，因此特別適用於體型肥胖、喜歡吃米飯及麵食的第二型糖尿病患者。有些減肥門診認為，降低血糖可穩定血液內的胰島素，以幫助控制饑餓感與減少脂肪在體內堆積，不過，醫藥界並不很建議醣祿錠應用於一般減肥上。

（2）副作用：目前的臨床研究報告得知，醣祿錠的安全性相當高。至於可能引起的副作用，只有少數的人會出現輕微胃腸脹氣、腹瀉、腹痛，或是極少數個案可能發生過敏反應，例如皮膚發紅、皮疹、蕁麻疹。值得注意的是，單獨服用是不會引起低血糖反應，但與其他糖尿病治療劑，例如與胰島素合用時，一旦發生低血糖反應，最好馬上口服葡萄糖，不過，千萬不能服用蔗糖或其他碳水化合物，因為醣祿錠會抑制後者在腸道內的分解吸收。

3、不飽和脂肪酸

許多人「談脂色變」，認為脂肪會引起心血管疾病、癌症及其它慢性病症，雖然某些脂肪的確與疾病有關，但是許多脂肪對健康卻是必不可少的。與膽固醇有好與壞的區分一樣，脂肪也有分好的脂肪和壞的脂肪。壞的脂肪稱為「飽和脂肪酸」，會增加膽固醇，引起心血管疾病，它的主要來源是動物性肉類，如豬油等；另一種的脂肪則稱為「不飽和脂肪酸」，又稱為「必須脂肪酸」，在體內會轉變成類賀爾蒙，與精子形成有關，一旦缺乏脂肪酸，就會影響免疫力。

必須脂肪酸主要分為四類：

（1）Omega-3（Ω—3）：脂肪酸主要是EPA（Eicosapentaenoic Acid）和DHA（Docosahexaenoic Acid），通常深冷的水域魚類含量較高，例如桂魚、鱈魚、沙丁魚、鯡魚、鱒魚及鮪魚等，另外番瓜子、核桃、葉綠蔬菜、黃豆等也有。

（2）Omega-6（Ω—6）：脂肪酸包括亞麻油酸（Linoleic Acid）、一次性亞麻油及花生四烯酸，Omega-6普遍存在於許多天然植物油中，包括紅花油、玉米油、葵花子油、橄欖油、大豆油、月見草油、琉璃苣油等，以及天然的堅果及種子中。

許多疾病都需要必須脂肪酸的協助，包括降低血壓、預防關節炎、降低血脂肪的含量、減少血栓的形成及完善以及疾病、動脈硬化的治療等。在腦部含量很高的必須脂肪酸，能影響神經系統、恢復細胞的活力、調節生理機能，是人體內神經及體內粘膜所必須的成分。

至於這些年的減肥療法中，常用到深海魚油。做為血管中的清道夫，其真正功效就是清血，除了可以將血液中過多的膽固醇帶走，讓血液循環更順暢，間接也可達到減去身上脂肪的目的。

腸道膨脹：高纖維的食物及緩瀉劑

（1）高纖維的食物：這種食物具高度的吸水性，不會被腸胃道所吸收，所以不會產生熱量，反而可刺激胃蠕動，降低血中膽固醇，又能阻止脂肪的吸收，造成腸胃有飽脹感，而減少進食量與食慾、減緩營養的吸收，往往也有軟便作用。在減肥療程中，高纖食品是常被用來當作輔助品的。但長期服用，則會影響礦物質、鈣、鐵、鋅等的吸收，所以，須再配合補充減肥用的綜合維他命製劑。

（2）緩瀉劑：一種能促進腸子排空的藥物，這種藥物可加強大腸或小腸蠕動，軟化大便或使腸內糞便膨脹。常見的有番瀉葉、蘆薈、大黃等。緩瀉劑最常被用於年輕女性，透過同事、朋友之間口耳相傳，一般人在藥店最常拿到的即是此類藥物。

市面上有許多的減肥茶，也是以番瀉葉為主要原料。若劑量正常，是可以溫和作用於腸道，產生間歇性蠕動而發生腹瀉，不僅可軟化糞便、增加排便次數、糞便量及排除宿便，並且也能使胃酸減少，降低食慾及抑制水分的吸收。不過，長期服用則會出現習慣性腹瀉、胃腸失調和電解質不平衡等現象，而且停止服用後，體重很容易回升。

至於利尿劑實在不屬於減肥藥的範圍，但由於不少減肥瘦身者濫用此藥物，因此特別提出來討論一下。利尿劑因為能夠增加尿液及體液流失量，導致大量水分喪失，造成暫時性體重下降，但是復胖率很高，而且利尿劑會造成各種電解質或酸鹼平衡的障礙，通常會導致很多生理上的不適，因此，服用利尿劑治療往往會造成嚴重的副作用。

雞尾酒減肥療法

雞尾酒減肥療法是「複合式減肥療法」的意思，就是把多種有效控制體重的方法（例如飲食、運動、藥物）混合的減重方式。所需要的「材料」，是包括之前詳述的數種具有減肥功能的藥物同時服用，或包括一些有機食品，從飲食習慣上去做調整，再加上多種運動組合，多管齊下，達到減肥的效果。不同的醫師、藥師或健康食品廠商所認為的雞尾酒療法也不同，就如同雞尾酒有許多不同的配方一樣。主要是依照每位患者不同的體型、飲食習慣、身體狀況，仔細評估後才「量身訂制」的處方和藥物，而不是每位病患都給予同樣的藥物或方法，以便保證治療的效果和病患的安全性。

雞尾酒治療法是利用數種藥物同時服用，效果較快速。這種快速方式的治療，有時會使某些體質不佳的服用者因身體一時無法調整而造成意外事故，所以，服用者宜加注意。

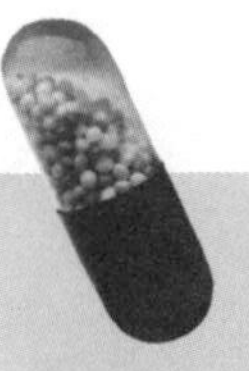

第四節　癌症及緩解癌症的藥物

最近幾十年以來，隨著社會經濟的發展，工業化進程加快，污染嚴重，各種致癌因素也不斷增多，各種癌症，尤其是肺癌、肝癌、胃癌等的發病率均有明顯上升。從20世紀70年代至20世紀80年代，我國的惡性腫瘤發病率明顯上升，平均每年惡性腫瘤的發病人數有160萬人之多，而死於惡性腫瘤的人數也高達130萬人，佔全國平均每年總死亡人數的18.63%，高據死亡原因的第一位。

面對如此嚴峻的現實，各國政府、研究機構、製藥企業都投入了大量的人力、物力進行癌症治療方法和治療藥物的研究，雖然還無法研製出能夠徹底治癒癌症的藥物，但研究工作還是獲得了相當大的進展，一些藥物治療方法在延長癌症患者的生命和緩解他們的病痛方面起到了積極的作用。

抗癌藥物可以分以下幾類：烷化劑、抗代謝劑、抗生素、植物類抗腫瘤藥、免疫抑制劑、雜類。以下列舉幾種做簡單說明：

1、烷化劑——塞替派

【別　名】息安的賓、三胺硫磷、三乙烯硫代磷醯胺、TEPA。

【英文名】Thiotepa

【作　用】屬乙撐亞胺類烷化劑，因其有3個功能基團，可與DNA形成交叉聯結，改變DNA的功能，影響癌細胞的分裂。臨床用於乳腺癌、卵巢癌，也可用於肺癌、宮頸癌、黑色素瘤、食管癌、胃癌、腸癌、鼻咽癌、喉癌等。

【副作用】（1）骨髓抑制，可引起白血球及血小板下降，多在用藥1～6週後發生。

（2）有噁心、嘔吐、食慾不振及腹瀉等胃腸道反應，個別有發熱及皮疹等。

（3）可引起男性病人無精子、女性病人無月經。

【劑　量】靜脈注射或肌注，10mg/次，1次/日，5日後改為每週2次，療程總量250mg。動脈或局部灌注，10mg～20mg/次，1次/日或每週2～3次，總量同上。膀胱灌注，用於膀胱癌手術後，將藥物30mg～60mg（～100mg）溶於生理鹽水中，濃度為1mg～2mg/ml，灌注膀胱，停留1小時，1～2次/週。

2、抗代謝藥——硫唑嘌呤2

【別　名】義美仁、巰唑嘌呤、依木蘭、咪唑巰嘌呤、AZP。

【英文名】Azathioprine，Imuran

【作　用】本品為細胞代謝抑制劑，是巰嘌呤的衍生物，在體內轉變為巰嘌呤而發揮抗腫瘤作用。

本品也是一種免疫抑制劑。臨床用於急性白血病、自身免疫性疾病等。現主要用於器官移植時抑制免疫排斥。

【副作用】（1）與巰嘌呤相似而毒性稍輕，可致骨髓抑制、肝功能損害、畸胎，亦可發生皮疹，偶見肌肉萎縮。

（2）肝功能不良患者及孕婦忌用。

【劑　量】口服，每日3（2～5）mg/kg，依療效與血象決定療程。用於器官移植，每日2mg～5mg/kg，維持量每日0.5mg～3mg/kg。

3、抗生素——阿黴素

【別　名】羥柔紅黴素、羥正定黴素、ADR。

【英文名】Adriamycin，Doxorubicin，ADM

【作　用】本品為廣效抗腫瘤藥，對機體可產生廣泛的生物化學效應，具有強烈的細胞毒性作用。其作用機理主要是本品嵌入DNA而抑制核酸的合成。臨床上用於治療急性淋巴細胞白血病、急性粒細胞性白血病、何傑金和非何傑金淋巴瘤、乳腺癌、肺癌、卵巢癌、軟組織肉瘤、成骨肉瘤、橫紋肌肉瘤、腎母細胞瘤、神經母細胞瘤、膀胱瘤、甲狀腺瘤、絨毛膜上皮癌、前列腺癌、睪丸癌、胃癌、肝癌等。

【副作用】（1）抑制骨髓造血功能，表現為血小板及白血球減少。

（2）心臟毒性，嚴重時可出現心力衰竭。

（3）可見到噁心、嘔吐、口腔炎、脫髮、高熱、靜脈炎及皮膚色素沉著等。

（4）少數患者有發熱、出血性紅斑及肝功能損害。

【劑　量】靜脈注射，每次40mg～60mg/m，2～3週1次。或每日20mg/m，連續3日，間隔3週再給藥。目前認為總量不宜超過450mg～550mg/m，以免發生嚴重心臟毒性。

4、植物類抗腫瘤藥——依託泊甙

【別　名】足葉乙苷、依託撲沙、鬼臼乙叉甙、VP16。

【英文名】Etoposide

【作　用】本品為細胞週期特異性的抗腫瘤藥。主要是抑制中期分裂細胞，抗癌譜較廣。其抗癌作用機制是抑制核苷轉移，抑制DNA、RNA及蛋白質的合成。臨床用於白血病、小細胞肺癌、惡性淋巴癌、卵巢癌、絨毛膜癌、睾丸癌、膀胱癌、前列腺癌等。

【副作用】（1）常見有胃腸道反應、白血球和血小板減少、脫髮等。

（2）個別病人可出現寒顫、發熱、心跳過速及支氣管痙攣等過敏反應。

（3）心肝、腎功能不全者禁用。孕婦及對本藥過敏者慎用。

【劑　量】用5%葡萄糖注射液或生理鹽水稀釋本品，每毫升不超過0.25mg的濃度後，緩慢滴注，時間不少於30分鐘。

5、免疫抑制劑——環磷醯胺

【別　名】環磷氮芥、癌得散、癌得星、安道生、CPM

【英文名】Cyclophosphamide（Cytoxan，Endoxan，CTX）

【作　用】本品為最常用的烷化劑類抗腫瘤藥，進入體內後，在肝微粒體酶催化下分解釋出烷化作用很強的氯乙基磷醯胺（或稱磷醯胺氮芥），而對腫瘤細胞產生細胞毒作用，此外本品還具有顯著免疫作用。

臨床用於惡性淋巴瘤，多發性骨髓瘤，白血病、乳腺癌、卵巢癌、宮頸癌、前列腺癌、結腸癌、支氣管癌、肺癌等，有一定療效。也可用於類風濕關節炎、兒童腎病綜合症以及自身免疫疾病的治療。

【副作用】（1）骨髓抑制，主要為白血球減少。

（2）泌尿道症狀主要來自化學性膀胱炎，如尿頻、尿急、膀胱尿感強烈、血尿，甚至排尿困難。應多飲水，增加尿量以減輕症狀。

（3）消化系統症狀有噁心、嘔吐及厭食，靜脈注射或口服均可發生，靜脈注射大量後3～4小時即可出現。

（4）常見的皮膚症狀有脫髮，但停藥後可再生細小新髮。

（5）長期應用，男性可致睪丸萎縮及精子缺乏；婦女可致閉經、卵巢纖維化或畸胎。孕婦慎用。

（6）偶可影響肝功能，出現黃疸及凝血酶原減少。肝功能不良者慎用。

【劑　量】口服，抗癌用，0.1g～0.2g/日，療程量10g～15g；抑制免疫用，50mg～150mg/日，分2次服，連用4～6週。靜脈注射，4mg/kg，1次/日，可用到總劑量8g～10g。

目前多提倡中等劑量間歇給藥，0.6g～1g/次，每5～7日1次，療程和用量同上，亦可1次大劑量給予20mg～40mg/kg，間隔3～4週再用。

6、雜類——氨魯米特

【別　名】氨基導眠能、氨苯哌酮、氨格魯米特。

【英文名】Aminoglutethimide

【作　用】本品為腎上腺皮質激素抑製藥和抗腫瘤藥。對膽固醇轉變為孕烯醇酮的裂解酶系具有抑制作用，從而阻斷腎上腺皮質激素的合成。在外周組織中，它能透過阻斷芳香化酶抑制雌激素的生成，從而減少雌激素對乳腺癌的促進作用，起到抑制腫瘤生長的效果。

臨床主要用於皮質醇增多症（柯興綜合症）及絕經後或卵巢切除後的晚期乳腺癌（尤其是有淋巴、軟組織和骨轉移）。

【副作用】（1）有嗜睡、眩暈、頭痛、共濟失調等中樞神經症狀。

（2）有噁心、嘔吐、腹瀉等胃腸道反應。

【劑　量】口服，250mg/次，2～3次/日，共2週。維持量，250mg/次，3～4次/日。

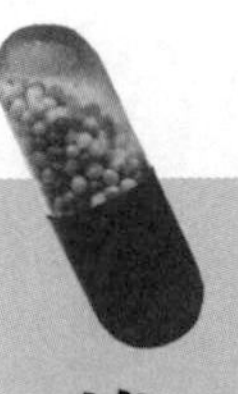

第五節　常見的毒品藥物

什麼是毒品

毒品一般是指非醫療、科研、教學需要而濫用的有依賴性的藥品。在藥學上它被稱為依賴性藥物，主要是指麻醉藥品和精神藥品，其中不少還是目前臨床上在應用的藥物。被稱為毒品主要是由於它們被濫用而使人依賴成癮。

在我國，根據1990年12月28日第七屆全國人大常委會第十七次會議透過的《關於禁毒的決定》，專指鴉片、海洛因、嗎啡、大麻、可卡因，以及國務院規定管制和其他能夠使人形成癮癖的麻醉藥品和精神藥品。

有些依賴性物質，既是藥物，又是毒品，服用這種物質是否屬於服用毒品，取決於獲得藥物的具體情況。如因患病合法服用鴉片類藥物（如晚期癌症病人），不屬於犯罪，而非法獲得和服用鴉片類藥物，則構成犯罪。

毒品的危害在於它能使人產生依賴性和發生耐受性，而且相當頑固。有道是「一日吸毒，十年戒毒，終生想毒」，就是其頑固性的最好寫照。所謂藥物依賴性，是由藥物與機體相互作用所造成的一種精神狀態，有時也包括身體狀態，表現為一種強迫性地或定期服用該藥的行為和其他反應，通俗地講，就是需持續用藥，一旦停藥，軀體上即產生難以忍受的痛苦，精神上產生強烈的心理渴求。它們能使人形成一種強制性的重複用藥傾向，以獲取強烈的欣快感和特異的鬆弛寧靜感。所謂耐受性，是指長期用藥後，該劑量的藥物對個體作用減弱，須加大劑量才能達到原有作用強度的標誌。

所以，我們對藥物的認知，應該有「藥能治病，也會傷身」的觀念。將藥物善加利用，它才是治療良方，要是盲目的將它誤用、濫用，不但會招致身體嚴重不適，還會讓它變成危害人體的毒藥。換言之，藥就是毒，二者是一體兩面的。是毒還是藥，就要看個人以什麼動機去服用了。

舉例而言，FM2於1976年上市，它原先被藥廠設計為鎮靜安眠的作用，可治療嚴重的睡眠障礙，而且它的副作用比傳統的巴比妥還來得輕微，可說是目前在治療失眠上的首選藥物之一，除非長期服用才會產生依賴性和副作用。但是，目前FM2卻常常遭人誤用，其中最令人痛心的就是不肖之徒利用它來為非作歹，最有名的濫用即是「約會強暴丸」，把原製造者的苦心完全糟蹋了。而社會大眾因為強暴丸對女性的傷害，就把罪過全都一味地出氣於FM2頭上，這對FM2其實是有欠公平的。

最常被濫用的物質及藥物

隨著時代的變化，被濫用的物質種類不斷推陳出新，任何物質及藥物都潛藏著被濫用的危險。廣義的物質（藥物）濫用，其實還包括了酒精濫用、感冒藥劑濫用，以及其他催眠、鎮靜藥劑的濫用，就連菸、酒、檳榔等其實也包括在內。而在藥物濫用方面，早年是鴉片、強力膠、速賜康、古柯鹼、大麻的天下，近代則流行安非他命和成癮性、毒性都很高的海洛因，及至近年來經常出現的搖頭丸、搖腳丸，不但荼毒青少年的身體，也危及整個社會秩序。

以下針對最令人關注的濫用藥物，分類做解釋：

1、會影響精神的物質

（1）中樞神經抑制劑：例如紅中（secobarbital）、青發（amobarbital）、白板（methaqualone）、FM2（即催眠鎮靜劑，包括巴經比妥酸鹼和苯二氮平）、強力膠或溶劑、K他命（Ketamine）、蝴蝶片、液態快樂丸（GHB）等。

（2）中樞神經興奮劑：包括古柯鹼，安非他命、快樂丸（MDMA）。

（3）迷幻劑類：包括LSD（乙二胺）、PCP（天使塵）。

2、麻醉藥品

（1）鴉片類：可分為鴉片類，包括海洛因、嗎啡、可待因、罌粟；合成類，包括配西汀

（Demerol）、速賜康（pentazocine）。

（2）古柯類：包括古柯鹼、快克（Compound Paracetamol and Amantadine Hydrochloride Capsules）。

（3）大麻類：包括大麻焉、大麻脂、大麻浸膏。

國內藥物被濫用已呈多元化趨勢，從精神醫療院所通報的資料顯示，國人濫用藥物的種類以海洛因較多，而近年來警政單位在各種俱樂部查獲的流行藥物，例如K他命、搖頭丸與大麻等亦日漸增多。所以，其未來濫用的趨勢，是值得社會各界多加關注。

以下是簡單列出大家耳熟能詳的毒品藥物名稱、俗名和這類藥物對生理及心理的影響及不良症狀。

常見毒品藥物及其對身體的危害：

1、鴉片（Opium）

（1）俗名：福壽膏、芙蓉膏。

（2）對生理、心理的危害：A、具高度心理及生理依賴性，一旦成癮極難戒治。B、過量服用會造成急性中毒，症狀包括昏迷、抑制呼吸而致死、瞳孔變小。C、戒癮非常痛苦，如果知覺錯亂，會造成意外傷害。

（3）戒斷症狀：打呵欠、盜汗、流眼淚、流鼻水、皮膚起疙瘩、失眠、焦慮不安、易怒、發抖、嘔吐、腹痛、肌肉痙攣、皮膚蟲咬感。

2、古柯鹼（Cocaine）

（1）俗名：快克、SNOW。

（2）對生理、心理的危害：A、產生興奮、發抖、心跳加速、血壓上升、被害幻想。B、長期濫用或抱著僅藉古柯鹼狂歡幾天的僥倖心理同樣危險，很容易在不知不覺中造成過量而導致衰竭、呼吸抑制而致死。C、毒害會禍延至下一代，濫用古柯鹼的母親生產的嬰兒，猝死率高，甚至出現禁斷症狀。

3、FM2（Flunitrazepam 2mg）

（1）俗名：十字架、迷姦藥、約會強暴丸。

（2）對生理、心理的危害：A、FM2屬於苯二氮平類安眠鎮靜劑。B、急性中毒，會因中樞神經極度抑制而產生呼吸抑制、驟降、脈博減緩、意識不清及肝腎受損，終至昏迷而死。

（3）戒斷症狀：讓服用者產生焦慮、失眠、憂鬱、發抖、暈眩、妄想、痙攣等症狀。

與FM2類似品還有二氮平（安定、煩寧）、二唑他（小白板）、二氮二氮平（蝴蝶片）等。

4、西可巴比妥（Secobarbital）、異戊巴經妥（Amobarbital）、甲奎酮（Methaqualon）

（1）俗名：紅中、青發、白板。

（2）對生理、心理的危害：A、三者皆屬於巴比妥酸鹼製劑，長期服用會導致失眠、長期疲勞、記憶力、判斷力及思想受損、抑鬱、情緒問題惡化、反應遲鈍、呼吸困難、暈眩。吸食者會有蛋白尿、血紫質尿、低鈣血症。最重者則有葉酸代謝異常。B、造成心理及生理依賴，耐藥性強，產生欣快感之劑量與致死量差距甚小，長期大量服用小量增加即可致死。

（3）戒斷症狀：頭痛、噁心、嘔吐、虛弱、焦慮不安、易怒、失眠、盜汗、發抖、痙攣。

5、Ketamine

（1）俗名：卡門、K他命、K仔、Special K。

（2）對生理、心理的危害：A、具有成癮性，戒癮非常痛苦。B、心搏過速、血壓上升。C、傷害中樞神經，引起精神錯亂、視眼幻覺、無法說話、失眠、暫時性失憶，身體失去平衡等症狀。

6、MDMA

（1）俗名：搖頭丸、快樂丸、狂喜。

（2）對生理、心理的危害：A、具有成癮性，MDMA中毒的主要特色，是體溫升高可高達攝氏43度而導致死亡。B、服用後，會興奮中樞神經並具迷幻性作用。食慾不振、牙關緊閉、磨牙、口乾、噁心、運動失調、流汗、疲倦及失眠。C、常因運動搖晃過度，造成缺水、體溫過高、痙攣及死亡。

7、安非他命

（1）俗名：安公子、冰塊、冰糖。

（2）對生理、心理的危害：A、此類藥具有成癮性。B、產生頭痛、眩暈、厭食、體溫上升、心悸、倦怠感、不眠症、肌肉震顫、局部抽搐、煩躁、情緒不安、焦慮、噁心、嘔吐、盜汗、腹痛或強迫性反覆動作。

（3）戒斷症狀：包括沮喪憂鬱、全身乏力、睡眠異常、焦慮易怒。

8、海洛因（Heroin）

（1）俗名：四號、白粉。

（2）對生理、心理的危害：A、具有成癮性，戒癮非常痛苦。許多國家皆已列為禁止醫療服用。B、濫用者多以靜脈注射，但因共用針頭，會衍生病毒性肝炎、愛滋病、靜脈炎及細菌性感染。

（3）毒性較嗎啡強10倍，極易中毒，禁斷症狀甚強。

9、大麻（Cannabis Marijuana Hemp）

（1）俗名：草仔、麻仔、老鼠尾巴。

（2）對生理、心理的危害：A、長期吸食大麻的男性，其精液中的精蟲數量、活動力及構造上均會造成不正常現象。B、吸食大麻的女性會導致月經不正常、排卵困難。懷孕婦女吸食大麻，更會造成早產、畸形，以及嬰兒體重偏低的現象，神經系統的活動可能也有變化，而產後泌乳激素濃度也會偏低。C、長期大量吸食大麻，罹患肺部疾病機率會增加。

（3）戒斷症狀：包括易怒不安、食慾減退、失眠、出汗、震顫、噁心、嘔吐。

10、強力膠或溶劑

（1）俗名：煉丹。

（2）對生理、心理的危害：A、慢性中毒，引起貧血、智力減退、暴躁、肌肉萎縮、呼吸困難。吸食者會有鉛中毒的症狀，包括重複發作的流鼻血及口鼻潰瘍、影響小腦平衡及呼吸系統纖維化。B、因氣管吸入嘔吐物或未將塑膠袋移開而造成呼吸窒息死亡，亦造成心臟衰竭突然致死。也常因心律不整、以及衰竭、吸入嘔吐物導致死亡。

11、速賜康（Pentazocine）

（1）俗名：孫悟空、猴仔、速死坑。

（2）對生理、心理的危害：A、服用後，會有幻覺、錯亂、輕度的鎮靜、嗜眠、眩暈、搖晃、發汗、麻木感、興奮不安、頭痛、痙攣、意識障礙、複視。B、長期服用會導致成癮，對肝、腎、中樞神經系統造成傷害。

（3）戒斷症狀：與鴉片類相似。

12、麥角乙二胺（Lysergide—LSD）

（1）俗名：搖腳、一粒沙、ELISA、加州陽光、白色閃光Acid。

（2）對生理、心理的危害：濫用麥角乙二胺所引發的生理反應，包括頭痛、噁心、嘔吐、妄想、幻覺、恐慌、喪失食慾、失眠、肌肉僵直及發抖、行為無法控制的危險，過量可造成精神病甚至死亡。

（3）中毒後會看到鮮豔色彩，產生血壓上升、汗腺及唾液腺分泌增加、體溫升高、心跳加速、無法預測的自我機能障礙、性情不安、精神分裂症，思想被干擾，瞳孔放大及對光線反應過度，甚至有自殘、自殺等暴力行為，同時易導致意外死亡。

13、苯環利定（Phencyclicin）

（1）俗名：天使塵、Love-boat。

（2）對生理、心理的危害：A、會阻礙痛覺接受器的功能，對痛的反應減少，服用者可能發生自我傷害行為而不自知。B、服用者也會發生情緒失調的情況，例如瞳孔擴散、憂鬱和焦慮，甚至產生幻覺（尤其是幻視及幻聽）。高劑量的PCP還會造成抽搐、昏迷、心肺衰竭或腦部血管破裂。C、PCP會阻礙大腦新皮質區的功能，影響人體的智慧和察覺能力。

14、GHB（Grorgia Home Baby）

（1）俗名：液體快樂丸、G、Liquid Ecstasy。

（2）對生理、心理危害：A、噁心、嘔吐、呼吸困難、頭痛、失去意識、昏迷及死亡，與酒精並用會加劇其危險性。B、在美國GHB與Ketamine和FM2同列為約會強暴丸。

（3）戒斷症狀：失眠、焦慮、顫抖及流汗。

物質濫用所產生的依賴性

物質濫用有一個大家較熟悉的名詞，叫做成癮性，而世界衛生組織則以「依賴性」一詞取代成癮性。依賴性可分為生理依賴及心理依賴兩種。

（1）生理依賴性：是指長期用某種藥之後，身體會出現「耐受性」及「戒斷症狀」兩種現象。一般來說，吸毒者吸食的越多毒素就會越重，之前只要一點劑量就能滿足、過癮，但長期下來不但要加重劑量，連吸毒的頻率也要增加才能達到滿足，這種重複服用藥物之後，必須增加藥量才能達到像以前所能期望的效果，這就是耐受性。另外，對於癮性物質產生依賴（或上癮）後，如果該物質一旦終止服用時，就會出現戒斷症狀（例如流淚、打哈欠、出汗、緊張、嘔吐、腹痛、抽筋、痙攣、失眠等現象）。隨著濫用物質的不同，戒斷症狀也會有所不同，只是每當有焦躁、極度不安的身體症狀時，吸毒者就會有強烈需要再服用藥物慾望。

（2）心理依賴性：就是為了得到快感和刺激而持續性或週期性的服用藥物，來達到精神上的滿足、慰藉。

戒毒才是唯一重生的機會

染上毒癮的人，自己不能停止服用該藥物，如果真有決心要去除毒癮，就必須就醫接受專業醫師的協助。

戒毒過程中，生理的戒斷症狀所造成的不舒服，是有藥品可以協助，在醫療上容易達到目的。例如美沙酮（Methadone）就能減輕依賴鴉片類藥物人士戒毒時的不舒服症狀，避免他們受到引誘再次吸毒，也可以治療急性的嗎啡中毒。不過，美沙酮無法完全戒斷毒癮，只是一種替代品，服用多量時，仍會產生毒癮，但對於未能完全戒除毒瘤的人，是可以藉美沙酮代替毒品，然後逐步減少服用美沙酮的劑量，以達到戒毒目的。其他還有拿淬松（Naltrexone）、丁基原啡因（Buprenorphine）都能運用在嗎啡、海洛因成癮的維持治療上，都有不錯的療效，但是這種戒癮藥都是必須經由醫師診斷才能服用。

不過，吸毒者要克服的，最終也最主要的就是自己的心理因素了。畢竟，生理的毒癮易戒，心癮卻難除。吸毒者要學會善用戒癮輔導資源，瞭解藥癮治療管道，整合醫療教育、宗教、法律、警政單位、輔導團體力量，向毒品勇敢說不。只有堅決拒毒、戒毒，才是唯一讓生命自由的機會。

小常識：

尊重生命，拒絕毒害：

在此，提供拒絕毒害的7個妙招，讓自己從此遠離毒害吧！

（1）摒棄不良嗜好。

（2）善用好奇心，不要以身試毒。

（3）尊重自我，勇敢說不。

（4）建立正當的情緒舒解方法。

（5）正確把握用藥觀念。

（6）遠離是非場所。

（7）提高警惕性，不隨便接受陌生人的飲料、香菸。

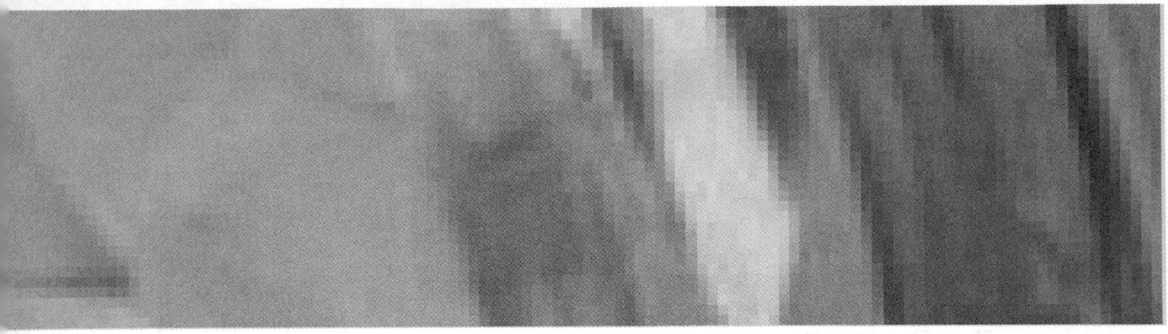

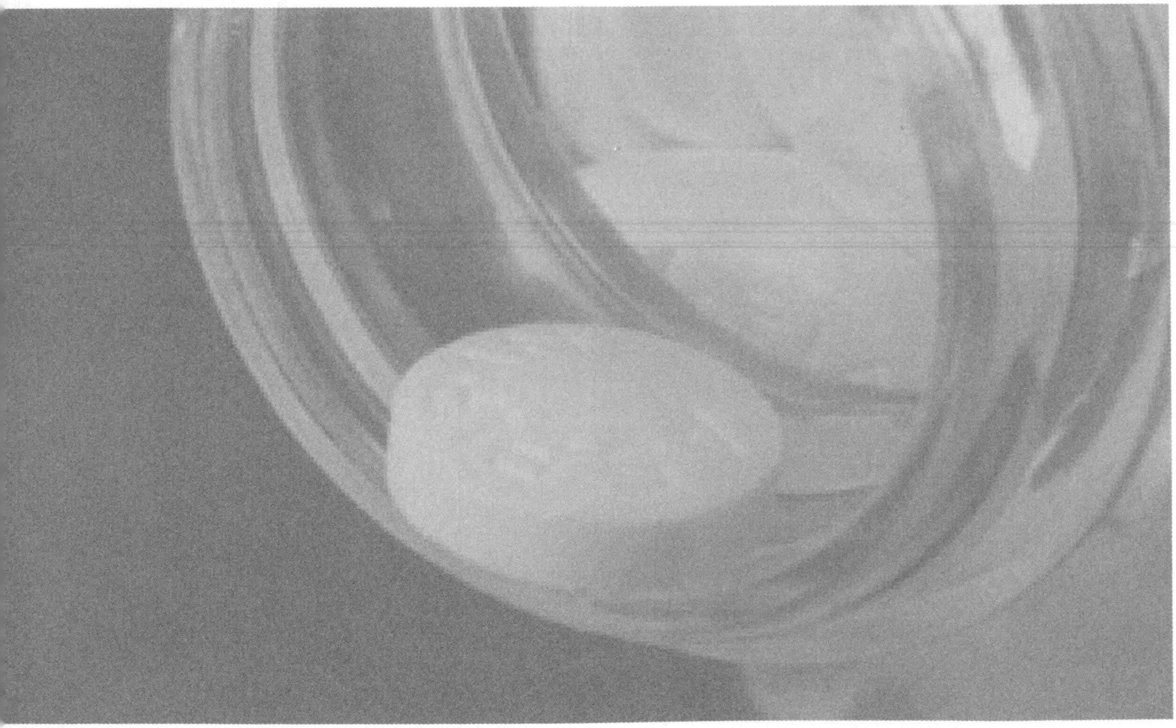

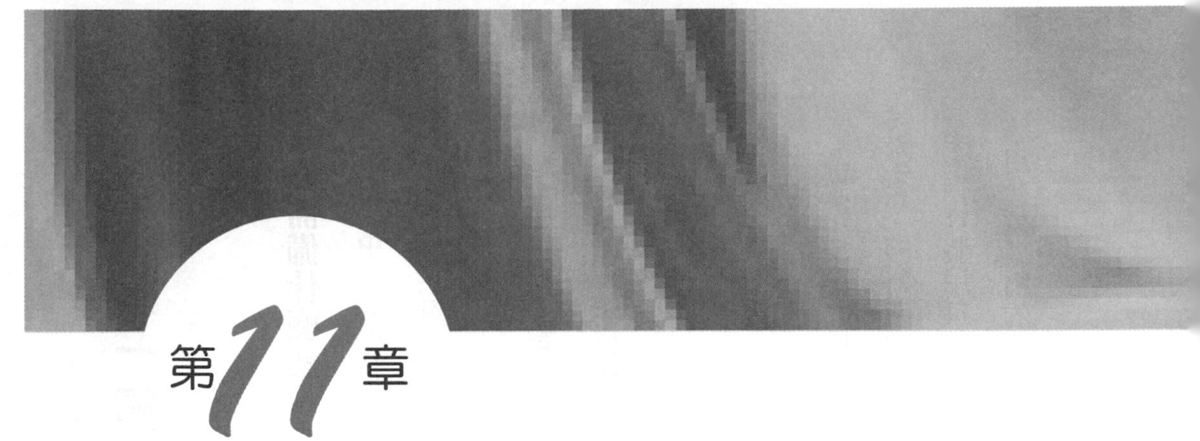

第11章

西藥的自行管理

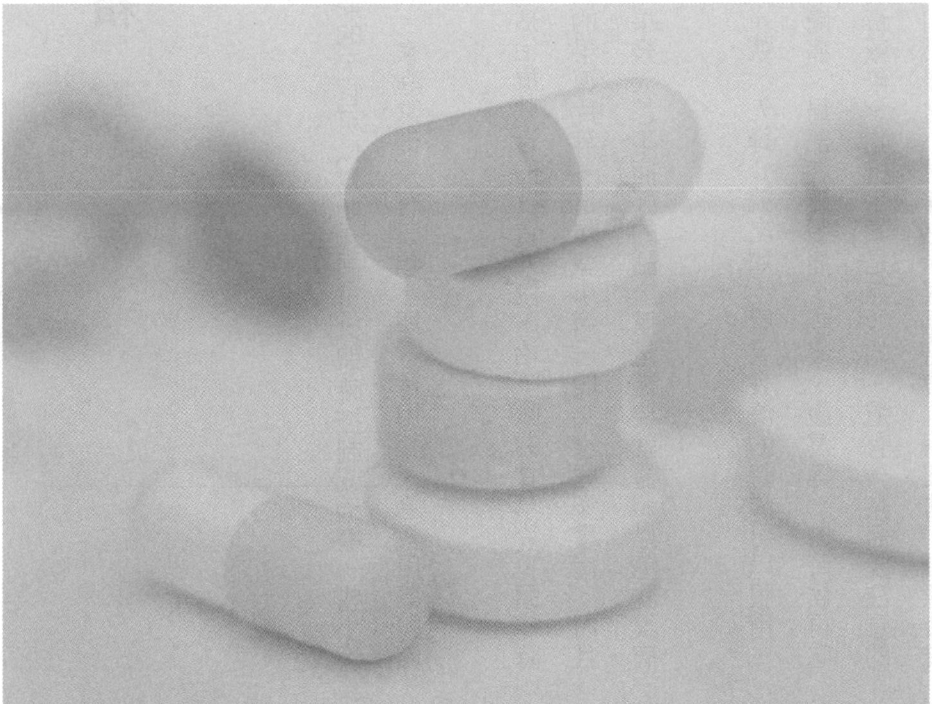

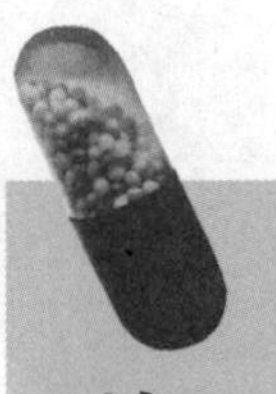

第一節　家庭保健箱

家庭需備什麼藥

生活中，家庭常備有一些應急小藥是非常必要的，它可以幫助我們可以即時控制或治療一些小疾病，或是在去醫院前做一些臨時處理，一般來說，家庭常備藥有三類，即：常用藥、急救用藥與滋補用藥。

常用藥主要是小病用藥，而小病用藥一般包括治療感冒的感冒沖劑、治咳嗽的甘草片、頭痛時用的阿司匹林，胃痛時服用的顛茄以及便秘時候的果導片等，這類型小病一般為家庭多發病，而且吃上一兩次藥就能藥到病除。需要注意的是，如果幾天都不能好的話，還是需要就醫，以免耽誤病情。

一般還需要準備一些家用抗生素，比如先鋒4號、先鋒6號之類。感染發燒的時候可以服用，不過最好是在發燒同時又出現了局部症狀（如喉嚨痛、局部紅腫脹痛、咳痰、腹瀉等）的時候再吃抗生素。因為非細菌感染（如普通感冒一類的病毒感染）吃抗生素是無效的。還有一點需要注意的是，一旦服用抗生素，就必須足量連續用3天。如果經常小量常吃，容易培養抗藥細菌，影響今後服用此類藥物的效果。而且家用抗生素的使用不能超過一個星期，3天還無法起效的話應該看醫生。

還有一些有慢性病患者的家庭，比如高血壓、心臟病等，需要每天服用藥物，因此需要在醫生的指導下準備好足夠的藥物，以備不時之需。

下面就列出一些家庭常用藥：

（1）感冒類藥：如康泰克（Compound Pseudoephedrine HCl Sustained Release Capsules、企業名稱：中美天津史克制藥有限公司）、感冒清（生產企業：廣東省羅浮山白鶴制藥廠）、感冒通（Compound Diclofenac Sodium Chlorphenamine Maleate Tablets 企業名稱：北京雙吉制藥有限公司）、板藍根沖劑、速效傷風膠囊、銀翹解毒片等。

（2）解熱止痛藥：如止痛片、撲熱息痛、阿斯匹林等。

（3）抗菌素：如乙醯螺旋黴素　（Acetylspiramycin）、複方新諾明（Compound Sulfamethoxazole, SMZ-TMP, SMZco）、氟哌酸（norfloxacin Baccidal； Brazan；Floxacin；Norxacin；Horoxine）、黃連素（berberine）、頭孢氨　膠囊Cefalexin Capsules（先鋒Ⅳ號）等。

（4）消化不良藥：如多酶片、複合維生素B、嗎丁　（Domperidone tabiets 西安楊森制藥有限公司生產）等。

（5）胃腸解痙藥：如654-2片、複方顛茄片等。

（6）鎮咳祛痰平喘藥：如咳必清（Enrofloxacin soluble powder）、必嗽平（Bromhexine）、咳快好（Benproperine）、舒喘靈（Albuterol）等。

（7）抗過敏藥：如撲爾敏（Chlorphenamine Maleate）、賽庚啶（Cyproheptadine）、息斯敏

（Astemizole）等。

（8）通便藥：如果導、大黃蘇打片（Tabellae Rhei ET Natrii Bicarbonatis）等。

（9）鎮靜催眠藥：如安定、苯巴比妥（Phenobarbital ,Barbenyl,Cardenal,Luminal,Phenemal;barbital;barbitone）等。

（10）解暑藥：如人丹、十滴水、藿香正氣水等。

（11）外用止痛藥：如傷濕止痛膏、關節鎮痛膏、麝香追風膏、紅花油、活絡油等。

（12）外用消炎消毒藥：如酒精、紫藥水、紅藥水、碘酒、高錳酸鉀、創可貼等。

（13）其他類：風油精、清涼油、季德勝蛇藥、84消毒液、消毒藥棉、紗布膠布等。

急救用品也是家庭應備物品之一，美國紅十字會列出的急救用品有以下這些：活性炭、有催吐作用的吐根糖漿、膠帶、抗生素軟膏、各種規格大小的創可貼、毯子、冰包、一次性手套、紗布墊和繃帶卷、三角繃帶、手部清潔劑。而如果家裏有冠心病或哮喘病老人的，還應該準備好硝酸甘油（Nitroglycerol）、氨茶鹼（Aminophylline）與止喘噴劑並放在固定顯眼的地方，保證緊急情況時能迅速取用。

補藥，是正常膳食之外的額外補充。其實只要營養平衡，一般情況下是不需要特意準備補藥的，只是某些老人和小孩需要適當的補充鈣質。

一般說來，家裏備用藥越簡單越好。內服藥阿司匹林，不舒服就吃半片或1片。外用藥清涼油（舊稱萬金油），跌打損傷、無名腫痛，都可塗敷。這兩種藥就可治不少病。家庭備藥不要貪多，最好選用老牌藥，而且要注意定期檢視，保證安全。

還有一點需要注意的是，小孩子生病往往發病急，變化大，而孩子自己又缺乏準備表達身體情況的能力，應去醫院診治，而老年人是疾病高發人群，體質虛弱，如果突發急病或者原有的慢性病突然變化，也應即時去醫院診治。

家庭常用的消毒藥物有哪些

家庭最常用的消毒方法多以物理方法為主，如高溫消毒、烈日暴曬，但有許多物品無法採用高溫消毒法，只能採取化學藥物薰蒸、浸泡、噴灑等方法。

常用的消毒藥物有如下幾種：

（1）高錳酸鉀：它是一種強氧化劑，能使細菌體內的蛋白質變性而導致細菌死亡。用法是將1克高錳酸鉀與1000毫升水（1千克）配成溶液，將消毒物品浸泡於其中10分鐘，即能殺死一般的細菌和病毒。用於蔬菜、瓜果消毒時，則可配成0.01%～0.02%溶度，浸泡10～20分鐘，可殺滅病菌和病毒，取出後用清水沖洗乾淨，即可食用。

（2）甲醛：又叫福馬林，常用來對一些不宜煮沸消毒、浸泡消毒的物品進行薰蒸消毒，如將傳染病人穿過皮毛類衣物，散開掛在密閉的櫃內，每立方米用藥12～15毫升，持續時間6～24小時，消毒後，要通風除去氣味。

（3）過氧乙酸：也叫過氧醋酸，能殺滅各種細菌、病毒、真菌、細菌芽胞，消毒效果很好。用清潔水把過氧乙酸稀釋成0.2%～0.5%的濃度，可以消毒塑膠製品、玻璃製品、人造纖維、家具表面、金屬器械等。過氧乙酸分解的產物為醋酸、水和氧，對人無害，也可用來消毒皮膚，清洗污染的手。

（4）漂白粉：是一種白色粉狀物，主要成分是次氯酸鈣，具有漂白作用；市場上出售的漂白粉一般含有效氯25%～30%，價格便宜、滅菌消毒作用也較好，如在病人糞便、痰液中撒入漂白粉混合，即可殺死病菌、病毒。也可配成1%～3%濃度的溶液，待其澄清後，取澄清液進行消毒，可用來噴灑房間、塗擦器具、清潔廁所等。

（5）洗必泰（Chlorhexidine）：含氯類的清潔消毒劑，無刺激性、無腐蝕性，對細菌有強大的殺滅作用。濃度0.02%～0.1%溶液浸泡10～30分鐘，可用於蔬菜、水果、衣服等的消毒。濃度0.02%～0.05%溶液，可用於消毒皮膚和傷口，作用時間3分鐘。

（6）新潔爾滅（Bromo Geramine, benzalkonium bromide）：是陽離子除污劑，具有抗菌、去污作用。可用於皮膚、粘膜、手的消毒，也可於金屬器械、橡膠製品、飲食用具、玻璃製品等的消毒。0.1%濃度的新潔爾滅可用於家具、飲具等物品的消毒。0.02%～0.1%溶液可用於沖洗消毒尿道、陰道。

（7）煤酚：俗名叫來蘇兒，3%～5%濃度溶液可對病人用具、排泄物和環境進行消毒。

家庭常備藥物應注意什麼

一般家庭必須儲備一些常用藥品，並應注意以下幾個方面：

1．清楚用法：

用原包裝物包裝，這樣便於識別，服用時便於掌握方法、劑量。如無原包裝，應選用清潔、乾燥的小瓶裝藥，並將藥物的名稱、服法、劑量等寫清楚貼在包裝瓶上。同時最好建一張藥品明細表，分內服藥、外用藥兩大類，再按藥品名、用途、用量、用法、注意事項、失效期等列表，一旦需要即可查表，能夠起到方便、安全用藥的作用。

2．合理儲存：

藥物經常會因為光、熱、水分、空氣、酸、鹼、溫度、微生物等外界條件的影響而變質失效，所以儲存時一定要注意以下幾點：

（1）避光：西藥大多是化學製劑，陽光中紫外線能加速藥物變質，特別是維生素、抗生素類藥物，遇光後都會使顏色加深，降低藥效，甚至會變成有害的有毒物質。因此家庭保存的藥物最好分別裝入棕色瓶內，這樣才能避免紫外線對藥品產生作用。

（2）密封：空氣中的氧氣能使藥物氧化變質。所以，無論是內服藥還是外用藥，用後一定要蓋緊瓶蓋，以防藥物氧化變質失效。

（3）乾燥：有些藥品極易吸收空氣中的水分，導致變質，如阿司匹林就是一種易吸潮的代表藥，吸收水分後便開始緩慢分解成水楊酸和醋酸，產生濃烈的酸味，對胃的刺激性大大增加。

（4）陰涼：溫度也使藥物產生化學反應，而且藥物的化學反應隨溫度的上升而加快，溫度上升10度，化學反應速度可增加2～4倍。因此，藥品的存放位置，應選擇在家中最涼爽處。還有部分易受溫度影響的藥品，如胎盤球蛋白、利福平眼藥水等，可以放入冰箱內保存。

3．安全存放：

（1）首先，每種藥都應註明藥名、用量、用法、適應症及不良反應，凡未經醫生明確診斷的病，不能自己隨便服藥。

（2）內服藥與外用藥應分別放置，以免忙中取錯。還有家庭用的化學製劑，比如消毒、滅蚊、滅蠅藥，絕不可同藥品混放，以免發生意外。

（3）藥品應放在安全的地方，防止兒童或者精神異常的病人拿到，偷服、誤服發生中毒。

4．定期檢查：

（1）藥品均應註明有效服用期和失效期，過了有效期便不能再服用，否則會影響療效，甚至會帶來不良後果。散裝藥應按類分開放置，並貼上詳細的標籤，寫明存放日期、藥物名稱、用法、用量、失效期，每年應定期對備用藥品進行檢查，即時更換。

（2）一般3至6個月就需要定期檢查藥品是否超過有效期或變質失效。沒有註明有效期的藥品，可以從外觀上加以鑒別。以下情況如果發生，則不可再用：片劑鬆散、變色；丸劑粘連，黴變或蟲蛀；膠囊劑的膠囊粘連、開裂；糖衣片的糖衣粘連或開裂；散劑嚴重吸潮、結塊、發黴；眼藥水變色、混濁；軟膏劑有異味、變色或油層析出等。

家庭用藥的基本常識

1．無論是片劑、膠囊還是丸散類，只要是需經口服的藥物，都要溶解於水中才易於吸收產生藥效。吃藥乾吞或喝水很少都比較危險，因為藥片會粘附在食管壁上或滯留在食管的生理狹窄處，而食管內的粘液會導致藥片的表層部分溶解，使藥物在某一局部的濃度過高，有些高濃度藥物會對粘膜產生很大的刺激和腐蝕作用。比如常用的阿司匹林、維生素C、碳酸氫鈉等，如果粘附於食管壁的時間過長，輕則刺激粘膜，重則可導致局部潰瘍。特別是長期臥床的病人和老年人，應在服藥時和服藥後多喝水（不少於100ml），以防止藥物在胃內形成高濃度藥液而刺激胃粘膜。

2．抗酸藥物與某些藥物的相互作用。氨基糖式類抗生素、四環素族、多酶片、乳酶生（Lactasin）、潑尼松（prednisone）、地高辛（DIGOXIN）、普蒂洛爾（Propranolol心得安）、維生素C、地西洋（Diazepam安定）類藥、鐵劑等均不可與抗酸藥合用，因合用後有的可使藥物療效降低甚至喪失藥效，有的會增強藥物毒性作用，如強心劑在與抗酸藥物合用可加大毒性反應。還有胃酸多的人通常需要服用的胃舒平、碳酸氫鈉等抗酸藥，在臨床上也與很多藥物不能同時合用。

3．藥物間隔要合理。要做到延長藥效保證藥物在體內維持時間的連續性和有效的血濃度，就必須改變不合理的用藥間隔時間。藥物間隔不合理會影響療效，甚至還會造成一些不良反應，尤其是抗生素類和一些治療指數小的藥物，更需要準確把握服藥間隔。

（1）抗心律失常藥、抗心絞痛藥（日服量），應根據發作規律給藥。

（2）抗生素類藥應改為每8小時給藥1次，或將原用藥時間的早8點，中午12點，下午5點改為早7點，下午3點及晚11點（或睡前）。

（3）肌肉注射每日2次應定為早7點晚7點或早8點及晚8點為適宜。

4．口服藥物與食物的關係。一般服用西藥不用忌口，但有的食物中某些成分能與藥物發生反應，會影響藥物的吸收和利用，應給予指導。這點已經在其他章節中予以說明，此時不再贅述。

家庭用藥的原則是什麼

（1）不可隨便：首先要明確診斷。症狀是疾病診斷的依據之一，隨便用藥會掩蓋症狀，造成醫生的診斷困難，甚至誤診。所以在明確診斷之前，最好不要隨便用藥。如發燒時先要查清原因，不要動不動就用抗菌素，腹痛原因不明時，切忌打止痛針，否則不僅增加病人負擔，更嚴重的是遮蓋症狀，延誤病情；再者，藥物有雙重性，既能治療疾病，也可能導致疾病，嚴重者還可能危及生命。因此，無嚴重症狀時最好不要服藥，尤其是鎮痛類、解痙劑、可的松類等藥物，盡量以少用為佳。

在明確診斷的同時，還要瞭解其他並存的疾病及過敏史，對過敏體質及有過敏史的人，用藥要特別慎重。如對青黴素、磺胺類藥過敏的人，可選用其他抗菌藥物；而心絞痛伴有支氣管哮喘的病人，服用心得安，可加重支氣管痙攣。患有慢性肝病的患者，應避免應用對肝臟有損害的藥物，以防進一步損害肝臟，加重病情。老年哮喘病人要瞭解有無高血壓史，否則選用腎上腺素治療，可能會發生危險。

（2）注意方法：服藥除了要注意時間、次數外，尚需注意方法。絕大多數藥物都需要用水送服的，但有些藥物如硝酸甘油片宜舌下含服，這樣可以不透過肝臟的破壞而保證藥效，而酵母片則宜嚼碎後吞服。

（3）掌握劑量：用藥一定要按劑量，不可任意加大劑量或過早停藥。超量服用可產生不良反應，甚至可引起死亡。如青黴素殺菌濃度以最低抑菌濃度的5～10倍為佳，高於此濃度殺菌能力並不增加，反而會增加毒性反應；老年人和小孩不注意退燒藥物的劑量，可因出汗過多而使體溫驟降，引起虛脫；哮喘病人服氨茶鹼，用量過大會使心跳加快。所以用藥劑量，必須嚴格遵守醫囑。

（4）注意相互作用：臨床上聯用兩種或兩種以上藥物的目的，在於能取得更好的療效。但某些兩種以上藥物同時服用，彼此可產生相互作用，有時可使其中一種藥物降低藥效或有時會引起不良反應。如青黴素類和四環素族合用，其抗菌效力不及單獨服用時；磺胺嘧啶鈉針劑（Sulfadiazine Sodium）加入葡萄糖液中，時間稍長即可析出結晶性沉澱；服用氨基糖類抗生素（aminoglycosides）時，如果同時服用速尿或利尿酸，常可加重聽覺神經的損害；土黴素（Terramycin）等腸道殺菌藥與整腸生同時服用，會使整腸生失效，因為整腸生是一種雙歧桿菌製劑，可調節腸道菌叢失調；氯丙嗪引起的血壓過低，如用腎上腺素升壓，不但不能使血壓上升，反而使血壓更加急劇下降。因此若要一次同服數種藥物時，應經醫生或藥劑師指導，以免因藥物的相互作用而失效。

家庭用藥的九大錯誤

錯誤一：藥越貴越好，劑量越大越好

很多人受病痛的困擾，只想著快點治好病，而不在乎藥物價格，覺得價格貴的才是好藥，這樣病才會好得快、才安全。而實際上，最昂貴的藥不一定是最好的。還有的人誤以為服藥劑量越大，見效就越快，療效也就越好，便隨意加大劑量，這樣做是十分危險的。通常按照治療量服用即可獲得

良好效果，要知道超量服用可引起中毒。專家提醒說，能吃藥的別打針，能打針的別打點滴，能用小劑量就不要用大劑量，只要能治病，夠安全，那就是好藥。

錯誤二：藥物有毒副作用，劑量偏小更安全

有人害怕藥物有毒副作用，認為小劑量使用比較安全。其實這樣非但達不到療效，反而貽誤了病情，還會使病菌產生耐藥性，影響以後的治療。

錯誤三：症狀緩解即可停藥，服藥時間長不好

藥物的療效取決於在血液中保持一定時間的恆定濃度。如不按時服藥，保證有效的血藥濃度的維持，那就無法控制病情，達不到治癒疾病的目的。同時，藥物治療需要一定的時間。如尿路感染需要7～10天，才可治癒。若用藥兩三天，症狀有所緩解就停藥，拖延時日，容易造成慢性感染，使病情加劇。

錯誤四：一種藥物沒作用就要立刻換一種

藥物顯示療效需要一定時間，如傷寒用藥需3～7日，結核病需半年。有些患者毫無耐心，一旦未出現療效，便隨意換藥，這樣不僅使治療複雜化，而且一旦出了問題，也難以找出原因，耽誤即時治療處理。

錯誤五：只要對症，不必看人用藥

有調查發現，很多父母會將成人用的藥品給孩子服用，以為只要對症就能治病，這種做法是非常危險的。要知道，有些抗生素對骨骼發育會產生抑制作用，雖然對成年人沒有害處，但孩子確實不能服用的，因此兒童用藥時一定要遵照醫生囑咐。

錯誤六：互為禁忌的藥品同時服用、隨意增減服藥劑量

得病後，不要盲目亂用藥，一定要看清藥品的禁忌說明。互為禁忌的藥品不要同時服用，以免發生危險。

錯誤七：隨意用藥嚴重

不要輕信廣告或者自我對症診斷，不要自行延長或中止服藥療程。用藥時應遵醫囑或按照說明書服用，對於需要長期用藥的最好在醫生的指導下適時調換藥物，以免產生對某一藥物的耐藥性。

錯誤八：儲備藥品越多越好

很多人都會有以防萬一、多多益善的想法，於是在家裏儲備很多很多的藥，不管這些藥是不是經常用的著。但是這樣其實並不好，藥物存放太久容易變質，所以用藥最好隨用隨買。

錯誤九：備好藥品即可，毋須定期檢查

很多家庭未曾清理過備用藥品，也未注意過家用藥品是否要避光、低溫保存。曾經就有因服用過期藥品而致病的案例，專家還舉例說，長期服用高溫下軟化的降血壓藥片會產生副作用。因此藥物一定要定期檢查，並要保證藥物的合理儲存。

胰島素注射注意事項

胰島素是I型糖尿病人需要長期皮下注射的藥物，以維持體內正常代謝和生理功能，有的病人需要連續注射幾年、幾十年，甚至終身替代治療，因此很多人都選擇自行注射用藥。如何保證胰島素發揮最大的作用，減少不良反應，也就成為了家庭用藥一個非常重要的課題。

長期在同一部位注射胰島素，由於注射範圍小、針眼密集，會對局部組織產生反覆的機械刺激，藥液壓迫造成局部組織血液循環障礙、組織缺血，影響胰島素的吸收，而嚴重者可導致功能障礙。

要避免上述問題的出現，可採用上下肢、腹部等多部位輪流注射，這樣可使注射點分散、注射面積擴大，輪流在各不同部位皮下注射，各注射部位均有間歇期，可使受到機械刺激後的組織得到恢復，藥物吸收充分，不易產生不良反應。

輪流在多部位注射胰島素時，還應該結合病人具體情況如季節、膳食、運動、血糖或尿糖等，利

用各個部位在單位時間內對胰島素吸收的差異，根據不同時間、不同情況選擇不同部位注射，以達到安全、有效的使用胰島素的目的。

室性早搏服藥方法與時間

室性心律失常，以定性早搏最常見。「室性早搏」可見於冠心病或其他心臟病，也可發生於無明顯器質性心臟病的健康人。一般不頻發的「室性早搏」可在家庭內進行治療和護理。

（1）「定性早搏」在晝夜間的發生規律：早晨：7～9點；下午：14～15點；晚上：18～20點。

（2）給藥原則：根據病人發病規律，在「室性早搏」發作前給藥。

（3）家庭護理及預防：

A、合理利用病人家庭資源，設計利於病人休息、睡眠環境。

B、採取行為干預，糾正不良的生活習慣和不良情緒。

C、消除誘發因素，積極治療原發病。

D、保持大便通暢。

E、提高家屬對「室性早搏」的認識，積極配合護理給予病人情感支持。

F、「室性早搏」高峰期，要有好的心理護理。

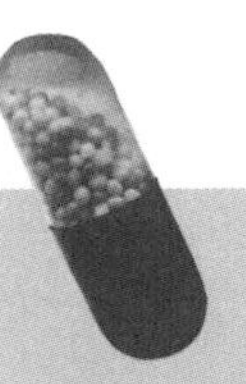

第二節　正確保存藥物

現在，家庭常備藥品越來越多，可是很多人都不清楚，藥品的存放不能太隨意，存放的容器、地點以及外界的溫度、光照等都是需要考慮的因素。主要需要注意的有以下幾點：

藥品不要放在浴室。許多家庭將專備的小藥箱收納於浴室中。然而，這種存放藥品的方式實際上是很不科學的。浴室的環境有兩點很不適合藥品的存放，一是濕度，浴室是家庭環境中濕度最大的地方，這樣容易使得藥品變質發黴；二是溫度，洗澡時產生的熱量也可能對藥品產生影響，導致藥品變質。因此，藥品一定要儲存在涼爽、乾燥的地方。

攜帶藥品要密封。一般人們在出行時習慣於攜帶一些藥品以備不時之需，但是卻往往不注意攜帶藥品的保管。攜帶藥品出行時，最好將藥品放入密封性較好的容器內，這樣可以防曬和防潮。千萬不要將藥品放置於陽光可以直接照射到的地方，這樣輕則會使藥品失效，嚴重時還有可能引發副作用。

定期清理藥品。除了要保證藥品存放環境的乾燥清潔之外，還應該定期檢查藥品，即時清理出過期、失效的藥品。對於標籤完整的藥品，可以按照標示的有效期進行清理，而對於無法查明有效期或者是沒有過有效期但是藥品表面發生變化了的藥物，也可以透過外觀上的判斷進行清理。藥品是否變質的判斷標準將在下文詳細說明，這裏不再贅述。

舊藥保存的注意事項

（1）絕對不要任意把藥品改用其他的容器盛裝，或者是將兩種藥物放入同一個藥瓶內。

（2）一般藥品應該要放置在「乾冷」或是室溫的地方，注意不要放置在陽光直接照射或濕冷的地方。例如，有些人習慣將藥品放置在悶熱的廚房或潮濕的浴室等地方，這些都是不對的。

（3）一般糖衣錠或膜衣錠，如果接觸水氣容易受潮，會導致膜衣剝落而影響藥效。

（4）若是特別規定「需要冷藏保存」或是「2℃～8℃保存」的藥品，就必須將藥品放置在冰箱內。不過，千萬不能將藥品放在冷凍室內。

（5）服用的藥品，如果開封超過六個月後，最好避免再服用。

（6）如果藥品附有保存袋，就應該放置在保存袋中保存。

（7）父母一定要將藥品放置在孩童及嬰幼兒拿不到的地方，或是選擇具有安全蓋的瓶子，孩童較不容易打開也較安全。

（8）抗生素粉末經過泡水成為溶液後，應該儘快服用完畢，否則一定要放在冰箱內冷藏保存，因為泡製完成的藥物很容易變質。

不同藥品存放須知

每個家庭都或多或少地會存放一些藥品，但藥品的保存應該有正確的方法，否則易黴變、過期，變質後造成浪費或誤服而引起不良反應。

存放原則。避光、避濕、避熱。因為絕大多數藥品都很容易受到環境因素的影響而發生物理、化學變化，而引起這些變化的原因多為光線、濕氣和熱度等。

保存方法：

（1）散裝藥粒需避光。要用避光玻璃瓶或塑膠瓶裝置，最好內置乾燥劑。

（2）液體製劑室溫保存。如一般止咳糖漿、抗過敏糖漿、解熱鎮痛藥或止流鼻涕藥劑，開瓶後不需擺在冰箱內，只要在室溫下保存即可。因為大部分液體製劑在過低的溫度下，可能會降低成分的溶解度，以致糖漿中糖分析出結晶，導致濃度改變，與所要求的不符。

（3）眼藥水存放依標示。一般放在室溫下即可，有特別提示的需放在冰箱中冷藏的，按標示處理。需要注意的是，若開封後1個月內未用完，應立即丟棄。

（4）懸浮劑保存分狀態。如大部分抗生素類的糖漿，這些以粉末狀盛裝在容器的藥品，在室溫下保存期限瓶外多有標示，但加水後就應該放置在冰箱的冷藏室中，而且保存期相應會變短。

（5）霧劑類藥品要溫暖。應存放在室內較溫暖的地方，以免在服用時發生噴藥不暢、藥物不勻的現象。

（6）肛門栓劑要防止軟化。一般來說，肛門栓劑需要放在冰箱冷藏室中以免軟化。

藥品變質的信號

片劑：有花斑、發黃、發黴、鬆散或出現結晶；糖衣片表面已褪色露底，出現花斑或黑色，已有為崩裂、粘連或發黴；

丸劑：變形、變色、發黴或臭味；

膠囊劑：軟化、碎裂或表面發生粘連現象；

沖劑：已受潮、結塊或溶化、變硬、發黴；藥粉已吸潮成發酵變臭；藥膏已出現油水分離或有異臭，均不能使用；

眼藥水：除了極少數為混懸液以外，一般都要求澄清，而且不得有一點纖維，也不能有混濁、沉澱、變色；

注射液：有變色、混濁、沉澱或結晶析出等現象。

內服藥水尤其是糖漿劑，不論顏色深淺，都要求澄清，如果出現絮狀物、沉澱物，甚至發黴變色，或產生氣體，則表明已經變質了。

凡是過了有效期的藥品，不論在外觀上有沒有明顯的變化，都不可再用。同時還需注意的是，如果保管不當，就算在有效期內，也可能引起藥品變質失效。

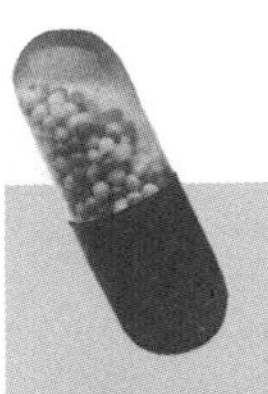

第三節　舊藥處理注意事項

哪些用剩的藥不宜留

（1）所剩的藥品不夠一個療程不留；不常用的藥物不留。這類藥物若存放多了不便管理，還易造成混淆。

（2）極易分解變質的藥物不留。如阿司匹林極易分解出刺激胃腸的物質；維生素C久置分解會失去藥效。

（3）有效期短，且沒有長期保留價值的藥物不留。如乳酶生片、胃蛋白酶合劑等，放置時間較長就會降低藥效。

（4）沒有完好包裝的藥物不留。一些藥物遇潮容易變質，需要有避光防潮的包裝。如包裝不好的片劑藥吸潮後會黴變。沒有標明有效期和失效期的零散藥物或外包裝盒已捨棄的藥物不宜留。因這些藥無法獲知有效期，為了安全起見最好丟棄。

（5）不掌握作用與用途的藥物不留。因不瞭解其適應症，根本無法也不可能再次應用。

（6）注射液及某些抗生素眼藥水不宜留。注射液一般所剩藥物不夠一個療程，而且像青黴素等藥物必須在注射前做皮試，並需要在醫護人員指導下使用。還有一些抗生素眼藥水，需臨時配製，放置久了會變質失效。

處理舊藥時的注意事項

（1）糖漿劑及眼藥水（膏）非常容易受到污染，一旦開封之後就無法保存太久。若是口服糖漿，應將未喝完的藥水倒掉，將瓶子身上的藥品標籤撕毀，沖洗瓶子後再依一般垃圾的處理方式丟棄藥瓶。

（2）藥品開封之後，應該標示開封日期，並且注意有效期限。

註：藥品一旦開封後，應該趁早服用完畢。

（3）超過有效期限的藥品應該要丟棄。

（4）錠劑、糖衣錠、膜衣錠有破裂、變色或失去光澤時，應該停止服藥。而透明的液劑如果變渾濁或沉澱，也要停止服用。

（5）對於心臟疾病所服用的硝酸甘油舌下錠，一定要特別注意其保存日期。

（6）沒有經過醫師處方或藥師指示，不可將治療痊癒後剩下的藥品送給別人服用，往後若有其他症狀應到醫療院所問診取藥，不能將舊藥直接拿來服用。

（7）在保存方式正確的情況下，包裝完整尚未開封的藥品，在有效期限內，大致上還可以服用。

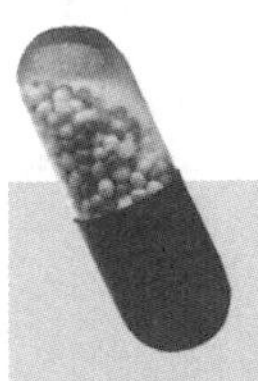

第四節　丟棄藥物不可隨便

丟棄藥物的注意事項

（1）除非另有指示，舊藥或打算丟棄的藥品，將外包裝撕去後，可以放入回收桶中。

（2）丟棄藥品時，需將藥品用報紙、不透明塑膠或廢紙包裝好綁緊密封丟棄，以避免小孩動物誤食散落的藥品。

（3）家中若有幼兒孩童，父母應該留意他們會到垃圾桶翻撿，然後以為是糖果而誤服中毒。

（4）有少數特殊藥品並不適合上述處理方式，建議在領藥時詢問藥師相關的注意事項。

小常識：

胰島素注射製劑的保存

一般來說，市面上的胰島素製劑開封使用之後，是可在一般室溫下（25℃）存放1個月；若存放於冰箱中冷藏（攝氏2℃～8℃），則可保存約3個月。

不過，若出差旅行時，胰島素在保存上，應盡量避免日光直射、高溫或冰凍的狀態，只要發現有沉澱物或藥品有變色情形，應立即丟棄，不可使用。

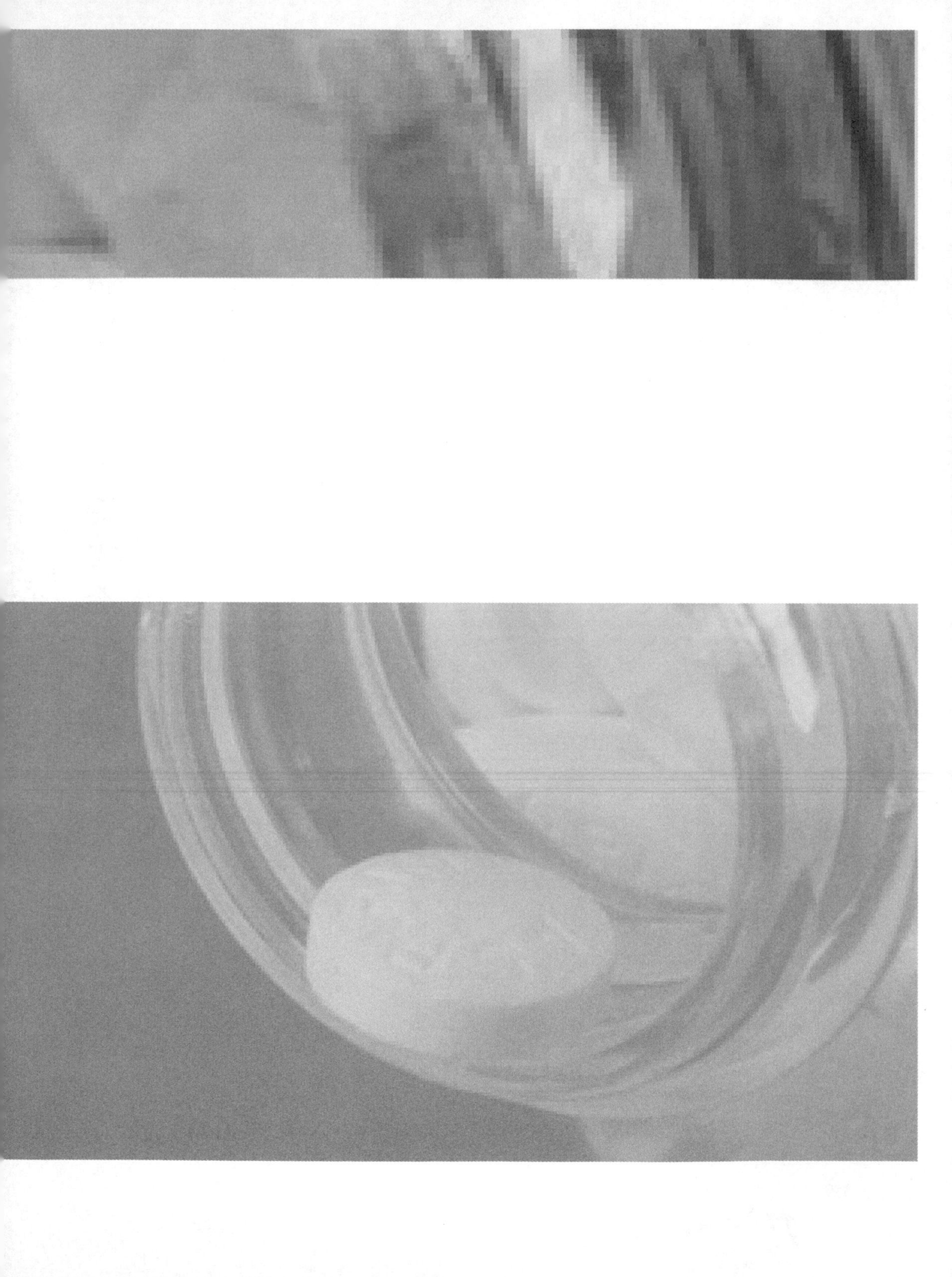

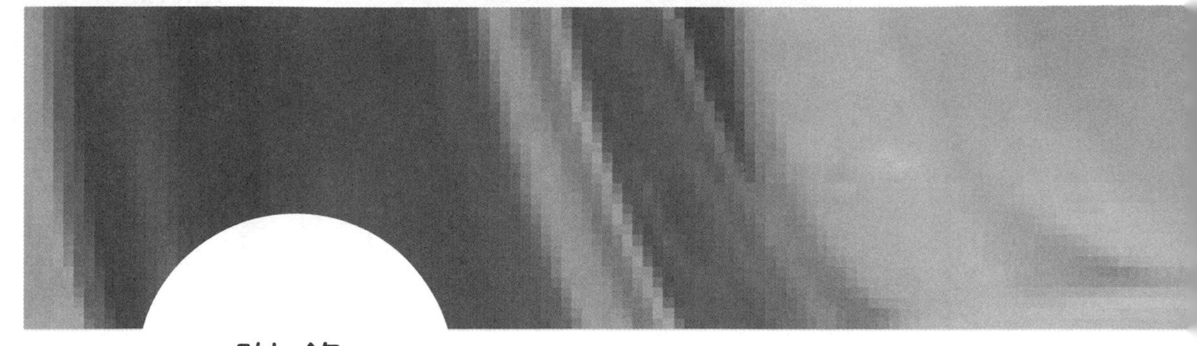

附錄

問題補充

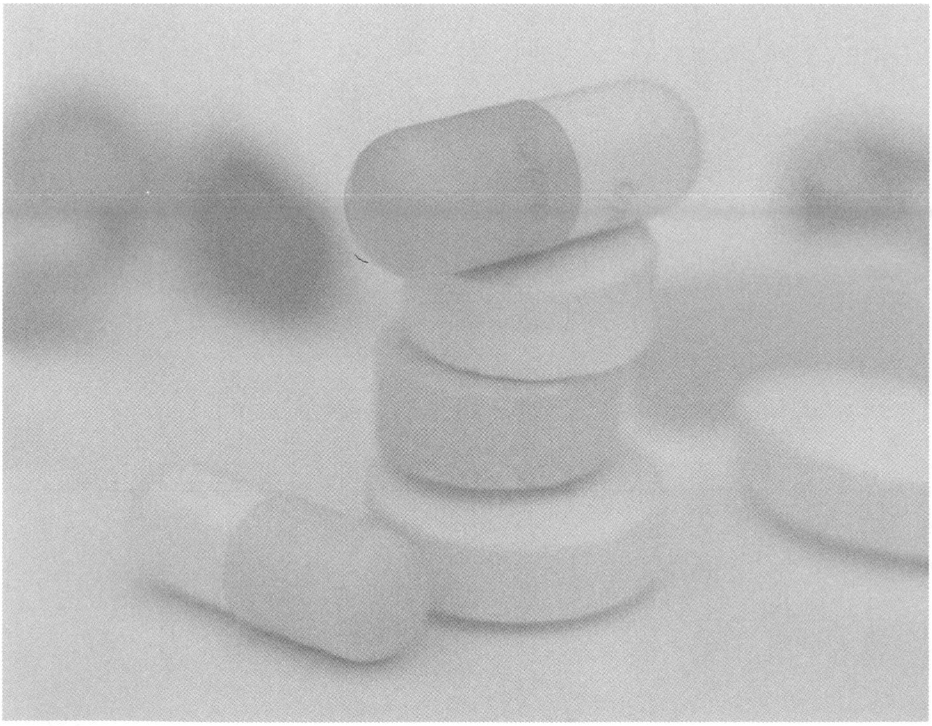

1・中西藥可以同時服用嗎

有許多西藥最初是從天然藥用植物中提取的有效成分製成，二者效用是一致的。因此，一般情況下中西藥可同時服用。但是，中西藥同時服用時，需注意兩者（或更多）藥理的問題。由於中西藥的藥理特性，可能互相強化彼此的藥效，或是降低對方療效，因而產生增強或降低的效果。比如，高血壓病人在服用西藥降血壓藥品時，不能同時服用含麻黃成分的中藥，因為麻黃可使血管收縮，升高血壓，降低對方降血壓的療效。還有一些中西藥不能同時服用，比如治療消化不良的酶製劑、治療缺鐵性貧血的鐵製劑、含有氨基比林等成分的解熱鎮痛劑、某些治療心臟病的藥物如洋地黃製劑等，就不能與中藥同時服用。因為這些西藥容易同中藥裏鞣質發生反應，影響療效，甚至產生有害物質。

因此，若要同時服用中西藥，最好先向醫師諮詢，保證兩者不會衝突，服藥時相隔一段時間（3～4小時以上）才服用，比較安全。在新藥品日益增多的今天，許多潛藏的中西藥配伍禁忌問題還未被人們所發現，因此中西藥配合服用須格外小心。

下面列出一些不可中西藥同用的藥物，可備查：

朱砂安神丸、健腦九、梅花點舌丸、人丹、七珍丹、七厘散、紫雪丹、蘇合香丸，冠心蘇合丸等不宜與具有還原性西藥，如涅化鉀、溴化鈉、碘化鉀、碘化鈉、硫酸亞鐵、亞硝酸鹽等同服。因為它們在胃腸道中可生成具有毒性的溴化汞或碘化汞沉澱物，引起赤痢樣大便，導致藥源性腸炎。

中藥保和丸、六味地黃丸和西藥胃舒平、碳酸氫鈉、氫氧化鋁、氨茶鹼等合用，會影響酸鹼平衡而失去作用。

含有乙醇的中成藥如風濕骨痛藥、國公酒等藥酒，不宜與西藥苯巴比妥、苯妥英鈉、D860、降糖靈、胰島素、華法令（acetonyl benzyl hydroxycoumarin）等同用。因為乙醇是一種藥酶誘導劑，能使肝臟藥酶活性增強，使上述西藥代謝加速，半衰期縮短，而導致藥性下降。

人參酒、舒筋活絡酒與魯米那、水合氯醛等鎮靜止痙藥合用，可加強中樞神經的抑制作用，易發生危險；

中藥麻黃（包括麻黃素的中成藥如半夏露、氣管炎片、定喘丸、哮喘沖劑等）藥理作用與腎上腺素相似，不宜與抗腎上腺素能神經藥，如利血平、胍乙啶（Ismelin）、氯丙臻（Chlorpromazine）等合用。

小活絡丹、香連丸、川貝枇杷膏與阿托品、654-2‧咖啡因合用會增加生物鹼的毒性，引起中毒。

防風通聖丸、止咳定喘膏、麻杏石甘片與複方降壓片、優降寧（Pargyline）等合用，可抵消降壓作用。

烏梅、山楂、五味子等含有機酸，與磺胺類藥物合用，易引起少尿、尿閉或血尿。

麥芽、神曲、穀芽與抗生素類合用，會使酶的活性降低而喪失藥效。

朱砂安神丸與硫酸亞鐵合用，能生成溴化汞、硫化汞，易導致汞中毒。

益心丹、保心丸、六神丸與心律平（Propafenone Hydrochloride Tablets）、奎尼丁（Quinidine）合

用，可導致心臟驟停。

蛇膽川貝液與嗎啡、度冷丁、可待因合用，會導致呼吸衰竭。

參苓白術丸與痢特靈（Furazolidone,Diafurone, Furoxone, Intefuran, Optazd, Nifulidont）合用可引起噁心、嘔吐、血壓升高。

貝母與氨茶鹼（Aminophylline）同時服用能引起中毒。

元胡止痛片與咖啡因不能合用。

穿心蓮與紅黴素（Erythromycin, EM, EMU-V, Eryc, Ethryn, E-Mycin, Gluceptate, Ilotycin）不能合用。

牛黃解毒片與新黴素（Neomycin）不能合用。

中西藥物聯合應用來治療疾病，在一定程度上的確能事半功倍，收到令人滿意的治療效果。但同時也一定要小心它所可能造成的不良反應，保證安全用藥。

2．中藥摻西藥會不會危害人體

根據消費者文教基金會受理消費者委託「中藥摻西藥及含重金屬」檢測發現，購買的中藥被檢測出摻加西藥的比率達四成。這些案例中，除了發現含有鉛、汞等重金屬之外，也檢測出較常被摻加西藥的種類，包括鎮靜劑、副腎皮質賀爾蒙、中樞神經興奮劑、利尿劑及維生素類等。

雖然中、西醫藥科學屬於不同的體系，但並不完全對立，相反地，有時可以相輔相成，互補不足，治療疾病時，有時更有事半功倍的功效。但對於同一病症，若要中、西藥合用，除有重複的藥理作用之外，因中藥與西藥間的藥物相互作用較複雜，所摻合的西藥種類及劑量也難以掌握，因而會相對增加不良副作用毒性的機會，應多加小心注意，以免傷及身體。

中西藥各有所長，相互配合得宜，能收到較好的療效。若配合失當，不但作用降低或喪失療效，甚至可能出現毒性反應，影響身體健康。所以，病患長期服用中藥前，應先向醫師或藥師諮詢後才可服用。消費者服用中藥時，不要隨便購買來源不明的中藥，或隨便聽信偏方（廟宇神壇、地攤），以免傷及身體。看病或服用中藥時，一定要找有合格的中醫師、藥師諮詢，或到領有「中藥販賣許可證」的中藥行購買，較有保障。

3．中藥與西藥的配藥禁忌

過去，人們往往只重視到西藥的配伍禁忌，而忽略了中藥與西藥的配藥禁忌，在越來越重視健康的今天，人們也開始重視到了中藥的配伍禁忌。

物理性配伍禁忌：兩種或兩種以上西藥與中藥配伍時常會引起物理變化。如在服用龍膽酊等苦味健胃藥時，不能同服蜂蜜、大棗、甘草等甜味中藥。因其甜味可掩蓋苦味，從而減少苦對味覺神經末梢的刺激，降低其健胃的作用。

化學性配伍禁忌：地榆、石榴皮、五倍子、側柏葉等中藥含有大量鞣質，其與酶製劑同用時，由於酶製劑含蛋白質，其結構中的醯胺鍵或肽鍵可與鞣質形成牢固的氫鍵締合物而致性質改變，療效降低。

含鞣質的中藥亦不可與含金屬離子的製劑、生物鹼類藥配伍，因它們可在消化道內形成難吸收的沉澱而影響療效。

含金屬離子的中草藥或中成藥，如複方羅布麻片，牛黃解毒片、牡蠣（含鈣）、磁石（含鐵）、滑石粉（含鎂）、明礬（含鉛）等，不可與四環素類藥物聯用，因後者的分子結構中含醯胺基和多個酚羥基，能與重金屬離子形成螯合物而影響吸收、降低療效。

朱砂安神丸不能與碘化鉀同服。因朱砂含硫化汞，在腸道內與碘化物發生作用，生成刺激性很強的碘化汞，形成赤痢樣的大便，導致醫源性腸炎。

藥理性配伍禁忌：牛黃或含牛黃的中成藥，可增加水合氯醛、嗎啡、苯巴比妥等西藥的中樞抑制作用，故不宜相互配伍服用。

羅布麻、人參等中草藥含強心甙，故不能與西藥強心甙類藥配伍，以防強心甙中毒。

臨床上服用碘胺類藥物，同時服用碳酸氫鈉等藥物的目的是鹼化尿液，防止磺胺代謝產物在尿中析出沉澱。當磺胺藥與含有機酸的中草藥加烏梅、山茱萸及中藥糖漿劑配伍時，由於有機酸對抗碳酸氫鈉的鹼化尿液的作用，從而增加了碘胺藥對腎臟的損害。

4、可引起腎損害的藥物有哪些

約25％的急、慢性腎功能衰竭是由於腎毒性藥物所引起的。而且在藥物引起的腎損害早期，常常因為無臨床症狀而漏診或誤診，因為大多數藥物主要損害腎小管細胞，在大量腎組織出現不可逆性損害之前，未損害的腎單位的儲備和代償能力可以暫時掩蓋受損的腎單位，因此，提高對腎損害藥物的認識是非常必要的。藥物對腎臟的損害更多見於中老年人，因為中老年人腎臟的濾過功能僅為健康年輕人的1/3～1/2，因此，對中老年人及原有腎功能減退的人，更要小心用藥。下面將可引起腎損害的常用藥物列舉如下：

（1）可引起腎毒性反應的藥物：有鏈黴素（streptomycin）、卡那黴素（Kanamycin）、慶大黴素、四環素（Tetracycline）、頭孢黴素（Cefotaxime）、磺胺類、呋喃咀啶（Nitrofurantoin）、雄激素、利尿酸、谷氨酸（glutamic acid）、保泰松、強心苷（cardiac glycoside）、雙香豆素（Dicoumarol）、環磷醯胺等。

（2）可引起腎小管或腎乳頭壞死的藥物：如頭孢菌素（Cephalosporins）、兩性黴素（Amphotericin）、甘露醇（Mannitol）、右旋糖酐（Dextranum）、非那西丁（PHENACETINUM）、阿司匹林、環磷醯胺（Cyclophosphamide）、氨甲蝶呤（Methotrexate for Injection）等。

（3）可引起元尿（小於100ml/d）或少尿（小於400ml/d）的藥物：如青黴素、新黴素、多粘菌素已磺胺類、安體舒通（Spironolactone Tablets）、氯噻臻、阿司匹林、撲熱息痛、保泰松、心得安

（Inderal）、去甲腎上腺素、注射造影劑等。

（4）可引起蛋白尿的藥物：鏈黴素、卡那黴素（Kanamycin）、慶大黴素、灰黃黴素（Griseofulvin）、萬古黴素（Vancomycin）、多粘菌素B、奎寧（Quinine）、環磷醯胺（Cyclophosphamide）等。

（5）可引起血尿的藥物：鏈黴素、卡那黴素、慶大黴素、多粘菌素B、新黴素、萬古黴素、磺胺類抗生素。

（6）可引起管型尿的藥物：鏈黴素、卡那黴素、慶大黴素、新黴素、萬古黴素、多粘菌素B等。

（7）可引起糖尿的藥物：糖皮質激素類如氫化可的松（Hydrocortisone）、強的松等。

（8）可引起過敏反應的藥物：氨苄青黴素、青黴素G、頭孢菌素、利福平、保泰松等。

（9）可引起結晶尿的藥物：磺胺類抗生素。

（10）可引起尿結石的藥物：丙磺舒（probenecid）、乙醯脞胺、大劑量維生素C等。

（11）可引起腎結石的藥物：大劑量維生素D。

（12）可引起浮腫的藥物：糖皮質激素類，如強的松、地塞米松（dexamethasone）以及他巴脞等。

5、大陸國家衛生部公佈淘汰的西藥有哪些

鑒於西藥中，有的對胎兒有明顯的致畸作用，有的對兒童和成人有很大的毒性作用，有的則是已有新一代藥物來取代，故大陸國家衛生部在1982年8月24日宣佈淘汰了127種。現將淘汰藥品歸類排列如下：

（1）解熱鎮痛藥：水楊酸鈉針劑、非那西汀片劑、氨基比林針劑、複方氨基比、林片劑（凡拉蒙）、氨基比林片劑、複方安乃近片劑、安替比林片劑、水楊酸鈉辛可芬針劑、辛可芬針劑、小兒退熱片劑、複方氨基比林（含烏拉坦）針劑。

（2）打蟲藥：山道年片劑、山道年酚酞片、山道年甘汞片、滅蟲寧片劑、驅蟲淨片劑、四氯乙烯膠丸、己烷、雷瑣辛片劑、阿的平片劑、環氯胍片劑。

（3）消化系統用藥：雙醋酚汀片劑、維生素U片劑、維生素U針劑。

（4）護肝藥：複方膽鹼片劑、複方膽鹼膠囊劑、複方膽鹼注射劑、肝健靈片劑、乳清酸膠囊。

（5）抗菌素類藥：青黴素片劑、注射用硫酸雙氫鏈黴素、硫酸雙氫鏈黴素注射液及其原料、長效青黴素（苯星青黴素）片劑、青黴素軟膏、青黴素油劑、四環素（鹽酸鹽）各種小兒製劑、青黴素眼膏、肌注四環素針劑、四環素（鹼）各種小兒針劑、上黴素糖粉、長效土黴素顆粒、小兒土黴素片劑、鹽酸金黴素糖粉、鹽酸金黴素片劑、鹽酸土黴素注射劑、鹽酸金黴素注射劑、合黴素片劑、鹽酸金黴素顆粒、合黴素栓劑、合黴素膠囊、合黴素原料、合黴素針劑、無味合黴素糖漿、無味合黴素片劑、灰黃黴素、癬藥水、灰黃黴素軟膏。

（6）磺胺類藥：百浪多息針劑、ST片劑、ST針劑、SM1片劑、SM1針劑、三磺片劑、三磺乳劑、SMP片劑、小兒胺（片劑）嬰兒胺克瀉痢寧片、ST軟膏、三福消炎膏、三磺軟膏爛耳藥水。

（7）臟器製劑：肝注射液（肝精針）、肝B_{12}注射液、肝B_{12}片劑、肝葉酸注射液、複方肝片、肝磷酯片、肝維隆片（膠囊）、複方肝維隆製劑、複方肝精片、維他利糖片、膽汁注射液、咳喘寧注射液、肝平片、複方肝平片、抗菌痢片、抗菌痢注射液、抗菌痢膠囊、脾臟片脾注射液、脾血隆片、脾血隆膠囊、羊脂片、兔胎片、心肌寧片、心肌寧注射液。

（8）作用於中樞神經系統藥：溴化鈉針劑、巴比妥片劑、野靛鹼注射液、樟腦油注射劑。

（9）其他抗感染藥：黃連素針劑（各種規格）、黃連素眼藥水、抗炎注射液。

（10）血液系統藥物：仙鶴草素針劑、仙鶴草素片劑、複方碳酸亞鐵丸。

（11）營養藥：維丙葡萄糖針劑、維他賜保命片劑（女用）、安度補汁、維他賜保命針劑（男用）、補力多針劑、維他賜保命針劑（女用）、維他賜保命片劑（男用）。

（12）維生素類：維生素B_1C片劑、三合維生素片劑、複方橙片貳片劑。

（13）心血管系統藥：心得甯針劑、心得寧片劑、肌生片劑、心絞寧片劑、心舒平片劑。

（14）呼吸系統藥：白松糖漿、海蔥糖漿、止咳喘糖漿、咳美芬膠囊、複方甘草片劑（不含阿片及含氯化胺兩種）、咳美芬片劑、含異麻黃鹼的製劑。

國家圖書館出版品預行編目資料

認識西藥吃對藥／陳信安著、凌羿生審訂.
－－第一版－－臺北市：知青頻道出版；
紅螞蟻圖書發行，2011.5
面　　公分－－（Health Experts；2）
ISBN 978-986-6276-74-3（平裝）

1.藥物學

418.8　　　　100007463

Health Experts 02

認識西藥吃對藥

作　　者／陳信安
審　　訂／凌羿生
校　　對／楊安妮、周英嬌
發 行 人／賴秀珍
榮譽總監／張錦基
總 編 輯／何南輝
出　　版／知青頻道出版有限公司
發　　行／紅螞蟻圖書有限公司
地　　址／台北市內湖區舊宗路二段121巷28號4F
網　　站／ www.e-redant.com
郵撥帳號／1604621-1　紅螞蟻圖書有限公司
電　　話／(02)2795-3656（代表號）
傳　　真／(02)2795-4100
登 記 證／局版北市業字第796號
港澳總經銷／和平圖書有限公司
地　　址／香港柴灣嘉業街12號百樂門大廈17F
電　　話／(852)2804-6687
法律顧問／許晏賓律師
印 刷 廠／鴻運彩色印刷有限公司
出版日期／2011年 5 月　第一版第一刷

定價 320 元　港幣 107 元

ISBN 978-986-6276-74-3　　　**Printed in Taiwan**